聚焦剖宫产与瘢痕妊娠

Focus on Cesarean and Cesarean Scar Pregnancy

石一复　陈丹青　主编

科学出版社

北京

内 容 简 介

  本书作者在广泛收集国内外相关学术成果和临床进展的基础上，结合自己丰富的临床经验和学术造诣，系统阐述了剖宫产的术式、病理、并发症，瘢痕子宫妊娠的管理，再次剖宫产手术的风险与防范，合并症的诊断与处理，剖宫产后子宫内膜异位症，瘢痕妊娠后的妇科问题，剖宫产后的计划生育问题，瘢痕子宫的辅助生育技术，瘢痕子宫与再生医学、瘢痕子宫妊娠的护理等。

  本书内容系统，贴近临床，诊疗方案切实可行，是各级妇产科医师、助产士、妇产科护士的理想参考书。

图书在版编目(CIP)数据

聚焦剖宫产与瘢痕妊娠/石一复，陈丹青主编. —北京：科学出版社，2019.1

  ISBN 978-7-03-059596-6

  Ⅰ.①聚… Ⅱ.①石…②陈… Ⅲ.①剖腹产②瘢疤－妊娠－诊疗 Ⅳ.①R719.8②R714.2

中国版本图书馆CIP数据核字（2018）第263718号

责任编辑：郭　颖 / 责任校对：蒋　萍
责任印制：赵　博 / 封面设计：龙　岩

科 学 出 版 社 出版
北京东黄城根北街 16 号
邮政编码：100717
http://www.sciencep.com

保定市中画美凯印刷有限公司印刷
科学出版社发行　各地新华书店经销

*

2019年1月第　一　版　开本：720×1000　1/16
2019年1月第一次印刷　印张：19　插页：4

字数：368 000

定价：88.00元
（如有印装质量问题，我社负责调换）

主 编 简 介

☆ ☆ ☆

石一复，著名妇产科专家、主任医师、教授、博士生导师。1961 年毕业于浙江医科大学医疗系，1983 年破格晋升为副主任医师，1988 年破格晋升为教授。1984 年 6 月 1 日起，先后担任浙江医科大学附属妇产科医院院长、浙江省妇女保健院院长及浙江医科大学妇产科学教研室主任，长达 14 年，为医院发展、学科提升、在国内创立知名度和学术地位做出贡献。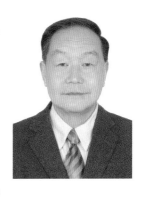

目前担任全国和省内多个学会顾问，并分别担任国内 10 余家期刊顾问、名誉主编、副主编、常务编委、编委、特约审稿人等。先后获部级、省级、厅级科技成果奖 50 余项，公开发表医学论文、短篇报道等 900 余篇，出版专业参考书（主编或参编）70 余部，公开发表科普作品等 400 余篇。先后培养博士和硕士研究生 70 余名。为全国优秀教师、全国首届妇产科医师奖获得者、全国妇幼先进工作者、全国科普作家。2010 年受聘为《中华医学百科全书》学术委员会委员。获省部级奖励及荣誉 40 余项，1991 年起为国务院政府特殊津贴专家。

1993 年应邀赴中国香港大学玛丽医院进行"子宫次广泛切除术"手术表演和交流。1995 年起成为中华妇产科学会 5 人小组成员，与中国台湾省妇产科学理事会 5 人小组 2 次组织海峡两岸妇产科学术交流和互访。

自 20 世纪 60 年代末起重点进行妇科肿瘤，特别是妊娠滋养细胞肿瘤临床及研究工作，1970 年首创的"三联序贯化学治疗恶性滋养细胞肿瘤"获中华人民共和国卫生部奖励，先后在该领域进行数十年的系列研究，同时对其他妇科肿瘤、妇科疾病、围生医学、新生儿疾病、计划生育、辅助生殖技术、妇科手术和腹腔镜诊治等均有一定建树。 1994 年亲自组织并参加"礼物婴儿"和"试管婴儿"工作，短期即获成功，填补了浙江省此方面的空白。

目前在省内外各地出门诊、会诊、手术、讲学、主持学术交流、担任杂志编辑和组稿、撰写专著和科普书，并赴国外学术交流等。

主编简介

陈丹青，浙江大学医学院教授、主任医师、博士生导师。1986 年毕业于浙江医科大学医疗系，1993 年获妇产科硕士学位，2000 年获妇产科博士学位。2001 年在德国吕贝克医科大学进修 1 年。担任中华医学会浙江省围产医学分会委员和中华营养学会浙江省妇幼营养分会副主任委员，浙江省重点学科产科学带头人。从事妇产科临床、教学和科研工作 30 年。作为产科学资深专家，有扎实的理论基础和深厚的临床功底，在围生医学、围生期营养、孕产妇和胎儿体重管理方面有较深造诣，特别是在产科危急重症的抢救、疑难杂症的诊治方面有丰富的经验和独特

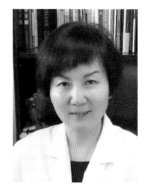

的见解。主要研究方向：妊娠期糖尿病的基础和临床系列研究、围生期营养和保健及围生期并发症和合并症的诊断和处理；在国内最早进行脂肪细胞因子与妊娠期糖尿病发病关系的探讨，相关系列研究内容已获国家自然科学基金 2 项和省自然基金等 5 项资助；妊娠期糖尿病基因芯片研制获国家发明专利 1 项；在国内外杂志发表 40 多篇文章；主编《妊娠合并甲状腺疾病》《妇产科症状鉴别诊断学》，参编《实用妇产科诊断和治疗技术》《产科临床工作手册》等多本专著。2016 年获首届国家妇幼保健自然科学奖。

彩 图

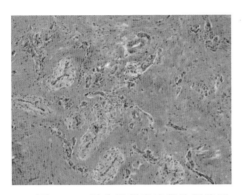

图 6-1 子宫峡部瘢痕部位纤维平
滑肌组织结构紊乱，小血管增多

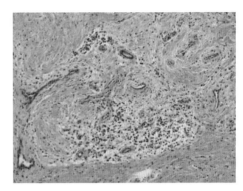

图 6-2 子宫憩室周围纤维间质组
织增生，血管周围炎细胞浸润

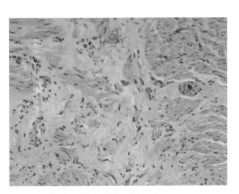

图 6-3 瘢痕部位组织透明变性

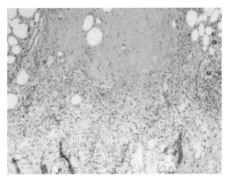

图 6-4 组织粘连、杂乱，原有结构消失

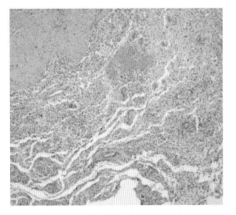

图 6-5 子宫前峡部憩室壁腔组织
炎性糜烂组织

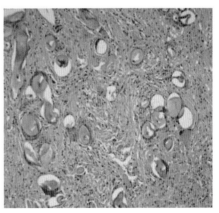

图 6-6 剖宫产瘢痕部位窦道组织
术后异物肉芽肿样反应

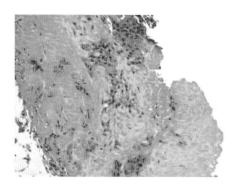

图 6-7　瘢痕部位胎盘部位结节、斑块

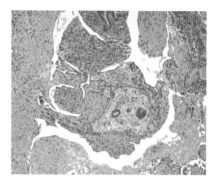

图 6-8　子宫峡部瘢痕子宫内膜异位

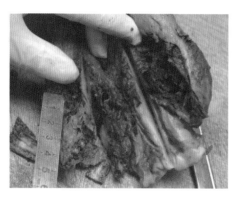

图 6-9　瘢痕子宫，前置胎盘，产后大出血，子宫全切除标本显示宫颈环周型胎盘植入，前壁植入并穿透

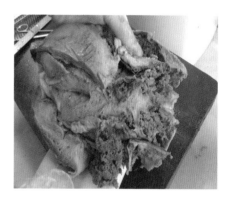

图 6-10　瘢痕子宫妊娠，胎盘广泛植入、穿透子宫下段及宫颈全层

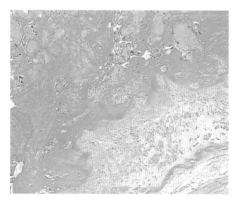

图 6-11　胎盘绒毛组织植入深肌层，接近宫颈前壁全层

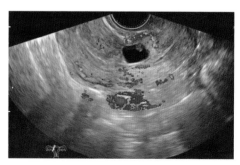

图 13-1　CDFI 显示胚囊周围可见高速低阻丰富的血流信号

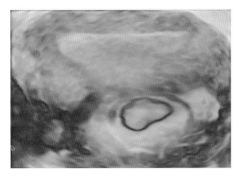

图 13-2　三维超声显示胎囊位于前峡部

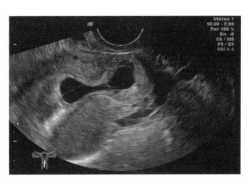

图 13-3　Ⅲ类切口愈合不良

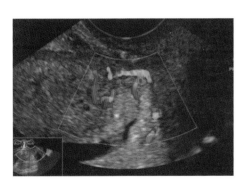

图 13-4　愈合子宫前壁下段纤细低回声带

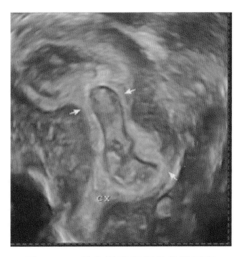

图 13-5　前位子宫瘢痕带状低回声

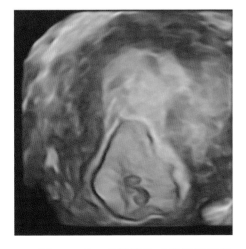

图 13-8B　三维超声成像后显示宫腔下段膨大，见胚囊

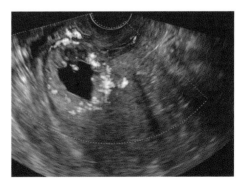

图 13-9A　CSP胚囊存活型

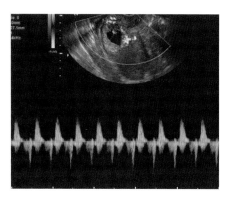

图 13-9B 胎心率

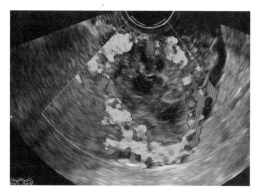

图 13-10 包块型 CSP,杂乱回声团块,见丰富血流

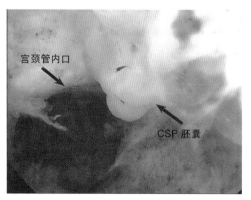

图 13-25A 子宫前壁六段瘢痕处见完整的胚囊和胚胎

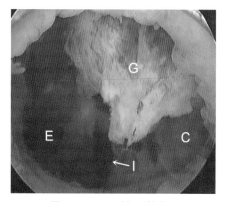

图 13-25B 绒毛状物

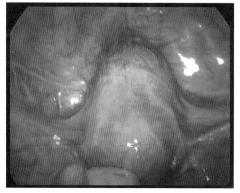

图 13-26 腹腔镜下典型的剖宫产后瘢痕妊娠病灶(子宫体略大,子宫前壁下段峡部膨大,膀胱后子宫切口瘢痕处膨大包块凸起明显,表面呈紫红色,血管分布丰富,双侧输卵管和卵巢外观正常)

编著者名单

主 编　石一复　陈丹青

编 者

石一复	浙江大学医学院附属妇产科医院	教授、主任医师、博士研究生导师
陈丹青	浙江大学医学院附属妇产科医院	教授、主任医师、博士研究生导师
王正平	浙江大学医学院附属妇产科医院	主任医师、硕士研究生导师
朱依敏	浙江大学医学院附属妇产科医院	教授、主任医师、博士研究生导师
鲁 红	浙江大学医学院附属妇产科医院	主任医师、硕士研究生导师
陈晓端	浙江大学医学院附属妇产科医院	主任医师、硕士研究生导师
潘芝梅	浙江大学医学院附属妇产科医院	主任医师、硕士研究生导师
潘永苗	浙江大学医学院附属妇产科医院	主任医师、硕士研究生导师
楼芬兰	浙江大学医学院附属妇产科医院	副主任医师
张 丹	浙江大学医学院附属妇产科医院	主任医师、博士研究生导师
徐鑫芬	浙江大学医学院附属妇产科医院	主任护师、妇产科护理博士研究生导师
俞 峥	浙江大学医学院附属妇产科医院	主治医师
吕昌成	浙江大学医学院附属妇产科医院	主治医师
舒淑娟	浙江大学医学院附属妇产科医院	主治医师、硕士
李娟清	浙江大学医学院附属妇产科医院	医学博士、副主任医师
邵华江	宁波大学医学院附属阳明医院	主任医师、硕士研究生导师
童羿萍	浙江萧山医院	副主任医师

☆☆☆ 前　言

　　剖宫产是产科解除和（或）拯救母婴安危常用的手术之一，虽能发挥积极作用，但也是一把"双刃剑"，若使用不当可导致对母婴不利的不良反应和并发症，所以一直备受关注。

　　由于我国人口众多，在特殊的历史条件下剖宫产问题尤为突出，发生率甚高，成为世界剖宫产大国。2013年《柳叶刀》发表国际机构对我国抽样调查显示剖宫产率为46%，实际在50%～60%，这与世界卫生组织(WHO)要求<15%相距甚远。此现象涉及诸多原因。原先"一对夫妇只生一个好"的情况下剖宫产率高，现在我国"二孩"政策开放，许多原先做剖宫产的妇女又萌生生育二胎的愿望，但大多因年龄增长，再孕育的并发症、合并症易增多，又有瘢痕子宫，则继发不孕不育、瘢痕子宫妊娠、大出血、子宫破裂的危险均增大，给围生相关学科和部门带来新的挑战和压力。各级卫生行政机构、医院、围生医务人员等均要以此为中心，紧跟国家政策和群众要求，做好思想、物质、技术、宣传、管理等方面的工作。医务人员更是责任重大，必须管控好剖宫产率，确保母婴安全，使经阴道分娩再次成为我国的主流分娩方式，为确保生殖健康做出贡献。

　　由于剖宫产和剖宫产瘢痕妊娠两者间有密切的因果关系，剖宫产瘢痕妊娠也成为妇产科学和群众聚焦的热点问题之一，剖宫产瘢痕妊娠的发生率在我国远高于欧美，不能再认为其是罕见的，它已占据异位妊娠中的5%～10%，对母婴可造成严重伤害。由此，本书定名为"聚焦剖宫产与瘢痕妊娠"。

　　目前国内有关瘢痕妊娠的论著、报道甚多，但缺乏较为系统和完整的叙述，而专著仅见2本（一本连同图片不足10万字，另一本虽有30余万字，但由于出版社原因未能继续增印和发行）。为满足临床实践的需求，经科学出版社的支持出版本书，供读者参阅。

　　全书从剖宫产的历史沿革说起，逐一对发生率、适应证、方式方法，瘢痕愈合因素、病理改变，剖宫产并发症和合并症、术后计划生育问题、剖宫产后不孕者，剖宫产瘢痕子宫的辅助生育技术、瘢痕子宫愈合不良和憩室的界定、剖宫产瘢痕妊娠的诊断，各种药物、手术或联合治疗的方法，妇科问题、剖宫产后子宫内膜异位症和相关的诊断技术、麻醉、护理，前瞻性地对瘢痕子宫再生和修复等

☆ ☆ ☆ ☆

全面论述。本书涉及妇科、产科、计划生育、生殖医学、病理、影像学、麻醉、护理、手术等多学科，将为不断寻找、探索最佳与合理的诊治、预防及为制订具有中国特色和较为确切的诊治规范或指南提供参考。为此我们联合有关医务人员共同再次修订此书，增加许多新内容，以飨读者。如有与本专著不同的论述，也盼各家"百花齐放、百家争鸣"，盼望对我们的错误、缺点提出批评指正。

石一复　陈丹青
于杭州

目　录

☆☆☆

☆ ☆ ☆ ☆

第 1 章
剖宫产历史沿革和新问题

剖宫产术历史悠久，有许多有关起源的传说，首创者究竟是谁，什么时候开创的均难以定论。剖宫产术由英语 cesarean section（也作 caesarean section）转译，caesarean 一词源于中世纪拉丁语 caedere，为切割之意，其同义字为 caesura；section 也来自拉丁语 seco，也有切割之意。16—17 世纪用 section 代替手术 operation。所以，cesarean section 沿用至今。

据我国《史记》记载，早在公元前 2400 年（距今 4300 余年）我国即有剖宫产的记载，这是世界上有关剖宫产的最早记录。《史记·楚世家》第十卷"吴回生陆终。陆终生子六人，坼剖而产焉"。这记录远远早于西方各国。公元 147—167 年我国东汉桓帝在位期间，死后剖宫产成为我国民间习俗。这些也均是尸体剖宫产的起源。

在国外，公元前 715—前 672 年，古罗马努马·彭皮留斯（Numa Pompilius）王朝曾颁布一条天主教法令，即所谓"剖宫产律"，规定死亡的临产妇或孕妇，未经剖宫取出胎儿禁止埋葬，此即为尸体剖宫产术的起源。相传公元前 100 年罗马帝王凯撒（Julius Caesar）也是经剖宫产分娩的。

文艺复兴时期劳赛特（Rousset，法国巴黎）所著《子宫切开术新论》认为剖宫产不像一般人所想象的那样困难。19 世纪初剖宫产才较多用于活孕妇。公元1500 年瑞士一名阉猪者（Sowgelder）为其妻剖宫而得子，此后又正常生育 5 次。也有称是德国 Jocob Nufer 为妻做了第 1 例剖宫产术，被引证为世界上第 1 例剖宫产。1610 年 4 月 21 日由 2 位外科医师为活孕妇行剖宫产术，因出血、感染、器械、技术等因素之故，术后仅存活 25d，当时取出胎儿后子宫切口不做缝合，仅靠子宫肌肉自然收缩止血。此时期剖宫产死亡率高达 52%～54%。该时期的法国著名产科学家毛里修（Mauriceau）认为，施行剖宫产术就等于杀害产妇。18 世纪阿齐奥（Aranzio）在法国最早提出骨盆狭窄应是剖宫产适应证。但法国巴黎还是成立了反对剖宫产联盟。19 世纪前半叶剖宫产死亡率达 75%。

1876 年，意大利产科医师 Porro 为一佝偻病孕妇施行剖宫产术，采用子宫底部横切口，胎儿娩出困难，子宫撕裂，大出血，在子宫下段缠绕线圈结扎，在子宫颈内口上方 2cm 处，将子宫切除，残端缝合。由于这一改进，剖宫产孕妇的死亡率明显下降。

1882 年，马克斯·桑格（Max Sänger）发表了缝合子宫必要性的报道，对剖宫产做出了革命性的贡献，成为剖宫产发展的转折点，使剖宫产死亡率明显下降。他首创的子宫体部纵切，即古典式剖宫产。

1896 年，杜森（Duhrssen）提出阴式剖宫产术，其目的是不通过腹腔、经阴道推开膀胱，于腹膜外切开子宫，取出胎儿，但此手术不能替代腹式剖宫产，尤其是骨盆狭小及胎儿较大者，一般仅用于孕 28 周之前必须终止妊娠者，后被废弃。

1906 年，Frank 又重提于 1805 年由 Qsiander 发明和倡导，但未予重视的子宫下段或低位宫颈剖宫产术，1908 年 Sellheim 评述子宫下段及其邻近解剖关系，提出下段出血少、易缝合、愈合佳等优点，为子宫下段剖宫产奠定理论基础。同年（1908 年）Latzko 和 Norton 也在子宫下段解剖学特点基础上提出采用子宫下段剖宫产，同年还首次采用腹膜外侧入式剖宫产术。

1926 年，Kerr 将 1912 年 Krönig 首创的子宫下段纵切口改为横切口，当前广泛采用的子宫现代剖宫产术替代了古典式剖宫产术。

1988 年，以色列 Stark 又对下腹壁横切口子宫下段剖宫产术进行改进，对皮下组织采用撕拉，子宫肌层只缝一层，不缝合膀胱腹膜反折及腹膜，皮肤、皮下组织采用全层缝合，仅缝 2~3 针。

20 世纪 80 年代以来，中国香港周基杰教授创立了新概念剖宫产术，并于 1995 年用英文在罗马出版专著，1998 年和 2001 年先后 3 次在我国青岛出版社、上海科学技术文献出版社和人民卫生出版社出版专著，并在国内外的多家医院进行示范、表演、讲解、交流，对我国内地各级医院的剖宫产术的技术推广发挥了积极作用。

追溯历史，于 1892 年我国广东报告第 1 例剖宫产术，但病人死于术后感染。1903 年，我国台湾台南报道 1 例成功剖宫产，母婴平安出院。

1978 年，我国妇产科学泰斗之一，山东的江森教授倡议"凡诊断为 28 周以上的妊娠而行剖腹，切开子宫，娩出胎儿者"，且将剖腹产改为"剖宫产"，一直沿用至今，为广大妇产科同道所公认。因的确是剖开子宫才能取出胎儿，采用"剖宫产"的定义和命名更为确切；有别于德国狄索普（D'Esopo）所提出的"凡剖腹切开子宫，取出体重达到或超过 500g 的胎儿称为剖宫产术，而胎儿体重在 500g 以下者为子宫切开术"，其他对剖宫产术的定义多涵义不明确、太笼统等，混淆和不符合临床实际，也影响统计学上的准确。

剖宫产术的发展先后经历尸体剖宫产、切开子宫取出胎儿、不缝合子宫的剖宫产术、Porro 剖宫产子宫切除术、古典式剖宫产术、经腹式腹膜内剖宫产术、腹膜外剖宫产术、子宫下段剖宫产术等几个阶段，近年又有改良，现在已相当普遍为妇产科医师所应用，但适应证的掌握、技术的水平差异较大，令人不十分满意，但不失为解决难产、拯救母婴的重要手段之一。

剖宫产术的发展是经历了产科医师的不懈努力才逐渐完善的，又因手术相关条件如麻醉、抗感染、器械、设备、医疗技术、监护手段和围生医学的发展，使手术并发症和母婴死亡率大大下降，剖宫产的手术指征也随之逐步扩大，挽救了无数母婴。但剖宫产绝不能完全取代经阴道的难产手术，近代孕妇因怕"痛"，怕"产程长"，怕"影响身材"，还因为社会因素、经济因素、年轻医师练技术，忽视或不负责任地产程观察等，有滥用剖宫产术的倾向，以致各国剖宫产率均有明显升高，许多国家均超出世界卫生组织（WHO）控制在＜15%的指标要求。随着剖宫产术的数量增多，产妇和围生儿死亡率并无相应下降，相反母婴近期和远期并发症反增高，对母婴健康、资源、人力、经济、社会等造成负面影响。因此，虽然剖宫产术对解决异常分娩问题起到了积极作用，但也绝不能滥用，要遵循医学指征，杜绝因无医学指征的社会因素或孕妇自己要求采用剖宫产，为此各国妇产科学术团体、妇女保健机构、妇产科医师均在做不懈的努力。

一次剖宫产后增加了再次剖宫产的可能性，目前我国"二孩"政策开放，原剖宫产分娩者再次妊娠剖宫产概率增加，并发症也将增加，原剖宫产瘢痕切口妊娠概率也会相应增加，近年各省市基层医院报道的例数明显升高，给医患均带来隐患及危害，甚至因剖宫产子宫瘢痕妊娠处理不当或错失良机引起死亡者也不少，应引起重视。关键还是严格初次剖宫产指征，产后做好避孕工作，初次剖宫产者再次妊娠按高危妊娠处置，及早发现剖宫产瘢痕妊娠及合理诊治，避免不良事件发生。所以可以说初次和再次剖宫产、剖宫产瘢痕妊娠之间均相互密切关联。

近期出现了有关剖宫产的新问题、新疾病、新话题——剖宫产子宫瘢痕妊娠（cesarean scar pregnancy，CSP）。

1970 年，Taefi 报道首例胎盘穿透子宫植入膀胱出血。1978 年，Larson 在《英国医学文摘》报道首例剖宫产瘢痕异位妊娠。1994 年，国内北京尹雪彬、范光升等首次以"人工流产大出血"报道 CSP，2003 年北京刘欣燕、范光升等进行相关分析报道。

查阅国内部分文献 1987—1991 年报道 5 例 CSP，1994—2003 年报道 16 例，1994—2007 年报道 26 例，浙江大学妇产科医院石一复等 2003 年报道 5 例，2004—2006 年钱志大等报道 19 例，石一复等 2008 年报道 27 例，2011 年报道近百例，浙江大学妇产科医院 CSP 临床病例近年明显增多。若将全国 CSP 病例汇总则其例数之多会令人吃惊。

近 5 年因世界范围内剖宫产率上升，阴道 B 超广泛使用，以 CSP 为题的报道显著增多，我国剖宫产率高，原来 CSP 为个案或数例报道，现在以多例甚至百例报道也为数不少，可见 CSP 在我国之多，应予以重视，且刻不容缓。

CSP 准确发病率尚不清楚，其与剖宫产术有密切相关性，但各国资料中其与剖宫产次数的相关性尚甚少提及。CSP 发病率报道为 1/2500～1/800。

2003 年，Jurkovic 等估计为 1 : 1800，2004 年，Seow 等报道的发病率为 1 : 2226，在有前次剖宫产瘢痕的妇女中为 0.15%，在至少有 1 次剖宫产分娩的异位妊娠妇女中发病率为 6.1%（也有报道 4.4%～6.1%）。

伦敦地区 CSP 占妊娠数的 1 : 1800，比预计中高（2008 年健康报 2008-06-02）。2012 年，北京协和医院报道为 1 : 1221，占异位妊娠的 1.05%。郑州大学第二附属医院近期统计显示 CSP 占异位妊娠的 5.7%（2012 年中国医师协会妇产科医师大会资料汇编）。

2016 年，石一复等联合国内 7 所医学院校附属医院妇产科统计 2010—2014 年 359 592 例正常和异常妊娠分析中，剖宫产率为 58.46%，各种异位妊娠占 6.11%，其中 CSP 占异位妊娠数的 10.58%。

CSP 在 5～10 年前尚属罕见病例，但对我国来说近年在临床上已不属罕见病例，较多见，尤其在有剖宫产史妇女再次妊娠时应提高警惕，在异位妊娠中也不属罕见病例。

至 2014 年，只有数例 CSP 继续妊娠至孕中、晚期分娩胎儿存活文献报道，也有胎儿夭折的。

例 1．1995 年 Hernan 等报道 1 例 CSP 采取期待治疗，至孕 35 周急性腹痛、子宫破裂、大出血、剖宫产子宫切除（Porro 剖宫产）。

例 2．2007 年 Asb 等报道 1 例 CSP 至孕 20 周，大出血、休克、剖宫取胎。

例 3．El-Matary 等报道 37 岁英国妇女，停经后超声显示孕囊在剖宫产瘢痕内，患者拒绝早期人工流产，坚持继续妊娠。以后每 2～4 周复查 B 超，孕早期顺利，偶有阴道少量出血。孕 31 周胎膜早破，超声提示胎盘低置合并剖宫产瘢痕处积液。孕 36 周下腹痛合并子宫下段压痛，急行剖宫产，术中发现胎盘完全粘于子宫下段，人工剥离胎盘后子宫出血，B-Lynch 缝合子宫并应用缩宫药等促宫缩，出血控制后转 ICU，但又出现阴道出血，子宫切除后，产妇恢复好。

例 4．Abraham 等 2012 年报道，35 岁妇女有 3 次剖宫产史，停经 7 周时超声和 MRI 均诊断为 CSP。患者坚决要求继续妊娠，因已有 3 个女儿想要 1 个儿子。孕 24 周破膜，28 周阴道大出血行急诊剖宫产，见胎盘完全穿透子宫下段，下段肌层消失，采用子宫体部切口取出 865g 新生儿，后连同胎盘一并子宫切除，术中出血 1500ml，产妇 6d 后出院，新生儿存活。

例 5．Ahmadi 等 2013 年报道 1 例 41 岁妇女，经冷冻胚胎移植后妊娠，孕 6 周时经阴道超声提示孕囊位于子宫下段剖宫产瘢痕内，但一直妊娠至足月。

随着"二孩"政策开放，原经剖宫产术生育一孩，再次妊娠发生 CSP 妇女要求再次生育比例迅速增加，临床诊断 CSP 而患者迫切希望继续妊娠者逐渐增加，与患者强烈愿望形成鲜明对比的是 CSP 未及时发现，或发现时已属孕周较大，甚至达孕中期，无论期待或终止 CSP 造成血淋淋的教训已屡见不鲜。笔者单位也遇 1 例孕 19 周 CSP 入院，虽经反复说明风险后，仍坚决要求继续妊娠，后于孕 24

周时突然大出血，经抢救无效身亡。

在这种情况下，CSP 的并发症也随之出现和增多，逐步为临床医师所认识，需要结合病史、辅助诊断和临床经验诊治（详见本书有关章节）。

CSP 早期未及时诊断，孕中期易发生子宫自然破裂、大出血死亡，孕晚期常合并有前置胎盘，甚至穿透性胎盘植入（即称凶险型前置胎盘）。大出血时为抢救生命要选择子宫切除，即使如此，死亡者也不少见。总之以子宫、生命、家庭损毁为代价的实例举不胜举。如何正确对待值得有关各方思考。

剖宫产术的进展拯救了无数母婴，但剖宫产也是一把"双刃剑"。使用恰当，有利于母婴健康和围生医学的发展；若使用不当，甚至滥用，则近期与远期后果严重，不利于母婴和生殖健康。

近 20 年来，国内外剖宫产率均有上升，涉及母婴、社会因素、经济利益驱动、卫生政策法令、医患关系、群众整体文化素质等诸多原因，虽可解决、平衡、平息眼前问题，但随着剖宫产率的不断上升，尤其是我国剖宫产率十分惊人，数年后临床上又出现了新问题。我国"二孩"政策开放，剖宫产后再孕育可能出现一种新型的异位妊娠，威胁母婴生命（大出血、子宫切除，甚至围生期母婴死亡），必须投入和耗费大量医疗和社会资源，医护人员必须重新认识"剖宫产子宫切口瘢痕妊娠"这一新的疾病及其相应的妇科�病、继发不孕不育、计划生育、辅助生育、子宫内膜异位症等许多问题。

目前国内外虽均认为 CSP 与首次剖宫产有因果关系，诊断相对容易，但处理十分棘手；虽公认应个体化治疗，但临床仍有难度，不尽如人意。

以上从因与果两方面介绍剖宫产和剖宫产子宫瘢痕妊娠涉及的主要临床问题，但仍有许多问题需要妇产科医务人员回顾、思考，进一步深入研讨。交叉学科的渗入、新技术的应用、前瞻性地提及再生医学技术在剖宫产子宫切口瘢痕处的应用前景，期望其断裂、缺失的肌肉组织再生修复，对治疗和改善剖宫产后切口愈合不良，减少剖宫产子宫瘢痕妊娠发生将有助益。

要从源头上严格剖宫产指征和规范操作着手，否则会处于被动局面，既浪费人力、物力资源，又不利于母婴健康。总之，应重视剖宫产及剖宫产瘢痕妊娠的防范工作，任重而道远，望共同努力。

剖宫产史的历史和产科的应用是讲不完的历史话题。

（石一复）

第 2 章

剖宫产术的定义、命名和种类

一、定义和名称

1. 剖宫产术是指孕 28 周及 28 周以上,经剖腹和子宫切开取出胎儿及其附属物的手术。

2. 剖宫取胎术是指孕不足 28 周,经腹切开子宫取出胎儿及其附属物的手术。

3. 剖腹取胎术是指腹腔妊娠或子宫破裂,胎儿排入腹腔时,仅需要切开腹壁而不需要切开子宫,取出胎儿及其附属物的手术。

4. 剖宫流产术是指孕不足 28 周,如系经阴道施行者,则为阴道剖宫流产术。

5. 剖宫产术或妊娠子宫破裂,均为孕 28 周及 28 周以上,同时子宫切除者称 Porro 手术。

二、剖宫产术分类

(一)按次数分

1. 初次剖宫产。

2. 再次剖宫产。

(二)按名称分

1. 古典剖宫产术

(1)子宫体部直切口,在腹壁中线切开或中线旁切开腹壁。子宫切开位于子宫体正中,不需要切开腹壁反折和下推膀胱。

(2)特殊切口

①子宫体横切口,又称 Kehrer 切口,适用于胎背向上的横位和宫体前壁有大网膜或肠管粘连而影响纵切口者。

②子宫底部切口,用于腰椎后凸畸形、悬垂腹、子宫前壁广泛粘连者。

③子宫后侧壁切口,用于子宫前壁与大网膜、肠管、腹膜严重粘连者,也用于脊椎畸形致严重悬垂腹、仰卧不能改变子宫前屈位者。

④子宫前壁偏侧纵切口,用于子宫壁有血管曲张者、胎盘偏侧附着或子宫过度扭旋难以扶正者。

2. 子宫下段剖宫产术

（1）根据腹壁切口又分腹部直切口和横切口之分：腹壁直切口有中线和中线旁切口。

腹壁横切口有：①Pfannenstiel 切口（沿腹壁皮肤自然皱纹切开），耻上 3cm 左右；②Joel-Cohen 切口，为以色列人所创，切口位于双侧髂前上棘连线下约 3cm，呈直线切开腹壁；③梯形横切口，在耻上 1cm 做横切口，皮下腹壁组织切口直径大于皮肤切口直径，类似"梯形"，有利于胎头娩出困难者。

（2）子宫下段切口：子宫下段剖宫产的子宫切口也有纵横之分，纵切口有向下撕裂至宫颈可能，不适合未临产和下段未形成者。

①目前传统子宫下段剖宫产，均采用子宫下段横切口，因孕足月时子宫下段中层、内层肌纤维走行几乎为环形，适合稍呈弧形的切口，下段肌层又薄，则出血相对为少。

常根据胎头位置，选择胎头顶骨结节的部位，但因子宫动脉分支及输尿管交叉部位在子宫下段的中、下 1/3 交界处，为避免损伤，故子宫下段切口最好在其上或其下较为安全。

②如胎头入盆较深，稍弧形的切口不可过长，否则勉强抠取胎头时易致宫颈裂伤，甚至膀胱损伤，此时应改为下段纵切口，上取胎足，按臀位牵出。

③子宫下段纵横切口，以横切口为主，遇娩出困难在子宫中线做纵切口，如头盆不称、产程时间过长致宫颈水肿、胎盘前置或低置、缩窄环子宫收缩不协调等，上端达宫底下端约 3cm 形成倒"T"形切口，但损伤子宫体肌纤维多，出血多，也易致日后子宫切口愈合不良甚至憩室，增加日后剖宫产子宫瘢痕妊娠等。

3. 腹膜外剖宫产 有 10 余种方法，但常用的为膀胱顶部、膀胱侧部或膀胱顶侧联合分离膀胱法，暴露子宫下段，余法同子宫下段剖宫产。腹膜外剖宫产主要是手术操作不进入腹腔，在腹膜腔外操作，主要适用于宫内有感染者，但最好是子宫下段已形成者。可能发生膀胱粘连、损伤。

4. 半腹膜外剖宫产 为腹膜外剖宫产的一种改良，即膀胱腹膜反折切开后，将膀胱腹膜反折上切缘与腹膜切开的下缘缝合，形成子宫切口之血液、羊水（尤其是有污染的羊水）等不进入腹腔（实际上绝对隔绝是不可能的，只是明显减少进入腹腔的量），以减少盆腔和腹腔之污染，余操作均同子宫下段剖宫产。

5. 新式剖宫产 1988 年以来，以色列的 Stark 对腹壁横切口子宫下段做出了改进，被视为剖宫产发展历史上的又一重大突破。瑞典 Sonolm 评价"这种改良的剖宫产将成为全球的标准手术"。其切口采用 Joel-Cohen 切口，位于双侧髂前上棘连线下约 3cm，切口呈直线而非弧形，在切口中间切开脂肪 2~3cm 达筋膜层，再将筋膜切开 2~3cm，剪开双侧筋膜，用血管钳分离两侧腹直肌，然后术者与助手分别用示指和中指将腹直肌、皮下脂肪向外向上撕拉开到足够大为止，暴露子宫下段，切开膀胱腹膜反折，用示指撕开 10~12cm，同时下推膀胱，在子宫下段中央切开肌层 2～3cm，手指撕开子宫肌层，娩出胎儿、胎盘等。Allis 钳在切口中间部钳夹，用 1 号合成可吸收线连续锁扣缝合子宫肌层全层，不缝合膀胱反折腹膜，缝合皮肤、皮下脂肪，缝合伤口时仅缝 2～3 针，无菌敷料覆盖腹部伤口。因术者用手指撕拉组织多，故我国许多医师均称此为"撕拉式剖宫产"。

6. 周氏新概念剖宫产　也称"子宫下段高位剖宫产"，此为中国香港周基杰教授潜心研究以往手术中每一环节中存在的隐患，针对性加以改进，制订和创造的新的子宫下段切口，呈"梯形"切口，切口从以往子宫下段低处上移至高处，完全突破传统概念，称"子宫下段高位剖宫产术"，因系周基杰教授所独创，国内同道简称周氏剖宫产术，在国内外百余家医院示范、带教、演讲、举办学习班，并出专著及光盘等大力推广介绍，誉满海内外。

7. 剖宫产子宫切除术　又称 Porro 剖宫产，主要用于已经感染或出血多的病例，是治疗而非预防，原始的 Porro 剖宫产是子宫大部分切除，以后又发展到子宫全切除。主要用于子宫弛缓收缩大出血、植入性胎盘、前置胎盘、胎盘卒中、子宫破裂、合并多发或巨大子宫肌瘤、羊水栓塞 DIC 及子宫严重感染等，也有妊娠合并妇科癌肿者。

8. 再次剖宫产（planned repeat cesarean delivery，PRCD）　常发生于有初次剖宫产手术史的再孕妇女。由于初次剖宫产术子宫瘢痕，常使子宫下段的功能及子宫肌张力降低，影响子宫下段形成；也因粘连（腹壁与子宫壁、大网膜、膀胱、肠管）、血管异生、局部瘢痕、纤维组织增生等增加手术难度，腹壁、子宫壁愈合和术后并发症等均明显增加。这与再次剖宫产间隔时间、切口愈合情况、手术者操作技术等多种因素有关。

9. 择期剖宫产（elective repeat cesarean section，ERCS）　因母体或胎儿病变，为母婴安全，既要救治母体疾病，又要使胎儿娩出后能存活，常选择在非预产期或未进入临产时择期手术。

若首先考虑胎儿的利益，其时间选择主要根据胎儿成熟度和胎儿状况。

选择性剖宫产多于孕 39 周后施行，但特殊情况下可提前。

10. 孕妇要求剖宫产（cesarean delivery on maternal request，CDMR）　2006年，美国国立卫生研究院（NIH）和美国妇产科医师协会（ACOG）的定义为单胎妊娠的母亲在没有临床并发症的情况下要求剖宫产。处理原则是对 CDMR 的决策应个体化并符合伦理原则，妊娠 39 周前除非有胎儿肺成熟的证据，否则不施行CDMR。

11. 紧急剖宫产术或急诊剖宫产术（emergency cesarean section）　因临产时出现各种紧急情况，为挽救母亲和（或）婴儿施行的剖宫产术。如子宫先兆破裂、脐带脱垂、剖宫产后再次妊娠阴道试产失败发生子宫先兆破裂等而急行剖宫产术等。另外，发生车祸、外伤、其他意外突发事件时也可行剖宫手术。此类剖宫产情况紧急，分秒必争，有时在急诊室、产房等紧急施行，术前应向产妇及其家属

☆ ☆ ☆ ☆

说明必要性和利弊关系，取得同意。医院必须有应急设施和麻醉室、手术室、新生儿室人员和必备的急救设备、器械，然后由有经验的产科医师执行。术后对新生儿和产妇的观察也十分重要。

12．分娩过程中紧急剖宫产　各种分娩过程中胎儿头娩出困难屡有发生，如处理不当可造成新生儿损伤、窒息及母体并发症。此时迅速取出胎儿头，抢救母儿是剖宫产，特别是紧急剖宫产的目的，尤在胎头高浮、胎头深嵌骨盆、麻醉效果不佳、腹壁切口或子宫切口过小或两者切口选择不当或术者相互配合不协调时，发生头位难产后采取臀牵引术娩出，应掌握臀牵引术技巧，按臀位分娩机转进行。

13．社会因素剖宫产　是属非医学指征，但涉及法律、社会学等因素。与产科有关的因素包括是否足月、子宫下段有无形成、临产与否、先露高低、胎儿性别、未经处理的胎儿有无危险因素存在等，也与产妇、家属、家族的文化知识、怕痛、怕影响身材、封建迷信、财产分割和继承、生肖属相、星座、冲喜消灾、日后入学、时辰吉日、世纪宝宝、重大节日等诸多社会因素有关。此在国外也有不同程度的类似情况存在，不过我国此种情况较为普遍。

14．母体死后剖宫产术　母体死后剖宫产术的机会甚少，但在个别特殊情况下才能施行，其条件是：①必须征得家属（丈夫）及双方其他亲属同意；②具有法律效应；③妊娠至少30周以上；④母体必须是突然死亡，如脑栓塞、完全性冠状动脉栓塞。

此类剖宫产术今后在极个别情况下仍需施行，如上述的突然事件、子宫破裂、剖宫产后原子宫切口瘢痕妊娠等，一些特殊家庭可能会提出此问题。

此类母体死亡后行剖宫产术前必须事先办妥相关手续，必须争分夺秒地施行，也应强调不能"保证"胎儿存活或会有严重窒息、缺氧及其他相应病变。狄理（Delee）研究后提出，母体死亡之后，个别胎儿还可存活20min左右，这也取决于母体死亡原因，如系长期患慢性消耗性疾病死亡的母体，胎儿也常因缺氧同时死亡，甚至死于母体死亡之前。即使母体死亡后尚有微弱胎心，救活可能性也甚小。若能在母体死亡后10min内将胎儿取出，则相对存活概率稍高，若达20min取出胎儿，则胎儿存活可能甚小。

若准备做此手术，母体死亡的诊断必须迅速建立，最好事先有心电监护，家属同意，做好各项准备事宜。

过去国内外古书中均有类似记载或报道。国外早年Kerr施行的5例中，仅1例胎儿存活。Hibbard的18例中有8例胎儿存活。1971年，Weber报道成功的死后剖宫产术有153例之多。实际现今已几乎没有此类手术，主要是临床实践中，如何选择恰当病例，争取良好时机，家属或社会舆论等处理均非易事，还涉及宗教、民族、风情习俗等，现今还有医患矛盾等因素。所以我们虽然了解有此种特殊性的剖宫产手术，但实际应用甚少，它有其特殊性。

15．临终剖宫产术　指孕母发生循环、呼吸骤停时及此后片刻内进行的剖宫产术。它与孕母死后剖宫产（postmortem cesarean section）的目的不同。死后剖宫产是孕母心跳、呼吸停止已久，救治完全无望之后，为了让胎心仍存的胎儿不要随孕母死于子宫内而施行的剖宫产术，其目的是为抢救胎儿。但此类胎儿绝大多数因子宫内缺氧时间过久，在出生后很快也死亡，仅个别幸存，且很可能遗留不可逆大脑神经方面的损害。

随着解剖及生理学发展，孕期保健普及，复苏技术进步，以及孕产妇死因的变化，特别是严重慢性疾病合并妊娠死亡的锐减，而发生在孕期的车祸、烧灼伤、电击、麻醉意外及药物中毒等突发意外伤害相对增多（可造成孕产妇循环、呼吸骤停），年轻、平时体格强壮、无器质性合并症、心肺功能及储备功能较强的孕妇，可垫高右侧臀部，使孕妇取半左侧卧位，做人工呼吸及心脏按压5min，无效者应及早做剖宫产术，迅速娩出胎儿及胎盘，减轻子宫对腹主动脉和下肢静脉的压力，迅速增加孕妇的回心血量，以便抢救孕妇生命，这也是孕产妇心肺复苏中一个特别重要的辅助措施。

临终剖宫产以尽早施行为原则，手术与孕妇循环、呼吸骤停的时间距离越短越好，而且越接近足月妊娠越好。

（石一复　李娟清）

第 3 章

剖宫产的适应证和禁忌证

剖宫产手术指征的分类也是一个比较复杂的问题，因为有些指征是明显而绝对的，如中央性前置胎盘、明显的头盆不称、软产道梗阻等。但也有许多情况并非绝对，需要个体化和权衡利弊，方可做出最后决定，也就是说尚有考虑余地，并非明显而绝对的。这一部分要综合考虑母体、胎儿的诸多情况而定，即要考虑母婴，医师的水平、经验，医学的进步，设备和条件等因素。

一、剖宫产的指征

由于上述各种原因，剖宫产的指征可分为如下 7 类。

1. 绝对性和相对性剖宫产。
2. 永久性和暂时性剖宫产。
3. 首次和再次剖宫产。
4. 母体性和胎儿性，也有母、儿双方因素剖宫产。
5. 医疗性和社会性剖宫产。
6. 自然临产和择期剖宫产。
7. 自然临产和紧急（急诊）剖宫产。

二、2014 年中华医学会妇产科分会公布剖宫产手术指征

剖宫产手术指征是指不能经阴道分娩或不宜经阴道分娩的病理或生理状态。

1. 胎儿窘迫　指妊娠晚期因合并症或并发症所致的急、慢性胎儿窘迫和分娩期急性胎儿窘迫且短期内不能经阴道分娩者。

2. 头盆不称　绝对头盆不称或相对性头盆不称，经充分阴道试产失败者。

3. 瘢痕子宫　2 次及以上剖宫产手术后再次妊娠者，既往子宫肌瘤穿透宫腔者。

4. 胎位异常　胎儿横位，初产足月单胎臀位（估计胎儿出生体重＞3500g 者）及足先露。

5. 前置胎盘及前置血管　胎盘部分或完全覆盖宫颈内口者及前置血管者。

6. 双胎或多胎妊娠　第 1 个胎儿为非头位；复杂性双胎妊娠；联体双胎、三

胎及以上多胎妊娠应行剖宫产手术。

7. **脐带脱垂** 胎儿有存活可能，评估结果认为不能迅速经阴道分娩，应行急诊剖宫产术以尽快挽救胎儿。

8. **胎盘早剥** 胎儿有存活可能，应监测胎心率并尽快实行急诊剖宫产手术娩出胎儿，重度胎盘早剥、胎儿已死亡，也应行急诊剖宫产手术。

9. **孕妇存在严重合并症和并发症** 如合并心脏病、呼吸系统疾病、重度子痫前期或子痫、急性妊娠脂肪肝、血小板减少及重型妊娠肝内胆汁淤积综合征等，不能承受阴道分娩者。

10. **妊娠巨大儿者** 妊娠期糖尿病孕妇评估胎儿出生体重＞4250g 者。

11. **孕妇要求的剖宫产** 美国妇产科医师协会（ACOG）将孕妇要求剖宫产（cesarean delivery on maternal request，CDMR）定义为足月单胎，无医学指征因孕妇要求而实行剖宫产。

（1）仅是孕妇个人要求不作为剖宫产手术指征，如有其他特殊原因，必须进行讨论并详细记录。

（2）当孕妇不了解病情的情况下要求剖宫产，应详细告知剖宫产手术分娩较阴道分娩相比的整体利弊和风险，并记录。

（3）当孕妇因恐惧阴道分娩的疼痛而要求剖宫产手术时，应提供心理咨询，帮助减轻其恐惧；产程过程中应用分娩镇痛方法以减轻孕妇分娩疼痛，并缩短产程。

（4）临床医师有权拒绝没有明确指征的剖宫产分娩的要求，但孕妇的要求应该得到尊重，并提供次选的建议。

12. **产道畸形** 如高位阴道完全性横膈、人工阴道成形术后等。

13. **外阴疾病** 如外阴或阴道发生严重静脉曲张者。

14. **妊娠合并肿瘤** 如妊娠合并宫颈癌、巨大的子宫颈肌瘤、子宫下段肌瘤等。

上述中华医学会妇产科分会制订的 14 条剖宫产手术指征，仍有归类上和便于临床医师记忆方面等值得商榷和改进之处，如对产道因素、胎儿因素、妊娠并发症和合并症、外阴和阴道分别分类叙述说明更便于临床医师记忆和思考。

三、临床上，剖宫产的指征应考虑各种实际情况

1. **绝对性骨盆狭窄及骨盆畸形** 绝对性骨盆狭窄是指足月正常儿无法经阴道分娩者。骨盆入口至关重要，但骨盆各平面的任何一条径线绝对缩短，均可阻碍分娩。所以临床若只靠骨盆外测量难以做出绝对性骨盆狭窄的诊断依据，而必须进行骨盆内测量，甚至要以各平面的 X 线测量为依据。现今产科临床骨盆内测量许多单位或者医师不会做，不做或仅个别测量几条径线，所以应更加重视，知晓骨盆的类型、各平面的径线及测量方法、面积计算等。

骨盆畸形如脊柱异常者的骨盆、偏斜骨盆、少数尾骶关节融合，出口前后径＜

10cm，足月正常胎儿无法通过。

2．头盆不称　是个可灵活掌握的现象，并非绝对指征，其可是解剖学上的骨盆狭窄，也可能是临床上的骨盆狭窄。解剖学上的骨盆狭窄而致头盆不称是绝对的指征，如因驼背、佝偻病、个子矮小、倾斜骨盆等造成明显的骨盆狭窄或畸形；临床狭窄是指骨盆大小、解剖尚属正常，而因胎儿较大，相对的骨盆狭窄，此类需要由医师或者助产人员准确估计胎儿大小、先露方位、产式等。

3．胎位异常　胎位异常也可多种多样，以臀位多见，臀位中也有不同情况，20 世纪 50 年代至 60 年代臀位几乎均实施阴道助产。现今因臀位阴道分娩对胎婴存在多方面的威胁，如胎膜早破、脐带脱垂、新生儿死亡等，早已放开臀位剖宫产指征，相当长的时间内几乎均以剖宫产分娩。所以许多一定年资的产科医师未见过、更不会臀位处理和接生。现严格剖宫产指征，除对初产足月单胎臀位（估计胎儿出生体重＞3500g）及足先露作为剖宫产严格指征外，其他也可考虑阴道分娩。

横位对母儿威胁最为严重，甚至可致母儿双亡。对初产横位，宫口未开全或者虽已开全，但有子宫先兆破裂者均应剖宫产。

头位异常：额后位一律剖宫产，额前位有头盆不称也应剖宫产，额先露如不能短期转为枕先露或面先露也应剖宫产，持续性枕后位从优生学考虑也宜考虑剖宫产，胎头高直位，阴道分娩可能性小，原则应剖宫产，胎头呈前不均倾位，一旦确诊，手法难以复位，应剖宫产。

复合先露合并头盆不称，上肢伸直脱出于胎头之前等，胎头浮动，伴骨盆狭窄，分娩梗阻等。

4．胎儿窘迫　可由于各种原因所致，除少数因胎儿本身或胎儿附属物原因外，绝大多数系妊娠期合并症和（或）并发症所致。胎儿窘迫经过处理、监护后未能纠正，不能短期娩出，宫颈未成熟，或合并阴道出血等应剖宫产。胎儿窘迫也有绝对适应证和相对适应证，判断依据涉及妊娠并发症、合并症所致急、慢性胎儿窘迫和分娩期急性胎儿窘迫，电子监护应用、胎儿头皮微量血 pH 测定等多种。

5．巨大儿　胎儿体重超过 4000g（欧美国家定义≥4500g）发生率增加，主要因营养过剩、合并糖尿病和遗传因素所致，巨大儿剖宫产术主要因为头盆比例、骨盆问题、胎位不正、宫缩乏力、颅骨可塑性小等难以通过产道。

6．肿瘤梗阻　盆腔和下腹部肿瘤病，如卵巢肿瘤、造成临产分娩梗阻的子宫肌瘤（宫颈、下段子宫肌瘤）及除子宫颈原位癌外的宫颈癌，即使死胎也应行剖宫产，因不仅可解除梗阻，也可防止宫颈撕裂、大出血、癌症扩散。

7．外阴阴道疾病　外阴部因炎症、外阴成形术、创伤严重瘢痕不能扩张，或严重静脉曲张或严重水肿，会阴、肛周、腹股沟严重肉芽肿、慢性期淋巴肉芽肿、皮肤斑块、多发性瘘管，广泛外阴淋巴水肿（女阴假橡皮症）。

阴道成形术、阴道横膈、严重阴道静脉曲张，阴道巨大、多发可做侧切处尖锐湿疣等影响阴道扩张，易造成阴道损伤、大出血，阻碍或影响新生儿。

8. 子宫发育畸形 发育不全的残角子宫妊娠、双子宫一侧或双侧同时妊娠、子宫纵隔、单角子宫妊娠。

9. 子宫脱垂 足月妊娠子宫不可能全部脱出于阴道外，但有部分子宫脱垂，并有宫颈水肿者，应行剖宫产术。

10. 脐带脱垂、脐带先露、脐带缠绕（头颈、肢体）打结等 若有脐带脱垂发生，在子宫颈口尚未开大到容许胎儿娩出之前，剖宫产是挽救胎儿的最有效方法，不论经产、初产和胎位如何，只要子宫颈口开大在 6cm 以内者均应急行剖宫产。脐带脱垂剖宫产时，要估计是否能取出存活胎儿，手术要迅速，常在产房或急诊室内进行，用最简单术式、最快动作取出胎儿，做好充分胎儿复苏急救等准备和措施。上述脐带异常危及生命时也应行剖宫产。

11. 高龄初产或胎儿珍贵 社会因素、文化生活提高、生育观念改变，冻存卵子、胚胎等技术应用，生育年龄延迟，分娩时宫颈乏力，软产道扩张困难，妊娠并发症、合并症增多，或因意外或特发事件原有孩子夭折，再次妊娠成功后胎儿珍贵，在妊娠后合并任何不利于阴道分娩的因素或条件时，可选择行剖宫产分娩。

12. 少女妊娠（青春期妊娠） 青少年女性妊娠后绝大多数以人工流产终止妊娠，但也有妊娠至晚期，因并发症多、产道发育不健全等行剖宫产术。

13. 妊娠合并症和并发症 见本书见第 7 章。

14. 子宫先兆破裂 一切阻碍胎儿先露下降或各种瘢痕子宫，均有可能导致子宫先兆破裂，处理先兆破裂的手段中，迅速采取剖宫产术是较安全可靠的方法。

15. 瘢痕子宫 瘢痕子宫可因各种因素所致，如前次剖宫产，子宫肌瘤剔除术，妊娠滋养细胞肿瘤病灶自发破裂，子宫病灶剔除术，各种刮宫子宫穿孔、子宫畸形整形术、放取宫内节育器子宫穿孔，宫腔镜子宫黏膜下肌瘤剔除术等。凡有子宫肌层不同程度（部分或者全层贯通）损伤，修复后均可形成不同程度的子宫瘢痕，其再次妊娠均属瘢痕子宫妊娠，瘢痕子宫再次妊娠虽并非再次剖宫产的绝对指征，但再次剖宫产的概率明显增多。

16. 经产妇剖宫产 由于我国生育政策的实行和变迁，计划生育工作的开展，此种情况现少见，但个别情况下偶可遇见。经产妇剖宫产并不是一个独立的手术指征，但个别特殊情况下可能仍需剖宫产解决分娩问题，经产妇易有头盆不称、产前出血、子宫先兆破裂、胎儿窘迫发生。若对经产妇分娩不重视，异常情况发现较晚，则子宫先兆破裂、胎儿窘迫可偶见，增加剖宫产术。

17. 胎膜早破 胎膜破裂过早，常为难产信号之一，有头盆不称、胎位异常、巨大儿导致难产、感染、脐带脱垂、胎儿窘迫、产程延长等可能，应引起重视，查明原因。也常是剖宫产的指征。

18. 产程延长 常由宫缩乏力、胎位不正、骨盆狭窄等原因所致，在产科临床也较为常见，易威胁母儿，即使能经阴道分娩，母儿损伤及阴道手术助产概率也增加，故可考虑剖宫产。子宫发育不良或畸形造成的原发性宫缩乏力，或胎头下降受阻也是剖宫产的指征，否则加强宫缩，等待过久，或为避免难产的阴道手术可致子宫破裂、母体脱水酸中毒、感染、产后出血、胎儿窘迫等危险。

19.胎儿因素　上述巨大儿、足月联体婴儿、胎儿畸形可考虑行剖宫产结束分娩。

20.妊娠有关疾病　过期妊娠、前置胎盘、胎盘早期剥离、胎膜早破、滞产等常需行剖宫产结束分娩，当然也有上述情况的部分孕妇可经阴道分娩，但母婴危害均相对为大。妊娠合并症或并发症病情严重者，不宜耐受分娩过程，需做选择性剖宫产。

（1）重度子痫前期：经治疗后有终止妊娠的指征，而宫颈条件不成熟，不能在短时间内经阴道分娩，或引产失败，或胎盘功能明显减退，或已有胎儿窘迫征象，或病情严重（如血压控制不理想或伴眼底出血或伴视网膜剥离）等应考虑剖宫产；子痫控制后 2h 应考虑剖宫产。

（2）妊娠期肝内胆汁淤积症（ICP）：阴道分娩易发生胎儿窘迫或死亡，病情严重者终止妊娠的方式以剖宫产为宜。

（3）妊娠期急性脂肪肝：一旦确诊或临床高度怀疑时，无论病情轻重、病情早晚，无论胎儿存活还是胎死宫内，均应尽快终止妊娠，并以剖宫产为宜。

（4）妊娠合并心脏病：胎儿偏大或产道条件不佳，风湿性心脏病双瓣膜病变、主动脉瓣关闭不全、发绀型先天性心脏病、心功能Ⅲ～Ⅳ级或有心力衰竭及心房纤颤者，均应择期行剖宫产。

（5）妊娠合并严重肝、肾疾病者：妊娠合并糖尿病，病情严重或胎儿巨大或胎盘功能不良者以剖宫产为宜。

（6）特发性血小板减少性紫癜（ITP）：血小板＜50×10^9/L，有出血倾向、胎儿脐带血证实胎儿血小板＜50×10^9/L，以择期剖宫产为宜。

（7）其他：妊娠合并高度近视（≥800 度）、视网膜剥离术后、孕妇重度肥胖均应考虑剖宫产。

21.多胎妊娠　双胎如第一胎为横位或者臀位，或双胎，易发生胎头交锁和嵌顿的胎位，单羊膜囊双胎，双胎儿体重估计均＞3500g，应考虑择期剖宫产。三胎及三胎以上者，考虑剖宫产。

22.胎盘功能低下　常见于过期妊娠、胎儿生长受限、羊水过少等，若 OCT 阳性或引产失败等应考虑剖宫产。

23.病毒感染　HIV 感染和生殖器疱疹病毒感染活跃期，为降低母婴传播，选择剖宫产为宜。HPV 可通过胎盘、羊水、羊膜、产道感染，剖宫产并不能造成胎儿的垂直传播，但子宫颈和（或）阴道有大块和（或）多个花菜样病灶者，因阴道分娩容易发生软产道梗阻或大出血、新生儿感染，故宜剖宫产分娩。

总之，产科临床对待剖宫产术的指征，少数指征绝对而明确，而许多情况是根据孕妇的孕周、胎儿大小、胎方位、胎产式、胎儿安危、全身状况、妊娠合并症、并发症的存在与否、严重程度、医护责任性、技术水平、医德医风、医院设备条件、医院规章制度、政策法规、社会因素等多方面因素而定，夹杂着政策、经济、设备、技术、责任性等综合原因，若均能正确掌握，则剖宫产术的指征应是严格和严肃的。

四、剖宫产的禁忌证

由于剖宫产的基本目的是保障母婴安全，所以有关剖宫产的禁忌证实际是很少见的。因为即使胎儿失去救活条件（如死胎），但尚存在抢救产妇的需要；反之，也有母体死后立即剖宫产以抢救婴儿的需要，所以剖宫产的禁忌证是相对的，甚至也有人提出剖宫产无禁忌证之说。但在某些特殊情况下，又有别论，如下列情况。

1. 胎死宫内　若没有适当的产科管理，由于考虑到子宫破裂的可能性，在边远地区对可能导致子宫破裂的死胎不作为剖宫产术的禁忌条件。但实际上国内外多数国家，死胎一直作为剖宫产术的禁忌证。因为死胎一旦确诊，应根据产道条件，采取引产或碎胎以争取阴道分娩。但有下列情况，仍应考虑剖宫产，如胎死宫内已久或死胎不下，使死亡胎儿发生浸软和羊水逐渐被吸收，此时子宫壁也变薄，失去收缩能力，此时再做引产难以成功，故需剖宫产，若伴有感染者，甚至连同子宫一并切除。另外产妇出血，如合并前置胎盘者，宫口扩张不大，也无法人工破膜以牵拉胎儿起压迫作用者，估计短期尚不能从阴道娩出，则只有尽早迅速剖宫产以挽救产妇生命。

2. 胎儿畸形　若在产前已明确诊断胎儿畸形，不宜剖宫产结束分娩，但若因胎儿畸形发生分娩梗阻，且危及产妇时，则应考虑剖宫产，如双胎连体胎儿，脑积水虽已穿颅，但颅底硬而大不易取出，或宫缩乏力产程长者，或伴有感染者。

所以，有关剖宫产的禁忌证也仍应根据临床具体而定。

五、瘢痕子宫再次剖宫产的适应证

由于剖宫产发生率高，瘢痕子宫再次妊娠问题不可回避。由于瘢痕造成子宫肌壁的薄弱，使妊娠和分娩风险增加，瘢痕子宫再次妊娠不可忽视。尤其中国人口政策的调整，近年来剖宫产率失控地增加，一度成为世界剖宫产率最高国家，瘢痕子宫的再次妊娠、分娩及相关问题在全世界都引起了重视，合理选择瘢痕子宫再次妊娠孕妇的分娩方式尤显重要。

瘢痕子宫再次剖宫产的适应证可分为两部分：剖宫产的指征和剖宫产后阴道分娩（vaginal birth after cesarean section，VBAC）的禁忌证。

除原有剖宫产的绝对适应证外，还有首次剖宫产后现又再次妊娠，经阴道试产失败者则也仍应剖宫产。

1. VBAC 的禁忌证　包括先前子宫破裂史、高位纵切口的古典剖宫产史、≥3 次剖宫产史、有其他合并症不适宜阴道分娩者，行倒 "T" 或 "J" 形子宫切口或广泛宫底部手术、子宫下段纵形切口剖宫产术。另外，实施 VBAC 的医疗机构应具备即刻剖宫产手术的条件，即决定剖宫产手术至娩出胎儿间隔时间＜30min，这样一旦发生或怀疑子宫破裂，可尽快行剖宫产术改善母婴结局。

2. VBAC 的相对禁忌证　前次剖宫产为妊娠中期剖宫产、子宫肌瘤剔除术肌瘤直径＞6cm 且穿透子宫内膜者应放宽剖宫产指征，本次妊娠距前次剖宫产间隔＜12 个月。

1916 年，Cragin 提出 "一次剖宫产，次次剖宫产" 的说法。1980 年，上述观点被打破，美国提出剖宫产术后阴道试产（trial of labor after cesarean section，TOLAC）的概念，此后开展了大量的关于 VBAC 的研究。研究发现，如果能顺利完成 VBAC，会有近远期益处：住院时间短，血栓性疾病发生率低，失血较少和输血较少，感染（产褥热、子宫内膜炎等）较少和血栓栓塞事件较少；新生儿湿肺减少，孕产妇多次剖宫产所造成远期的胎盘异常如前置胎盘、胎盘植入、胎盘早剥等问题减少等。美国国立卫生研究院 [(NIH)2010]、美国妇产科医师协会 [(ACOG)2010]、加拿大妇产科学会 [(SOGC) 2005]、英国皇家妇产科协会 [(RCOG)2007]等分别发布了有关 TOLAC 的临床指南及意见。但尚无一种完全可靠的方法来预测哪些孕妇可能试产成功。就目前观点，VBAC 是可行的：剖宫产后试产者的阴道分娩率为 60%～80%。至少 1 次阴道分娩者的试产成功率是未曾阴道分娩者的 9～28 倍。在最近成功进行 VBAC 者中，VBAC 失败的可能性下降 30%～90%。研究发现机械引产（宫颈球囊）的 VBAC 成功率为 54%～69%。

阴道试产失败的妇女具有发生多种并发症的危险，包括子宫破裂、子宫切除术、输血需要和子宫内膜炎，以及围生期并发症和死亡。如果阴道试产失败，则新生儿并发症率也升高，表现为脐动脉血气 pH 水平低，于 7.5min Apgar 评分＜7 和感染的发生率升高。VBAC 时的母亲死亡率极低。虽然围生期死亡率（＜1%）很低，但阴道试产时的死亡率高于选择性重复剖宫产（ERCS）。VBAC 的主要风险是子宫破裂，一旦发生可造成极其严重的后果。Lydon-Rochelle、Macones 等的研究提示，子宫破裂与有剖宫产史的阴道分娩存在相关性，90%以上的子宫破裂发生于有 VBAC 的孕妇中。

特别关注有 2 次以上的剖宫产史者。研究发现，曾行 2 次剖宫产者与只有 1 次剖宫产史者相比，前者在阴道分娩期间发生子宫破裂的危险是后者的 5 倍。在 1 次剖宫产后又有过 1 次阴道分娩的妇女，阴道试产期间发生子宫破裂的危险只有前者的 1/4。因此，在曾行 2 次剖宫产的妇女中，只有曾行 1 次阴道分娩者才考虑行阴道试产。目前对于 2 次剖宫产以上孕妇的 VBAC 的安全性尚无明确的结果，有学者建议 ERCS 为宜。

3. 对 VBAC 成功率有不良影响的因素

（1）催产和引产：Lydon-Rochelle 等的回顾性研究显示，20 095 例有剖宫产史孕妇中，6980 例再次选择剖宫产，子宫破裂发生率为 0.16%，主要是静止性子宫破裂；10 789 例自然临产，子宫破裂发生率为 0.52%；单纯应用缩宫素引产 1960例，子宫破裂发生率为 0.77%；应用前列腺素类制剂引产 366 例，子宫破裂发生率为 2.45%。研究表示，有剖宫产史的女性引产（1.4%～2.3%）的子宫破裂风险比自然临产（0.45%～0.7%）高。但在 TOLAC 中，用缩宫素帮助产程进展并非禁忌。缩宫素引产可能会增加子宫破裂的风险，应该谨慎使用。前列腺素 E_1 和前列腺素 E_2 常被用于促宫颈成熟和引产，它尽管为局部应用，但吸收扩散仍然存在，可能对子宫瘢痕组织造成影响，削弱其强健性，使其容易破裂。和自然临产的孕妇相比，前列腺素制剂引产增加了子宫破裂风险。地诺前列酮引产会增加子宫破裂风险，除非在特殊情况下，否则不应该使用。米索前列醇和子宫破裂风险增高有关，不应用于 TOLAC。此外，尚无有力证据证明机械扩张和宫颈球囊会增高风险，故可作为宫颈条件不好的 TOLAC 患者的选择。

尽管宫颈条件和 VBAC 是否成功有关，但关于宫颈条件和子宫破裂风险的关系仍待讨论。宫颈因素如扩张、缩短和 Bishop 评分常被单独或结合使用以评价宫颈条件，并与 VBAC 成功率相联系。孕晚期可以评价这些因素，常在自然临产时，或在引产前。孕晚期颈管扩张和 VBAC 成功率相关，出现颈管扩张可增加 VBAC 成功的概率。VBAC 成功与引产前进行改良 Bishop 评分显著相关，6 分以上 VBAC 成功率增加。

综上提出建议：有引产指征者才可以引产，谨慎选择引产方法：尽量避免使用 PG，禁止使用米索前列醇改善妊娠晚期宫颈条件和引产，要避免 PG 与缩宫素联合使用，可以使用球囊促宫颈成熟，谨慎使用缩宫素加速产程进展。

（2）子宫下段肌层厚度：Rozenberg 等用超声检查观察了 642 例剖宫产术后再次妊娠孕妇的子宫下段厚度，提出其子宫破裂的危险性与子宫下段厚度直接相关：孕 37 周时子宫下段厚度<3.5mm 时破裂发生率 11.8%，危险性极大；而子宫下段厚度>3.5mm 时则破裂的危险性明显降低。Chapman 的研究则认为，子宫前壁下段厚度<3mm 时子宫破裂的发生概率明显增加。

（3）年龄超过 40 周岁：等待自然分娩超过妊娠 40 周者的 VBAC 成功概率下降，但子宫破裂的危险没有升高。一项对 1200 多例妊娠 40 周后行阴道试产者的研究显示，只有引产与子宫破裂危险升高相关。

（4）巨大儿：虽然巨胎与 VBAC 成功概率下降相关，但 60%～90% 试产巨婴的妇女获得成功。子宫破裂的发生率似乎只在无阴道分娩史者才出现升高。

（5）剖宫产切口单层缝合：在直接剖宫产的子宫切开术中采用单层缝合者与采用双层缝合者相比，前者在以后阴道试产时发生子宫破裂的危险比后者高 4 倍。

（6）子宫瘢痕类型不明者：2 项在大型三级医院进行的系列病例研究报告，

子宫瘢痕类型不明者的 VBAC 成功率和子宫破裂发生率与其他曾行低位子宫横切者的同时期研究报告的发生率相同。曾行 1 次剖宫产而瘢痕类型不明者，行催产时有瘢痕破裂的病例，不催产时无瘢痕破裂的病例。

4. 瘢痕子宫剖宫产的禁忌证，只能说是相对的，是 VBAC 的适应证

（1）前次剖宫产为子宫下段横切口，术后切口愈合好，无感染。

（2）前次剖宫产指征不存在，未出现新的剖宫产指征。

（3）无严重的妊娠并发症，无其他不适于阴道分娩的内外科合并症。

（4）B 超检查提示子宫下段前壁完好无损。

（5）此次分娩距上次剖宫产 2 年以上。

（6）孕妇同意阴道试产。

（7）医院具备随时麻醉、手术、输血和抢救的条件。

剖宫产瘢痕子宫妊娠不宜期待观察，确诊后应及时终止妊娠，早期妊娠在相关治疗后做清宫术（详见本书剖宫产瘢痕妊娠章节治疗部分）。中期或晚期妊娠者在严密监护和观察下待产，但立即要终止妊娠时仍是剖宫取胎、剖宫产术，同时切除、修补、缝合病灶，必要时切除子宫。手术均应在设备条件、技术水平较完善的医院进行为适宜和安全，并充分做好防范和应急措施，如麻醉、备血、保障静脉通路、新生儿复苏救治，必要时做子宫切除准备。

（石一复　李娟清）

第 4 章
初次和再次剖宫产的发生率

确切的剖宫产率国内外均难以获得，现大多用抽样调查、回顾性统计分析，获得关于初次和再次剖宫产，再次是指第几次，单胎或多胎，单胎头位或其他先露的信息。民营医院或基层小医院剖宫产未列入统计。不同的组织和学术团体等，均为影响剖宫产率统计数据的因素。目前均以医院为单位或在数家相对有代表性的医院取得资料，作为依据和参考。

一、初次剖宫产

1. 国内情况 在近 60 年中，尤其是 20 世纪 60 年代中期以后，国内外产科手术率提高较快，其中尤以剖宫产术发生率明显提高，而产钳术、胎头吸引术、臀位牵引术逐渐减少，一些年轻医师对产科阴道手术看得少，甚至根本未做过，而对行剖宫产术速度之快，操作之多，令人惊讶。

20 世纪 50 年代我国剖宫产率占分娩总数的 2%。本文作者 1961 年毕业后当妇产科医师初几年在产科、分娩室和产科待产病房、产后病房三部门轮转，其中轮到分娩室为每次 3 个月，均为 12h 白班或 12h 夜班，3 个月轮值下来剖宫产术仅能遇 4~5 例，均只能当第二助手，而大量的是观察产程，接自然分娩，做会阴侧切、出口或低位产钳术、胎头吸引术或臀位助产术等，可见当时对剖宫产术掌握指征的严格，剖宫产术是产科少有的手术。可近 20 年来则不然，分娩室轮值者一个晚上多则可见 10 余例剖宫产术，少则 3~4 例，这些医师视剖宫产术与阴道自然分娩无异，且剖宫产术的速度和技术，优于观察产程和阴道自然分娩的接生，这可谓是国内许多年轻妇产科医师中的普遍现象。

20 世纪 60 年代剖宫产率为 4%~6%，山东省人民医院 60 年代剖宫产率为 2.86%，70 年代增至 6.05%，70 年代末逐渐上升到 10%~15%，云南省第一人民医院 1970 年剖宫产术占手术产的 10.3%，1977 年上升至 28.9%。剖宫产率高者达 20% 以上，80 年代为 10%~20%。

1978 年国内江森教授综合 9 省市 29 个医院的资料：20 世纪 50 年代剖宫产率仅在 0.2%~2.31%，70 年代增至 3.1%~12.3%，与当时世界变化趋势相同。

1980 年全国第二届妇产科学术会难产协作者建议，未来剖宫产术维持在

15%～20%为妥。当时上海第二医学院附属仁济医院统计 20 世纪 80 年代初，剖宫产率为 20%。

随着医学技术的进步，物质生活水平的提高，和我国生育政策的改变，社会因素的增加，医疗纠纷处理等因素，自然分娩率不断下降，剖宫产率逐年攀升，我国 20 世纪 80 年代以后剖宫产率快速上升至 30%～40%，到 90 年代达 40%～60%。21 世纪剖宫产率变得更为普遍，国内大部分医院剖宫产率在 40%～60%或以上，少数更高，曾有个别医院、个别月份剖宫产率占全部分娩的百分之百，当然这仅是极个别医院的数据，没有普遍的代表性，但这也反映了对剖宫产术指征掌握不严。

2002 年中国医疗保健机构剖宫产率为 38%，一些保健机构为 70%～80%，最高一家为 86.1%。

2006 年李娟清、石一复等在《中华围产医学杂志》发表《七省市剖宫产率调查分析》，对 7 个省 143 所医院进行大样本统计分析，以直接或间接了解该医院或地区 1991—2000 年 10 年剖宫产率变化情况，以期对剖宫产率提供较为准确的估计，探讨剖宫产率升高原因，掌握剖宫产适应证，减少剖宫产可能导致的并发症。资料来源于浙江、江苏、福建、安徽、山西、江西和河南 7 省 143 所医院在 1991—2000 年就诊孕产妇的妊娠结局和分娩方式进行的调查，总分娩 1 566 202 例，自然分娩占 60.6%，但有逐年下降趋势；剖宫产占 26.2%，但各省市均逐年上升，由 18.1%上升至 34.7%，10 年间几乎翻倍；阴道助产占 13.2%，但各省均逐年下降。

剖宫产率以浙江省增加最快，10 年间由 20%增至 45.6%；江苏省由 23.6%增至 43.2%；安徽省由 16.8%增至 36.2%；福建省由 17.4%增至 30.6%；河南省由 17.7%增至 33.3%；江西省由 19.6%增至 28.1%，山西省由 10.4%增至 19.3%，合计上述 7 省 1991—2000 年的 10 年剖宫产率由 18.1%增至 34.7%。少数医院的平均剖宫产率达 60%或更高，近 5 年有继续上升趋势，高达 80%。剖宫产率在县级医院为 30%～40%，地市级医院 50%～60%，省级或医学院校附属医院为 70%～80%，如此高的剖宫产率令人感到不安。

2012 年朱逸博等统计报道《1993 至 2010 年中国部分地区单胎初产妇剖宫产率和孕妇要求剖宫产率变化趋势》一文中指出，在 1993—2010 年剖宫产率为 37.6%，孕妇要求剖宫产为 10%。南方城市剖宫产率从 29.4%上升到 58.7%，南方农村从 18.2%升至 58.3%，北方农村从 4.3%升至 49.5%。其中南方城市孕妇要求剖宫产率从 0.6%升至 21.3%，上升 34 倍，南方农村从 0.6%升至 24.4%，上升 40 倍；北方农村从 0.6%升至 27.3%，上升 44 倍。

世界卫生组织（WHO）孕期和围生保健全球调查（2007—2008 年）结果于 2010 年 2 月在《柳叶刀》杂志发表，参加此调查的为亚洲、拉丁美洲和非洲的平均剖宫产率为 25.7%，其中亚洲为 27.3%，而中国的剖宫产率为 46.5%，为被调查的 24 个国家之首，在中国非医学指征的剖宫产率占全部剖宫产中的 11.7%，同样为这 24 个被抽样调查国家之首。北京、云南、浙江随机选取 21 家医院为代表我国被抽调的省市和医院。

2014 年北京妇产医院牵头在中国 14 省、市、自治区对 39 家二级和三级医院 112 414 例孕妇进行调查，结果显示，剖宫产率为 54.5%，北方高于南方，三级医院高于二级医院。其中无指征（实为孕妇要求剖宫产——cesarean delivery on maternal request，CDMR）的剖宫产占总剖宫产率的 24.6%，个别医院达 55.9%，二级医院无指征剖宫产率显著高于三级医院。

2015 年 12 月 11 日国家卫生和计划生育委员会新闻发布会指出，2014 年我国剖宫产率为 35%（健康报，2015-12-14）。

2016 年，石一复等报道国内 7 所医学院校附属医院 2010—2014 年 168 000 余例分娩者的平均剖宫产率为 58.46%，各医院剖宫产率差异也较大（49.82%～76.66%）。

国内外剖宫产率报道差异均与不同调查方法（抽样、医院、样本大小、统计等）有关。

2. 国外情况　20 世纪 50—60 年代西方国家剖宫产率多稳定在 1.5%～5%，70 年代后呈明显上升趋势，仅瑞典有下降（表 4-1）。

表 4-1　国外 20 世纪 70—90 年代剖宫产率变化

国家	70 年代	80 年代	90 年代
新西兰	2%	4.5%	
美国	6%	1981 年 18%	
		1988 年 24.7%	
意大利三家医院		29.4%，15.7%，16.1%	
西班牙		1984 年 9.92%	
		1988 年 19.99%	
丹麦	4.1%	13%	
瑞典	5%	12.3%	10.84%

20 世纪 80 年代国外剖宫产率为 10%～20%，1988 年美国剖宫产率上升到 24.7%，美国、意大利某些医院超出 20%，发达国家 20 世纪 80 年代后期，剖宫产率已降至合理水平，大部分欧洲国家剖宫产率一直保持在 10%～15%，北欧在 15% 以下，日本为 10% 或略高，但这些国家孕产妇围生儿死亡率均为世界最低，充分显示其围生医学的水平。

美国剖宫产率原先也有逐步上升趋势，但 1990 年以后开始有所下降，10 年来从 24.7% 下降至 22% 左右，1989—1998 年美国剖宫产率均在 20.8%～22.8%。

2010 年 2 月《柳叶刀》发表 WHO 对三大洲（亚洲、拉丁美洲、非洲）调查显示 2007—2008 年 2 年平均剖宫产率为 25.7%，其中亚洲为 27.3%，越南为 35.6%，但非医学指征剖宫产仅占 1%。

☆ ☆ ☆ ☆

二、再次剖宫产率

再次剖宫产术有多种原因，其真正的发生率也难以统计，因各国文献中许多在报道剖宫产的发生率时未完全区分是初次或再次或多次剖宫产。

20 世纪 70 年代，国外提出"一次剖宫产，次次剖宫产"。

一般以往综合报道，再次剖宫产占全部剖宫产术的 7%～23%。我国 1964—1978 年山东泰安地区为 13.33%，其中 1976—1978 年上升为 20.34%。此期我国已提倡"一对夫妇只生一个孩子"政策，也有初次剖宫产后允许有二胎者，再次妊娠后因同时行绝育术，所以再次剖宫产术的比例有所增加；也有一些产科医师受"一次剖宫产，次次剖宫产"的影响和为避免发生子宫破裂，这也是增加再次剖宫产率的原因之一。

1999 年，我国陆李霓报道再次剖宫产率为 11.6%。

2003 年，美国再次剖宫产率高达 89.4%。近 10 年来世界各国对再次剖宫产的问题均引起重视，1996 年以来，美国开始鼓励曾有剖宫产史者再次妊娠时选择阴道分娩（vaginal birth after cesarean，VBAC），1999 年，美国妇产科医师协会（American College of Obstetricians and Gynecologists，ACOG）开始鼓励和倡导有剖宫产史者再次妊娠时选择阴道分娩。

2005 年，加拿大妇产科医师学会（Society of Obstetricians and Gynecologists of Canada，SOGC）发表《剖宫产后再次妊娠阴道分娩指南》（第 2 版），评述剖宫产后阴道试产（trial of labor，TOL），旨在降低再次剖宫产率。

2006 年，美国国立卫生研究院（National Institutes of Health，NIH）和美国妇产科医师协会（ACOG）针对孕妇要求剖宫产提出了定义和处理原则，也是旨在降低剖宫产率，对降低再次剖宫产率有指导和积极意义。

WHO 2010 年对母胎健康的调查：中国剖宫产率为 46.2%，其中 CDMR 为 11.7%；美国 2000—2004 年初产妇 CDMR 占总分娩的 1.6%，1.8%，1.9%，2.2%和 2.6%，2005 年为 8.3%；21 世纪初英国和北欧剖宫产率为 20%～25%，其中 CDMR 为 6%～8%；巴西公立医院剖宫产率为 20%～25%，私立医院为 70%，其中 CDMR 占剖宫产的 80%；澳大利亚 2006 年剖宫产率为 18.5%，其中 CDMR 占 17.3%。

随着研究的深入，越来越多医师认为，在严格条件控制和观察下，可以对有剖宫产史者选择阴道试产，降低再次剖宫产率。美国的 VBAC 率从 1985 年的 6.6%升至 1996 年的 28.3%。

现今，各国均知晓剖宫产术对符合适应证者母婴、家庭、社会有积极意义，但初次或再次剖宫产也有弊端。又因我国原来剖宫产率甚高，日后再次剖宫产概率也增加，所以广大妇产科医师都为减少剖宫产率在积极努力，但任务仍艰巨，任重而道远，需要一段时间逐步改善。

（石一复）

第 5 章

与剖宫产有关的子宫基础研究

第一节　子宫的解剖和显微结构

子宫孕育生命，是对人类生命非常重要的肌性器官，整个孕期，子宫保障了胚胎的营养供给并为其生长发育提供场所，因此承受了很大的压力。

孕育胚胎的 10 个月里，其重量增加超过原本重量 20 倍，在孕晚期，宫颈结构发生变化，宫口开始扩张，同时子宫规律收缩促进胎儿娩出。

子宫下端缩细部与子宫颈相连处为子宫峡部。子宫峡部在非孕期长 0.6～1.0cm，妊娠 12 周后逐渐伸长变宽而宫壁变薄，成为软产道的一部分，足月临产时伸展为子宫下段，可达 7～11cm。峡部为胎儿娩出时产道的薄弱处。子宫破裂多发生于此处，剖宫产常在此处做切口。其原因是：①术后切口愈合好，再次分娩时子宫破裂率明显较子宫体部剖宫产切口破裂低，因该处子宫平滑肌相对较体部为少，且是子宫肌肉收缩的被动段；②术中出血较体部剖宫产为少；③术后子宫切口有腹膜覆盖，术后肠管、大网膜等粘连少；④术后腹膜感染、腹膜炎等发生率低。

子宫下段为子宫峡部的内腔，称为子宫峡管（canal of isthmus of uterus），其上口称峡管外口，为子宫内膜转变为子宫颈内膜的部位，即子宫颈管内口或子宫组织学内口，此处最狭细，平均直径 0.38cm。

子宫肌层主要由平滑肌纤维和结缔组织所构成，肌纤维长 50～90μm，外被均质性薄膜，称肌膜。肌纤维的胞质称肌质，其内纵列的细丝称肌原纤维。电镜观察肌原纤维是由更微细的丝束构成，称肌微丝。肌微丝又分粗细两种：粗微丝几乎全由肌球蛋白（myosin）所组成；细微丝则含有大量肌纤维蛋白（actin）和少量肌钙蛋白（troponin）及原肌球蛋白（tropomyosin），这些蛋白是肌肉收缩的基本物质。

子宫壁的结缔组织是由抗张强度很高的无弹性胶原纤维和酸性黏多糖所组成，其与肌纤维垂直的弹力纤维主要分布在大血管周围。

妊娠期结缔组织基质中的羟脯氨酸明显减少，而己糖胺增多，其可使在非妊娠期时紧密的纤维分成微纤丝，使子宫颈变软且易被扩张。以上变化是受雌激素、黄体酮、松弛素、前列腺素影响所致。

子宫肌纤维排列十分复杂，层次也不十分清楚，是一种螺旋状或立体肌纤维网，根据网孔的疏密、肌纤维的走向、血管的多少，仍可分为 3 层，此分层在妊娠期则更为清楚。

1. 内层　即黏膜下肌层，也称血管下层，其肌纤维走向因年龄、部位、生理情况而异，除成年人和妊娠外，子宫下 1/3 斜行肌较少，下 1/3 环形肌较纵行肌为多。妊娠后内层肌走向紊乱，无规律可循，所以下段剖宫产时肌纤维离断较多。

2. 中层　为肥厚的血管层，是肌层主要部分，肌纤维向不同平面分布，并相互交织成网状，其间有血管通过。剖宫产娩出胎儿后，下段子宫收缩无力，易发生大出血。

3. 外层　又称血管上层，以纵行肌束为主，下段剖宫产易致纵行肌束离断，影响收缩。

显微解剖证实子宫肌层是两个对立的肌肉系统，一是螺旋状排列自子宫角部开始，由外向内，由上向下做左旋和右旋，在子宫中部形成犬牙状交叉，二是子宫下段的肌纤维多呈环形走向，且相互覆盖似房屋顶上的瓦片状。肌组织含量自上而下递减，下段肌组织少，收缩乏力，易致出血，剖宫产时应特别注意。

子宫的血管：子宫血管主要是子宫动、静脉，卵巢动、静脉，这些血管妊娠期变化显著。子宫动脉分布特点与剖宫产手术方式关系密切，横切口较纵切口出血为少。但子宫下段表面也可出现扩大的血管，切开子宫壁时应予注意和及时结扎。

一、妊娠期子宫的变化

妊娠期子宫是变化最大的器官，非妊娠期的子宫大小为 8cm×5cm×3cm，重量 50g，子宫腔容量 5ml，子宫肌壁厚 1cm，但随妊娠进展，到足月妊娠则子宫大小为 35cm×22cm×25cm，重为 1000g，子宫容积 5000ml 或更大，肌壁厚 0.5～1.5cm。

孕期时子宫主要变化是肌细胞伸展和肥大，而新生细胞有限，胞质内充满具有收缩活性的肌动蛋白和肌浆球蛋白，为临产后子宫阵缩提供物质基础。同时子宫肌层纤维组织堆积，弹性组织增多，尤其是子宫的外肌层。网状结构形成，从物质上增强了子宫壁的强度。另外，子宫血管和淋巴管增粗，数目增多，神经纤维肥大。

子宫动脉由非孕时屈曲至孕足月变直，以适应胎盘绒毛间隙血流量增加的需要。孕足月时子宫血流量为 500～700ml/min，较非孕时增加 4～6 倍，其中 50%供应肌层，10%～15%供应子宫蜕膜层，80%～85%供应胎盘所需。当子宫收缩时子宫血流量明显减少。

孕初几周，子宫保持原有梨形，逐渐变成球形，孕 3 个月后子宫长度增加速度比宽度快,形成卵圆形。孕 12 周末时,子宫增大超出骨盆腔,此后子宫与前腹壁紧贴,增大的子宫逐渐使肠管向上方及两侧移位。孕妇仰卧时,子宫压迫脊柱及邻近大血管,尤其是下腔静脉、腹主动脉,可出现仰卧位低血压综合征。

孕后期子宫多数曾轻度右旋,可压迫右侧输尿管。

二、子宫下段的局部解剖

子宫下段由非孕子宫的子宫峡部构成,非孕为 1cm,孕后逐渐拉长达 10cm,于分娩第二期(第二产程)子宫颈完全展平与子宫下段形成一体,此时颈管虽仍有 2cm,但内诊时难以判定两者的界线。第一产程子宫体部壁厚约 1cm,下段壁厚 0.7cm,子宫颈部 0.5cm,至第二产程子宫下段继续扩张变薄,仅达到 0.24cm。

子宫下段肌层与全子宫一样,随孕期增长肌纤维增生、增大,肌纤维宽为非孕的 17～20 倍,长度为 4～10 倍,但子宫下段的肌纤维可少于体部。子宫下段以胶原纤维及弹力纤维为主要成分,也随孕期增长而增加。

子宫下段肌层为内外层较薄,中层较厚;肌纤维走行为外纵、内环、中层为左右交错,随孕期进展下段扩张,左右交错的中层肌纤维被拉开,接近环状。

子宫下段血管分布主要来自子宫动脉的上、下行支,子宫静脉伴行动脉,静脉在宫旁形成静脉丛,触之易出血,剖宫产行子宫下段弧形切口时,如下段扩张不充分时,切口扩大延长可损伤子宫动脉下行支和输尿管(尤其是缝合、修补时)。

子宫下段壁内血管丰富,血流速度加快,每分钟供应血液总量为平时的 10 倍,其优点为下段切口愈合快,但反之,若缝合不良、止血不严或感染也易致愈合不良、出血、血肿、感染等,为日后剖宫产子宫切口愈合不良,憩室形成少数,或日后剖宫产子宫瘢痕妊娠等均留下隐患。

三、子宫峡部变化

从解剖学上讲,子宫以子宫解剖学内口为界,分为子宫体和子宫颈两部分,后者又由子宫峡部和子宫颈管组成。从组织学上讲,子宫由子宫体、子宫峡部和子宫颈管三部分组成。宫颈与宫体交接之间最狭窄部位即子宫峡部。非孕时长约 1cm,孕后变软。孕 10 周子宫峡部明显变软。孕 12 周后子宫峡部逐渐伸展、拉长、变薄,扩展为宫腔一部分,临床可伸展 7～10cm,成为产道一部分,称子宫下段成熟,而此前子宫峡部外口(也即子宫颈内口)仍可保持其张力至临产。临产前的子宫颈管长度 2～3cm,初产较经产稍长,临产后规律的宫缩使子宫下段进一步拉长,并牵拉子宫颈管内口的子宫纤维,由于下段蜕膜发育不良,胎膜与该处蜕膜分离,向子宫颈管腔突出形成前羊膜囊,加上胎先露支撑,使前羊膜囊呈楔状,逐渐颈管消失,此时扩张的峡部和颈管,均成为子宫腔的一部分,子宫下段肌部被牵拉越来越薄,在两者之间的子宫内面形成一环状隆起,称生理性缩复环。当宫口开大,整个子宫颈(成熟的子宫下段和扩张的宫颈管)均成为软产道的一部分。

受精卵着床和发育在子宫解剖学内口和子宫颈外口之间的子宫颈管内者，均属子宫颈妊娠。

子宫峡部妊娠可发生在正常子宫峡部，也可发生子宫下段剖宫产瘢痕处，实际两者均为子宫颈妊娠。子宫下段剖宫产后子宫瘢痕妊娠实际上是宫颈妊娠的一种特殊类型，也是宫外孕或异位妊娠的一种特殊类型。

初次剖宫产时结合妊娠子宫变化对手术时机、腹部切口、子宫下段是否形成、先露位置高低、横切口位置高低等均应有所考虑。再次剖宫产同样也与上述因素有关，其他因素包括妊娠后子宫变化，再加上手术粘连，膀胱腹膜反折粘连，是否容易下推膀胱而显露子宫下段；以及原切口瘢痕愈合良好与否；或子宫右旋子宫切口是否选择合适或恰当；当遇有切口大出血，尤其是胎盘位置低置、前置胎盘，甚至遇有凶险型前置胎盘大出血时，缝合时也易损伤或结扎输尿管等。这些情况均与自然分娩的子宫有异。所以初次和再次剖宫产时均应考虑子宫妊娠的变化，值得强调的是对于再次剖宫产的孕妇更应考虑子宫的变化和粘连等问题。对再次剖宫产在术前、术中、术后相应问题均需要充分考虑和做出评估和准备，以提高手术质量，利于母婴健康。

（石一复）

第二节　子宫生物学

子宫生物学（biology of the uterus）是研究子宫的基础之一，以往也称为子宫细胞生物学（cellular biology of the uterus），在子宫的基础研究中，此领域的发展较快，其是子宫解剖学的基础，与组织学、胚胎学、蛋白质化学、分子生物学、生物化学、物理化学等相关，也是临床医学（指子宫相关多方面研究）的桥梁，人类生殖作用、子宫疾病、分娩起因等的研究也是在其坚实的科学基础上进行的。

妇产科临床医师对子宫的解剖和子宫相关疾病较为熟悉，但对子宫生物学本身及其与临床关系、子宫生物学研究包含的内容了解不多。

实际子宫生物学包括：比较解剖学，人胚胎在子宫中发育，子宫血管解剖学，子宫血管生理学，子宫代谢调节中的遗传学、生物化学，子宫代谢中雌激素、核酸和蛋白质合成，胚胎延迟植入和早期植入的子宫内膜变化，子宫对胚胎植入反应，子宫肌层的生物化学，子宫平滑肌的电生理特征，子宫肌层的收缩机制，卵巢对子宫的调节，分娩的内分泌调节等。

关于异位妊娠（剖宫产子宫瘢痕妊娠也是异位妊娠的一种形式）、胚胎延迟植入、正常和异常妊娠及其分娩、子宫破裂、剖宫产子宫切口及剖宫产子宫瘢痕妊娠等，除目前常见的研究外，从子宫生物学角度的研究尚不多或尚未涉及。所以随着世界各国剖宫产子宫瘢痕妊娠的增多，尤其是我国剖宫产率居世界之首，为阐明其真正发病机制并积极防治,在对剖宫产子宫瘢痕妊娠的相关研究中势必会逐步引入子宫生物学。

子宫生物学的研究首先由子宫的比较解剖学开始,从各种不同动物纲目的子宫,直至哺乳动物中的人类子宫;不同纲目动物的胚胎发育,特别是子宫的发育;子宫血管解剖,特别是妊娠各期子宫血管及其胚胎着床部位,动物在妊娠期子宫间断性收缩;妊娠不同时期血流量的改变,与子宫收缩的频率和强度有关;子宫代谢中雌激素、核酸和蛋白质的合成,妊娠期子宫细胞大量分裂与再生长,妊娠期子宫收缩均与雌激素有关,雌激素也对子宫的调节起作用,但雌激素对子宫细胞代谢的作用也是多种多样和十分复杂的。

胚胎在子宫内延迟植入和早期植入,既有孕卵自身发育、输卵管蠕动功能、子宫收缩等原因,也表现为一种囊胚发育受到子宫控制的现象,剖宫产后子宫瘢痕妊娠即是例证。囊胚延迟植入子宫对于研究子宫和胚囊的相互关系也是一个最好的对象。剖宫产后子宫瘢痕妊娠,既有子宫问题,也有囊胚自身发育问题;子宫瘢痕内妊娠囊胚、胚胎,甚至胎儿死亡,常因为大出血、胚胎自身、血供、营养、周围环境等因素。

自胚囊植入后子宫内膜、子宫肌层、子宫内环境均会发生相应变化。如子宫内膜增殖、分化,子宫内膜变成蜕膜,子宫内膜间质腺体改变,受激素的调节和影响。由于植入机制和调节还有较多不明之处,对剖宫产后子宫瘢痕妊娠的植入机制也知之甚少,还需多方研究和探讨。

子宫肌层的生物化学、子宫平滑肌的电生理、子宫肌层的收缩机制研究与正常和异常妊娠及分娩、子宫破裂、剖宫产后切口肌层及子宫内膜的愈合、剖宫产后子宫瘢痕妊娠均密切相关。它包括子宫平滑肌的钙调节、平滑肌肌动球蛋白的溶解度、横纹肌收缩蛋白质的本质和结构、收缩代谢、ATP 酶活性等;子宫肌层收缩的动作电位与缩宫素的关系,药物对子宫肌层的作用;妊娠对子宫肌层的影响,妊娠末期子宫细胞体积明显增大。

总之,剖宫产后子宫瘢痕妊娠的真正发生机制尚未完全清楚,现有的理论机制均支持子宫内膜缺陷学说,但有关因素研究均从临床相关因素考虑为多,而真正的发生机制,包括孕卵发育、运送、着床、子宫和输卵管的功能等,实际上是人类子宫生物学中值得进一步研讨的内容;人剖宫产后瘢痕妊娠已多见,也在逐步研究,从比较动物学角度考虑,其他动物,尤其是哺乳动物,剖宫产产仔及其再次妊娠,有无瘢痕妊娠等问题也值得研究,其结果可能会对研究人类剖宫产瘢痕妊娠有所帮助和借鉴,值得进一步思考。

(石一复)

第6章

剖宫产术后的子宫病理学研究

　　瘢痕子宫分为多种，最多见的为子宫下段剖宫产引起的瘢痕，还有子宫体部剖宫产、子宫低位横切口剖宫产、倒 T 形切口、下段切口撕裂、2 次及以上剖宫产、子宫肌瘤剔除手术、子宫穿孔、破裂修补等瘢痕类型。再次妊娠受多种因素影响，病理特点也可各不相同。因正常情况获取不到瘢痕子宫的标本或没有对瘢痕子宫的瘢痕部位进行详细观察，缺乏系统的大样本调查资料。

　　瘢痕子宫的重要意义之一在于剖宫产后的再生育问题及生育方式的选择，问题的核心就是瘢痕子宫再次分娩的安全问题，其决定因素是瘢痕的牢固性。判断剖宫产术后瘢痕愈合情况及其对再次妊娠分娩的承受能力就显得尤为重要。笔者从生理和病理方面做一阐述。

　　据世界卫生组织（WHO）孕期和围生保健全球调查（2007—2008 年），中国的剖宫产率为 46.5%，居被调查的 24 个国家之首。近 20 年来剖宫产率呈现持续上升状况，国内文献报道，剖宫产率在 40%～60%，个别医院甚至高达 70% 以上。高剖宫产率引发的瘢痕部位病变率增加。随着我国二孩生育政策的全面放开，子宫瘢痕妊娠等剖宫产相关病变发生率也大大增加。而对相关病变病理改变的研究和认识明显滞后。根据日常工作经验及相关知识查阅，对此做一简单介绍。

第一节　初次和再次剖宫产的子宫瘢痕研究

　　1. 有关剖宫产术后子宫切口愈合过程的研究起始较早，在 1917 年 Williams 首先对 50 例剖宫产术后的子宫瘢痕及其组织进行研究。肉眼观时多不能辨认出前次瘢痕存在或仅有一线状结构，而且镜检时瘢痕处极不明显。他认为子宫切口愈合主要是平滑肌再生。

　　2. 1925 年，Schwartz 通过术后数天子宫切口的组织学研究发现，子宫切口的愈合主要系成纤维细胞的增生，而无平滑肌生长的根据，纤维性的愈合要 2 周才能完成（上述两者有矛盾）。

　　3. 1929 年，Greenhill 发现子宫瘢痕愈合良好者系由平滑肌再生，而愈合不良者主要为瘢痕组织。

4. 1952 年，Siegel 认为子宫切口的原始愈合系由成纤维细胞反应而产生瘢痕，以后肌细胞再侵入，肌肉组织就联合起来。

5. 1953 年，Hess 证实子宫切口的初期修补，主要由成纤维细胞增生，而无平滑肌参与，在旧瘢痕切片中，主要由纤维组织构成。有的则有较多平滑肌纤维存在于结缔组织之中，所以他认为是两种组织参与子宫切口愈合工作。

6. 1975 年苏联卡基洛夫动物实验结果如下。

（1）术后数小时切缘部分黏合一起。

（2）产后 3～5d 子宫收缩如正常产后期，有水肿，伤口边缘出血，以后水肿消失，出血吸收，子宫恢复正常。

（3）切口先粘连，由胶原束碎片、红细胞、白细胞、肥大细胞、巨噬细胞、多胚细胞的纤维蛋白束构成；局部血管扩张，淋巴细胞呈炎性浸润，被破坏的毛细血管内皮细胞增生；3d 后有上皮细胞的肉芽组织、蜕膜细胞变薄，子宫肌细胞再生，修补伤口缺损，形成新的血管、淋巴管。

（4）5d 形成典型肉芽组织。

（5）7d 子宫恢复正常。

（6）20d 瘢痕的肌肉化及子宫嗜银结构完成，但子宫壁的变化永远不能恢复到原来状态。

7. 苏联斯别兰斯卡娅观察术后再孕时间不同的形态学。

（1）剖宫产术后 3～6 个月妊娠妇女在破裂子宫瘢痕处可见肉芽组织出现在还未完全愈合的伤口上，创口有慢性炎症，炎症是愈合的障碍。

（2）足月孕妇再次妊娠重复剖宫产瘢痕完全肌肉化占比 2/7，大部分瘢痕为结缔组织，平滑肌细胞束变形或萎缩，也有肌纤维变性。

（3）剖宫产术后 6～12 个月妊娠妇女，切口有嫩肉芽组织和普通的纤维增生，肌细胞间有纤维组织。

8. 苏联斯列贝赫：子宫瘢痕肌肉化的程度随时间延长不仅不生长，反而退化。

免疫组化：子宫瘢痕黏蛋白肿胀，纤维组织增生，强力纤维破坏，瘢痕组织失去原器官结构。

从以上观察获得产科观点为剖宫产后应在相对较长时间后（2～3 年后）再孕。

人子宫肌层厚度：非孕期 0.8cm。

孕期肌细胞增殖肥大，子宫壁稍厚，大多仍＜1cm。

足月子宫肌层分内外两层，纵向走行的外肌层厚约 1mm，位于浆膜下有 0.25mm 的致密层，内肌层束环形排列，内外肌层中间是 0.5～1mm 厚的过渡带。

子宫壁内肌层在子宫峡部到宫底均是肉质"圆圈"水平堆叠而起，外肌层由许多宫底向峡部的肉质"胶带"竖向排列而成，其与内肌层紧贴。

☆ ☆ ☆ ☆

子宫下段横切开并向两侧撕开时，内肌层纤维被横断概率较小，外肌层束几乎完全被横断，造成愈合的困难与组织抗拉力强度大幅减退。

子宫肌壁除平滑肌细胞、纤维细胞，还有大量胞外基质（ECM），其成分为胶原纤维和弹性纤维、黏性分子等多种分子。

子宫切口愈合包括：①纤维瘢痕修复，瘢痕修复首先是炎症出现，术后 3～5d 形成典型肉芽，28d 成纤维组织增生达顶峰，胶原纤维成为伤口的主要成分。②瘢痕成熟，术后 3～6 个月瘢痕成熟，半年内病理检查发现少数切口瘢痕肌肉化，大部分为纤维结缔组织，平滑肌纤维变性（非剖宫产损伤同样有此现象）。③瘢痕机化，愈合第三阶段时间较长，子宫瘢痕肌肉化达最佳状态常在剖宫产后 2～3 年，部分愈合不良中可有较多平滑肌细胞浸润，并连成片。愈合不良时局部平滑肌少，且排列紊乱，平滑肌与胶原比＜80：20，形态上见子宫峡部处肌层厚度明显薄于较近肌壁。

任何影响子宫肌层完整性的操作均会导致瘢痕的产生，形成子宫的薄弱区域。

子宫愈合是一个复杂的过程，包括炎症反应、血管新生、组织新生、组织重构，最终在一定程度上修复受损部位。

伤口愈合涉及多个步骤，有许多血细胞、实质细胞、可溶性介质、细胞外基质蛋白参与。

习惯上把伤口愈合分为 3 个主要阶段：炎症反应、组织重生、组织重构。

随剖宫产和子宫肌瘤剥除术的普及，子宫伤口的愈合备受关注。

瘢痕子宫再次妊娠发生破裂的风险增加，从而增加再次剖宫产的比率，不幸的是：我们对正常和病理性子宫伤口愈合过程认识并不深入，虽对一般伤口和皮肤伤口愈合过程的每一种细胞作用大致有所了解，但子宫肌层细胞在创口愈合过程的作用及这个过程是否存在干细胞分化尚不清楚。

复发性剖宫产子宫瘢痕妊娠（recurrent cesarean scar pregnancy，RCSP）是 Hasegqwa 等于 2005 年首次提及和报道，指发生 2 次或 2 次以上的剖宫产瘢痕妊娠（CSP）。2014 年国内的研究发现，在农村多见，瘢痕处剩余子宫肌层厚度≤5mm，外生型，第一次 CSP 孕囊停止生长早已有阴道出血或腹痛的患者 CSP 发生率高。剖宫产瘢痕缺损大小和发生 PCSP 的概率成正比，剖宫产次数越多，越易发生 RCSP，肌层未愈合完全是发生瘢痕妊娠的原因。

RCSP 常易发生无法控制的大出血、子宫破裂、宫腔粘连、不孕及孕妇心理压力，故在治疗方式的选择上应仔细考虑，既要重视患者的生育要求，在去除孕囊的同时行瘢痕愈合不良修补术。CSP 也涉及对剖宫产子宫切口瘢痕的治疗问题。若修补治疗不彻底，效果不佳，未完全治愈，仍有局部缺陷，又不采取避孕措施则发生 CSP 和 RCSP 的概率均大。所以在发生剖宫产子宫愈合不良或有憩室者有关治疗方法和效果也是防止 CSP 和 RCSP 发生的重要因素之一。

9．近代研究瘢痕病变处子宫壁胞外基质（ECM）氨基葡萄糖（PGs）、蛋白多糖含量明显高于近部子宫肌层。

瘢痕组织中蛋白中含胶原显著高于难产组及对照组。

硫酸黏多糖瘢痕中明显高于对照组。

胶原交联瘢痕中明显少。

胶原双折射瘢痕中少，多次剖宫产更少。

组织内胶原/肌肉比值瘢痕为高。

子宫下段组织不能恢复到原来形态，甚至断裂，应力、应变力差。

子宫拉伸强度、刚度、韧性均低。

瘢痕子宫峡部肌层显著薄于其旁正常组织。

宫腔镜见瘢痕切口缺陷时，可见深浅不一的局部凹陷，凹陷内有陈旧积血或内膜生长，二次剖宫产手术者，可见原子宫切口处明显变薄，甚至肌层断裂，不相连，呈不完全破裂状。

子宫切口将子宫下段分成上下两半，各自强力收缩，可导致子宫切口瘢痕断裂，子宫下段剖宫产纵向排列的外肌层束完全被横断。

妊娠时峡部包括瘢痕长度不足 1cm，逐渐拉长达 10cm。

术后双层缝合，特别加强外肌层可使拉抗组织抵抗子宫收缩牵拉。

10. 初次和再次剖宫产子宫切口瘢痕的愈合过程基本相似，但取决于：①各次剖宫产的手术质量；②与切口瘢痕愈合的相关因素；③初次和再次剖宫产的相隔时间，一次剖宫产后子宫切口须经 2～3 年的愈合过程，若前次剖宫产子宫切口瘢痕尚未"愈合"，短期内再次剖宫产，切口在原切口处或附近接着切开、缝合，则"愈合"完好或良好的概率会受影响，因局部肌纤维、血管、纤维组织等对本次切口愈合会产生不同的反应和影响；其他影响因素包括两次剖宫产间隔中有无宫腔手术操作史（流产、放取宫内节育器等）和阴道、宫颈、子宫有无严重感染史，尤其是子宫内膜腔和子宫肌层。

2016 年在北京国际会议中心举行"Birth China 2016 华夏国际产科大会"，确认剖宫产术是世界上最常用的产科操作。

剖宫产可改变身体和生理结局，如改变盆底解剖，目前存在不同的剖宫产技术，目的都是减少产妇发病率和死亡率，形成一个较好的子宫瘢痕。Malvasi 教授为大家分享他与国际交叉学科研究组共同进行对剖宫产瘢痕的一项研究。

他们研究子宫下段（LUS）的神经递质在产程中发生变化。难产时子宫下段神经递质的减少放大了 LUS 的炎症过程。产后膀胱子宫区（VUS）的炎症过程，如膀胱瓣血肿形成，会导致神经递质减少。相反的是，剖宫产子宫肌层愈合可减少神经递质的损伤，子宫下段的预后较好，未来，可尝试剖宫产后阴道试产（VBAC）。

综上所述，剖宫产对子宫是一种创伤性的手术，按外科手术后愈合规律，可以愈合、但子宫是女性特有的器官，是月经来潮的基地，是孕育子代的宫殿，也直接和间接地有内分泌功能，与女性全身和生殖内分泌息息相关。女性子宫通过宫颈、阴道与外界相通，通过输卵管与盆腔、腹腔可相通，受外环境、阴道微生态、白带、月经、孕育、性活动、计划生育措施、内分泌功能等多方面的影响，这些对初次或再次剖宫产子宫切口瘢痕愈合均易造成影响，尤其是再次剖宫产者的子宫切口瘢痕愈合及其可能对该类妇女带来生理、心理、临床妇科问题，甚至对家庭、工作、生殖医学等带来问题。

（石一复）

第二节　剖宫产及子宫手术术后病理

近20年来我国剖宫产率呈现持续上升状况，国内文献报道，剖宫产率在40%～60%，个别医院甚至高达70%以上。高剖宫产率引发的瘢痕部位病变率增加。而对相关病变病理改变的研究和认识明显滞后。瘢痕子宫的重要意义之一在于剖宫产后的再生育问题及生育方式的选择，问题的核心就是瘢痕子宫再次分娩的安全问题，其决定因素是瘢痕的牢固性。判断剖宫产术后瘢痕愈合情况及其对再次妊娠分娩的承受能力就显得尤为重要。其次，剖宫产瘢痕部位妊娠合并症及其他病变（包括肿瘤性病变）发生率亦增高，深入探讨该部位病变与剖宫产瘢痕病理之间的关系也十分重要。

瘢痕子宫分为多种，最多见的为子宫下段剖宫产引起的瘢痕，还有子宫体部剖宫产、子宫低位横切口剖宫产、倒 T 形切口、下段切口撕裂、2 次及以上剖宫产、子宫肌瘤剔除手术、子宫穿孔、破裂修补等瘢痕类型。再次妊娠受多种因素影响，病理特点也可各不相同。因正常情况获取不到瘢痕子宫的标本或没有对瘢痕子宫的瘢痕部位进行详细观察，缺乏系统的大样本调查资料。我们对浙江大学医学院附属妇产科病理科 2013 年 8 月至 2016 年 3 月瘢痕子宫前峡部病变手术标本共 118 例进行了统计，其中峡部妊娠 76 例，非特异性病变（包括憩室、窦道、腔隙、瘢痕、炎性结节、肉芽组织等）30 例，子宫内膜异位 4 例，滋养细胞病变 7 例（包括上皮样滋养细胞肿瘤 1 例，绒毛膜癌 1 例，胎盘部位滋养细胞肿瘤 1 例，不典型胎盘部位结节 3 例，胎盘部位结节/斑块 1 例），子宫内膜样癌 1 例。通过查阅临床资料、复习病理切片，根据日常工作经验及相关知识查阅，从子宫瘢痕部位生理和病理方面对此做一阐述。

一、子宫切口术后正常愈合过程

正常子宫剖宫产切口属于一期愈合伤口。组织损伤后，机体的应急反应立即开始，成纤维细胞/干细胞和毛细血管网开始出现增殖，1～2d 后肉芽组织即可从周围向中心生长。创面由成熟的肌纤维组织形成的肉芽组织填补，少数毛细血管演变成小动脉和小静脉，大部分毛细血管管腔闭塞、数目减少或消失；逐渐的纤维母细胞成熟，产生胶原纤维，演变为纤维组织；肉芽组织间质内水分逐渐吸收，炎性细胞分解、消失。至此，肉芽组织成熟，伤口愈合、修复，部分被吸收、消失；部分进一步老化，变性，形成瘢痕组织。

子宫体部平滑肌层厚，逐渐向峡部、宫颈外口方向纤维组织含量增多，平滑肌减少。纤维组织增生、增多，组织硬度增加，延展性会下降。子宫从妊娠时可包容足月胎儿大小到恢复至 7cm×5cm×3cm 左右正常大小，刀口也从可娩出胎儿缩小到仅约 1cm 长度，大多数人完全看不出异样。再次剖宫产可完全感觉不出变化。

二、瘢痕子宫的病理改变

瘢痕本质是一种不具备生理功能、组织结构改变、失去正常组织活力的、异常的、不健全的组织。子宫瘢痕部位病理特点可各有不同，良好的组织愈合应看不出瘢痕或仅有线性而平坦的瘢痕。越接近本位组织，看不出差异，愈合越好。肉眼观瘢痕部位组织平整、色泽正常。但即使肉眼看不出组织形态变化，也绝不意味着组织功能上的完全复原。

镜下形态与取材部位、切面有关。从外壁到内膜可出现结构改变、层次紊乱。分层不清晰，厚薄不均，纤维间质及肌组织混杂、走行扭曲、不协调。血管网增生或消失，分布不均。可伴有各种变性，早期多水肿及透明变性，中、后期各种退行性变都可能出现，包括透明变性、脂肪变性、纤维素样坏死等。如伴有出血、血肿和感染，还会有相应的病理形态改变。瘢痕部位的各种病理特点直接影响到瘢痕部位的功能，可能会出现瘢痕的局部薄弱，容易造成损伤、破裂（图 6-1 至图 6-4，彩图见插页）。再次妊娠可引发不同的安全问题，如异常妊娠、前置胎盘、胎盘异常及胎盘植入，甚至瘢痕破裂、子宫穿孔等严重并发症。

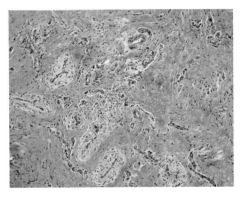 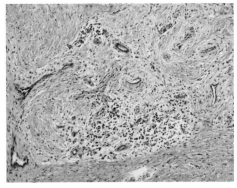

图 6-1　子宫峡部瘢痕部位纤维平滑肌组织结构紊乱，小血管增多

图 6-2　子宫憩室周围纤维间质组织增生，血管周围炎细胞浸润

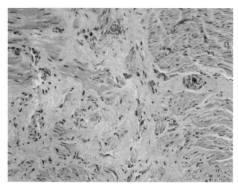
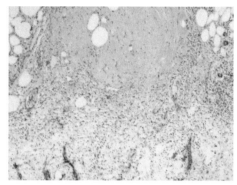

图 6-3　瘢痕部位组织透明变性　　　图 6-4　组织粘连、杂乱，原有结构消失

（一）病理瘢痕

子宫脏器与皮肤不同，瘢痕过大，瘢痕疙瘩均属病理性。瘢痕越大越影响功能，对周围组织亦会产生影响。

瘢痕形成的机制目前尚未完全清楚。组织损伤后，我们用愈合和修复这两个术语来描述这一过程，肉芽组织增生，连接、填补创面是修复的主要过程。肉芽组织实际上是一种炎症组织，从细胞学角度来看，肉芽组织包括：新生的毛血管内皮细胞，由局部原始的干细胞分化来的（肌）成纤维细胞及其合成物，如胶原纤维、黏多糖等。肉芽组织只是一种过渡阶段的组织，从生长到成熟的过程，其细胞、基质及其他成分都在不断的变化。由肉芽组织到瘢痕的区分一般以胶原纤维生成素的沉积及细胞成分的减少为标志。瘢痕组织实际上也是不断变化发展的，一般经历由增生到成熟的较长时间的变化过程。有些肉芽组织可以被周围正常组织完全吸收而不经历瘢痕增生过程，如子宫体、子宫下段切口愈合。瘢痕对损伤前组织来说，总是一个不完善的替换。从机械角度看，抗强性减弱；从营养角度看，形成了局部营养物交流的障碍；从功能角度看，伸展、收缩和牵拉力下降，易引起受损组织的畸形及功能障碍。

瘢痕疙瘩是组织过度增生的结果，具有独特的生长特点，表现为超过伤口边缘、持续性的组织增生，形成肉眼可见的瘢痕，一般不能自行消退。目前多认为瘢痕的形成是由于机体炎症反应，胶原体的合成与降解不平衡、异常黏多糖的出现以及肌纤维细胞的增生所造成。增生性瘢痕中淋巴液减少，局部水肿，可导致瘢痕的肥厚。增生性瘢痕与剖宫产术中切口缝合不当有关，如缝线间的距离太宽或太狭、切口创缘未对齐或炎症感染、局部愈合不良等。

（二）子宫下段憩室

子宫下段憩室又称为"子宫瘢痕缺损""切口窦道""瘢痕凹陷""切口假腔"，亦有统称为"剖宫产瘢痕缺陷"，是剖宫产术后的远期并发症。特指子宫下段剖宫产术后，子宫切口由于各种原因所致愈合缺损。在切口处形成一个与宫腔相通的憩室，由于憩室下端瘢痕的活瓣作用阻碍了经血的引流，积聚于憩室内，导致经期延长等症状。B超及宫腔镜检查见子宫峡部前壁切口瘢痕处凹陷形成憩室结构，可呈类三角形、漏斗形、囊肿型、不规则腔等，与宫腔相通，内可见暗褐色黏液或积血、积液。另外，憩室内子宫内膜异位或宫颈黏膜异位、与在位内膜不同步、功能反应不协调等，也可导致异常子宫出血等。有时还可见到残留缝线，止血用的明胶海绵、特殊止血纱布及组织异物反应，表现为多核巨细胞反应、淋巴组织细胞反应，纤维组织增生包裹，肉芽组织结节等（图6-5，图6-6，彩图见插页）。

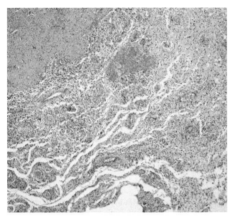 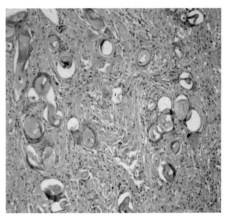

图6-5 子宫前峡部憩室壁腔组织炎性糜烂组织　　图6-6 剖宫产瘢痕部位窦道组织术后异物肉芽肿样反应

（三）瘢痕粘连

包括子宫膀胱反折腹膜粘连、反折腹膜与大网膜粘连、子宫与大网膜或腹壁粘连、子宫与肠管粘连（肠粘连）等。可导致子宫悬吊、经血排出不畅、月经失调、腹痛、痛经等。大体观察组织脏器分界不清，相互包绕，可松散粘连也可致密粘连，常形成瘢痕疙瘩或瘢痕束带。镜下表现为组织结构紊乱及相应的组织特点。

（四）子宫瘢痕部位中间型滋养细胞病变、中间型滋养细胞肿瘤

近年来发现，子宫峡部瘢痕处中间型滋养细胞病变及肿瘤增多，可形成较大的结节和囊肿，随访多年病变持续进展。手术病灶切除或子宫切除，病理诊断中间型滋养细胞疾病或肿瘤。可为前次剖宫产残留滋养细胞病变，亦可为再次峡部或瘢痕处妊娠产生的病变。包括胎盘部位结节和斑块（placental site nodule and plaque，PSN）、不典型胎盘部位结节（atypical placental site nodule，a-PSN）、超常胎盘部位反应（exaggerated placental site，EPS）、胎盘部位滋养细胞肿瘤（placental site trophoblastic tumor，PSTT）及上皮样滋养细胞肿瘤（epithelioid trophoblastic tumor，ETT）等。

1. 胎盘部位结节和斑块　为一种良性病变，是妊娠后绒毛外的滋养细胞（绒

毛膜型中间型滋养细胞）在子宫内残留所致。可位于子宫下段或宫颈，少见的可发生在瘢痕部位或峡部憩室。PSN 多发生在正常妊娠、流产后。与末次妊娠的平均间隔 3～8 年。肉眼不易发现，一些病例仅在显微镜下可见。多为直径 1～4mm，单个或多个、界限清楚的结节或斑块（图 6-7，彩图见插页），黄褐色，少数可达 2cm。镜下见，来源于绒毛膜型的中间型滋养细胞形成圆形或卵圆形结节，界线清楚。细胞单个分布或成簇状、小巢状。细胞核多退化或模糊，胞质透明、嗜双色或空泡状。常伴有大量嗜酸性玻璃样变的基质和纤维蛋白样物质沉积。并可见局灶坏死、囊性变及钙化。

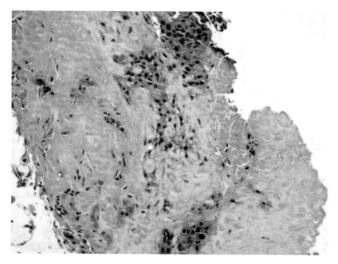

图 6-7　瘢痕部位胎盘部位结节、斑块

2．**不典型胎盘部位结节**　是在 PSN 的基础上病变扩大，伴有绒毛膜型的中间型滋养细胞增生。可能是上皮样滋养细胞肿瘤的早期病变，具有不典型的 ETT 的肿瘤特点。

3．**超常胎盘部位反应**　发生在近期峡部（瘢痕部位）妊娠流产后，由种植部位的中间型滋养细胞过度的生理性反应所引起，是继发于妊娠后的瘢痕部位病变，也可能是一种正常的生理学变异。主要表现为产后反复出血，甚至大出血。镜下兼有胎盘部位及胎盘部位滋养细胞肿瘤的形态特点。

4．**胎盘部位滋养细胞肿瘤**　前次可为前置胎盘，也可是中间型滋养细胞种植于峡部。具前次妊娠间隔时间数月到数年，最长达 18 年。大体多表现为息肉状或向肌层内生长的出血性结节及肿块。镜下典型的生长方式为形态单一的单核滋养细胞成片状、条索状穿插在平滑肌纤维之间，呈分离性的肌束间浸润。肿瘤细胞多边形、圆形或梭形，胞质较丰富，透亮或嗜酸性。可见少数瘤巨细胞。出血坏死较少，伴有纤维素样物质沉积。

5．**上皮样滋养细胞肿瘤**　是由绒毛膜来源的中间型滋养细胞形成的肿瘤，组

织学上兼有滋养细胞肿瘤和癌的特征。多发生于子宫颈或子宫下段，临床特征与
PSTT 相似。镜下肿瘤由相对一致的单核滋养细胞组成，呈巢团状上皮样的排列。
伴有特征性的嗜酸性玻璃样物质沉积和细胞坏死。坏死严重的病例可见坏死物及
玻璃样物质围绕大小不一的瘤细胞岛，形成特征性的地图状坏死。

（五）子宫内膜异位及宫颈黏膜异位

　　子宫峡部瘢痕部位可伴有子宫内膜异位及宫颈黏膜异位，并可形成囊肿，表现
为与宫腔不相通的囊性暗区，囊肿可大可小，多＜3cm，少数可达 10cm。囊内容根
据囊肿的性质可与憩室相似。有子宫内膜异位的多为巧克力样或血性液；有宫颈黏
膜异位的囊内含黏液。镜下囊内壁可有内膜样腺上皮及宫颈黏液腺上皮。也可因囊
肿增大，上皮受挤压变为单层或脱落，亦可看不到上皮，表现为单一的无效腔，内
含清淡的组织液。囊壁周围组织肉芽样及瘢痕组织增生，可伴有炎症细胞反应。

　　子宫内膜异位及宫颈黏膜异位可表现为混合性不规则肿块，常被误诊为肿瘤。
肿块有囊性区也有实性区，囊性区有出血亦含黏液。囊性区周围间质组织增生，
肉芽样及瘢痕样组织增生。镜下呈腺纤维瘤样组织结构。有内膜样腺体及黏液样
腺体，伴有功能性改变，纤维组织或多或少，有肿瘤样生长特点（图 6-8，彩图
见插页）。

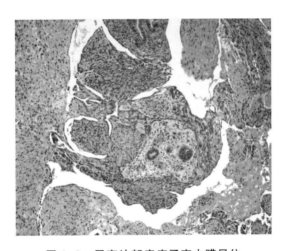

图 6-8　子宫峡部瘢痕子宫内膜异位

三、影响瘢痕愈合的病理因素

　　影响瘢痕愈合的因素：包括手术方式、缝合技术、机体抵抗力、产科因素、
力学因素、代谢因素、创口感染、内膜缝合入切口、切口端积血、组织水肿、异
物反应等。主要受下列因素影响：切口的大小、创缘是否整齐、对合是否良好、
有无错位、缝合密度过紧或过松、有无血肿或无效腔形成、有无伴随感染、切口
处血供情况、局部有无组织坏死、形成假腔等。

解剖及病理上的特点有：体部切口肌层较厚，肌层结构破坏较多，缝合层次多，瘢痕处大量结缔组织增生，血管易发生透明样变。下段横切口比较符合生理情况，该处肌层薄，破坏少，缝合容易，又相对稳定，伤口愈合较好。再次妊娠时引起破裂的机会明显较少。子宫下段倒"T"字形切口、横切口位置的高低也与愈合有关。子宫颈以纤维组织为主，肌细胞含量减少，愈合能力较差，易发生感染、坏死。术后感染、病理产褥及出血常导致伤口延期愈合，是伤口愈合不良的主要原因，容易形成瘢痕薄弱、瘢痕结节，或形成囊性暗区、子宫颈管腔变形等。

四、剖宫产再次妊娠并发症的病理

子宫下段及瘢痕部位结构改变或憩室形成，可能诱发胎盘着床部位异常，异位妊娠率增加；胎盘形成与解剖部位有关，异常胎盘形态发生率增加；峡部瘢痕黏膜功能改变可至胎盘发育、形成不良。早期可至流产率增加，后期前置胎盘、胎盘植入发生率增加。继而可引起不全流产、刮宫不全、产后胎盘残留、大出血等并发症增加。

（一）子宫峡部妊娠

随着剖宫产后再生育（二孩）政策的放开，子宫峡部或瘢痕部妊娠以及峡部憩室妊娠的发生率会有所增加。该部位内膜/黏膜较薄，妊娠后蜕膜发育及转化不良，无法适应胚胎发育需要。胚胎要获得血供，必然向深部扩展，侵蚀血管及肌壁，导致自发性穿破大出血。同时向周围扩展，胎盘面积增大，形成前置胎盘及胎盘发育异常，至中、晚期妊娠并发症增加，甚至可发生子宫破裂，危及母、儿生命。

憩室妊娠的病理机制可能是胚胎通过穿透剖宫产瘢痕处的微小裂隙着床而引起。孕卵在此裂隙或附近着床后发育长大，它不一定侵入子宫下段肌层，但可将裂隙撑大。也可能由于瘢痕部愈合不良的内陷，局部内膜发育不良或缺如，导致胚胎种植部位结构、功能异常，胚胎早期死亡。此部位死胎又易引起稽留流产和不全流产。妊娠中、晚期，峡部或憩室部位承受压力逐渐增大，子宫破裂危险也与日俱增。之前可能风平浪静，瞬间可能危及生命。不少医院都有此类血的实例，应特别告知。引以为戒。以上情况都以瘢痕部愈合不良为基础。

（二）前置胎盘

瘢痕子宫患者前置胎盘的发生率增高近 5 倍。其病理基础是子宫下段及瘢痕部位结构改变，可能诱发胎盘着床部位异常。如孕卵着床在子宫下段，极易可能发展为前置胎盘。前置胎盘分为中央性前置胎盘和低置胎盘两种，前者完全覆盖了宫颈口，后者部分覆盖宫颈口。前置胎盘进一步增加了胎盘植入的危险性。

病理以解剖部位来划分，大体观胎盘与宫颈关系密切，胎盘较薄，或厚薄不匀，胎盘小叶发育不良。因为前置胎盘（尤其在瘢痕处）常伴有胎盘粘连和植入，此时胎盘极易破碎，难以完整分离，子宫下段及宫颈处可见出血性胎盘组织。镜下宫颈黏膜处可见胎盘组织，或纤维间质组织内见绒毛组织，此处蜕膜形成不良，

☆ ☆ ☆ ☆

平滑肌组织稀少、不成束、被分割。极易合并胎盘粘连和植入（图 6-9，彩图见插页）。

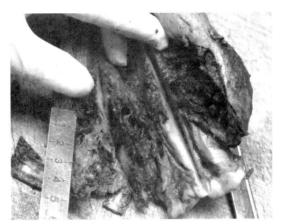

图 6-9　瘢痕子宫，前置胎盘，产后大出血，子宫全切除标本
显示宫颈环周型胎盘植入，前壁植入并穿透

（三）胎盘粘连、胎盘植入及子宫破裂

正常胎盘形成过程中，滋养细胞弥漫性浸润胎盘着床部位，在绒毛顶端形成有极向的滋养细胞柱和连成片的滋养细胞壳，浸润母体蜕膜组织和浅肌层，引导胎盘绒毛发育和胎盘形成。滋养细胞生理情况下就具有某种"恶性"的侵袭特点，如侵袭血管和肌层组织，以获取胚胎所需的营养物质。胎盘绒毛在生存条件得不到满足的情况下，就会向深度和广度进军，以至于穿破肌壁，形成异位妊娠破裂出血或子宫破裂出血。

另一方面，胚胎着床后在孕激素作用下，子宫内膜间质细胞转化成富有糖原的蜕膜细胞，形成间质蜕膜化。在滋养细胞的共同作用下，子宫内膜演变为蜕膜组织。着床部位的底蜕膜形成了胎盘组织的一部分。因此，蜕膜形成是胎盘发育的重要环节。子宫瘢痕部位在子宫内膜蜕膜化转变时，极易发生蜕膜缺乏或缺陷。峡部或宫颈黏膜自身特点也易造成蜕膜化缺陷。受精卵如在此处着床，病理上就会表现为胎盘粘连、胎盘植入以及胎盘穿透。

胎盘粘连指的是胎盘绒毛和肌壁组织直接相贴，缺乏蜕膜层。临床表现为胎盘难以剥离。镜下表现为绒毛组织和肌纤维组织间缺乏蜕膜组织。有时和胎盘推进性植入难以区别，需结合大体观察。

胎盘植入指的是胎盘组织向母体肌壁组织中生长，穿插于肌壁组织间。病因为胚胎周围组织蜕膜化不良或缺陷以及胚胎绒毛在蜕膜化不良的组织中难以得到良好的血液供应，而寻求新的发展发生植入。当胎盘植入全层就成为穿透性胎盘，可引发子宫破裂，危及生命。瘢痕子宫是凶险型前置胎盘和胎盘植入、子宫破裂的常见基础性病变（图 6-10，图 6-11，彩图见插页）。

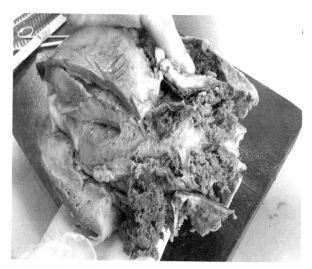

图 6-10 瘢痕子宫妊娠，胎盘广泛植入、穿透子宫下段及宫颈全层

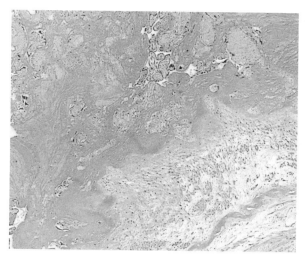

图 6-11 胎盘绒毛组织植入深肌层，接近宫颈前壁全层

（四）异常胎盘

异常胎盘包括胎盘形状和胎盘功能异常，胎盘形状包括大胎盘（胎盘重量＞800g）、小胎盘（胎盘＜400g）和形状各异的胎盘。胎盘功能异常指的是可能影响到胎儿的胎盘方面的异常功能改变。与瘢痕子宫相关的、有临床意义的主要是胎盘面积增大，除前置胎盘、胎盘植入外，还易发生胎盘残留、脐带位置异常、血管异常等。少数情况前置血管也会引起大出血和胎儿失血死亡。警惕性不强时容易疏漏。出现血性羊水、不明原因胎心改变及胎儿死亡时应仔细检查胎盘，发现胎膜血管断裂、有出血和血栓等可以诊断。

（陈晓端）

第 7 章

初次与再次剖宫产并发症

剖宫产手术是处理难产、严重妊娠合并症和并发症的主要手段，在降低孕产妇和围生儿死亡率及患病率中起重要作用。但剖宫产率升高到一定比例后并不能使母儿死亡率及患病率进一步降低，反而会有所升高；因此，世界卫生组织倡导剖宫产率应不超过 15%。

虽然医学科学技术的进步使剖宫产术的安全性得到了很大提高，但剖宫产术远远没有达到"绝对安全"的程度。剖宫产术是非生理性的分娩方式，术中、术后在生理、代谢、胃肠功能及电解质等方面，与阴道分娩相比，有很大的差异；术中、术后的相关并发症严重威胁着孕产妇的生命。因此，合理使用剖宫产术是衡量产科质量的标志之一。近 20 年来，我国剖宫产率呈现持续上升的状况。2010 年世界卫生组织公布的一份调查报告给我们敲响了警钟，中国在 2007—2008 年的剖宫产率高达 46.2%，不少地区超过 60%，为世界上剖宫产率最高的国家之一。近几年我国政府和医疗机构已开始着力于降低剖宫产率的工作，并已取得一定成效。随着"二孩"政策的实施，庞大的再生育人群中剖宫产术后瘢痕子宫再次妊娠后的众多临床问题已摆在产科医师面前，再次剖宫产相关并发症应引起医务人员的足够重视。

第一节 剖宫产与仰卧位低血压综合征

仰卧位低血压综合征（supine hypotensive syndrome，SHS）是指孕妇仰卧后增大的子宫压迫下腔静脉引起回心血量减少，出现胸闷、气促、头晕、恶心、呕吐、面色苍白、出冷汗、心搏加快、呼吸困难及不同程度血压下降等症状的一组综合征。多在妊娠后期发生，在剖宫产手术时发生率明显增高。仰卧位低血压综合征作为剖宫产术中的严重并发症可危及母婴的生命，应引起广大临床医师的重视。

一、剖宫产术中易发生仰卧位低血压综合征的原因

1. 麻醉阻滞后血管扩张 多见于椎管内麻醉后（硬膜外阻滞麻醉、蛛网

膜下腔阻滞麻醉、腰麻-硬膜外联合阻滞麻醉）由于局部麻醉药（局麻药）可阻断交感神经节前纤维，使阻滞平面以内的血管扩张，血容量相对不足，血流缓慢、淤滞，从而使回心血量及心排血量减少，血压下降。

2. **麻醉后腹肌和盆腔肌力减弱**　麻醉后产生的肌松作用使腹部肌肉和盆腔肌肉产生松弛，从而减弱了子宫周围肌肉、韧带对子宫的支撑作用，使下腔静脉受到妊娠子宫自身重力作用的压迫，从而使回心血量减少、心排血量下降，血压下降。

3. **妊娠使硬膜外腔局麻药液极易扩散**　硬膜外腔的压力和容积是影响麻醉性局麻药在硬膜外腔扩散的主要因素，许多因素可以影响硬膜外腔的压力。正常妊娠后孕妇硬膜外静脉丛发生怒张，而使硬膜外腔间隙相对减少，使硬膜外腔的压力随着妊娠月份的增加而增大。另外，妊娠使腹腔内压力增大，也可使硬膜外腔的压力增大。在实施硬膜外腔阻滞时，药液极易扩散而使麻醉范围扩大，阻滞平面以内血管扩张导致血压下降。

4. **麻醉药物剂量因素**　妊娠后期硬膜外腔静脉怒张，腹腔内压增高，使硬膜外腔的压力增高，常规剂量的局麻药易导致高位阻滞，阻滞平面达 T_6 以上心脏交感神经时，使心肌交感张力降低，心肌收缩力下降，心率减慢，更易发生 SHS。

5. **其他因素**　胎儿过大、羊水过多、多胎妊娠等会使腹压上升，麻醉后易导致 SHS。若麻醉前由于产前禁饮食时间过长或者血容量过少，产妇的收缩压过低（≤90mmHg），可使低血压的发生率上升。若收缩压过高（≥140mmHg），会引起心排血量下降，麻醉后也会增加发生低血压的风险。

二、仰卧位低血压综合征对产妇及胎儿的影响

1. **对胎儿（新生儿）的影响**　低血压导致子宫血流减少，使胎盘灌注降低，供氧减少，可引起胎儿宫内缺氧、酸中毒及中枢神经系统的损伤；若不及时处理甚至可导致胎死宫内。如缺氧严重，新生儿可发生缺血缺氧性脑病。仰卧位低血压综合征严重危及胎儿、新生儿的健康。

2. **对产妇的影响**　孕妇麻醉后仰卧位，此时下腔静脉受到巨大子宫的压迫，血液回流受阻，使子宫静脉产生淤血，可导致子宫静脉内压力突然增高，使蜕膜静脉床淤血或破裂从而导致蜕膜层血肿，进一步发展可导致胎盘部分或全部与子宫壁的剥离，发生胎盘早剥。严重的低血压可使产妇发生恶心、呕吐、胸闷、呼吸困难，甚至循环骤停。因此，如何有效预防剖宫产手术产妇麻醉后仰卧位低血压综合征的发生具有重要的临床意义。

值得临床医师注意的是择期剖宫产较急诊剖宫产更易发生仰卧位低血压综合征。择期剖宫产主要是因各种原因需提前终止妊娠，由于择期剖宫产孕妇一般无阵发性子宫收缩，子宫血流量比较充足，相对体积及重量较大的子

☆☆☆☆☆

宫对下肢及盆腔的血液回流影响较大而较易发生仰卧位低血压综合征。而急诊剖宫产的孕妇，多在试产的过程中因突发各种原因不能继续经阴道分娩，孕妇多有规律性子宫收缩，子宫体收缩而沿产轴上举，减轻了子宫对下腔静脉的压迫，血液回流较少受影响；另外进入产程中的产妇由于呼吸加深加快，胸腔内静脉转为负压，利于静脉回流；阵发性子宫收缩可使子宫血流量及容量相对减少，相对增加了循环血量；产程中产妇的交感神经紧张亢进，血管张力增高，有利于静脉回流。故急诊剖宫产的孕妇较少发生仰卧位低血压综合征，即使发生其程度也较轻，尤其是进入活跃晚期后的急诊剖宫孕妇极少发生仰卧位低血压综合征。

三、剖宫产手术仰卧位低血压综合征的防治

1. 麻醉前后扩容　麻醉前后扩容是目前被广泛接受和普遍使用的一种方法。

在进行椎管内麻醉给药前快速输注一定容量的液体可增加麻醉后产妇心血管的稳定性，减少低血压或仰卧位低血压综合征的发生率。有报道认为等渗晶体液预充来预防椎管内麻醉后低血压效果有限，当预负荷输入晶体液超过 20ml/kg 时，不但不会减少低血压的发生率，反而会因快速大量输注后血液稀释性贫血导致氧输送减少，且血浆胶体渗透压降低还可能诱发肺水肿等不良反应。近年来临床上对剖宫产术麻醉前预扩容多趋向于选择胶体溶液。研究表明，预注胶体液可以提高血浆胶体渗透压和心排血量，增强组织灌注与氧合，还可使子宫胎盘血流增加。

麻醉后受阻滞部位血管扩张，血管容量相对增加，血容量相对不足，毛细血管内静水压下降，快速输入的液体可较多地存留在血管内，从而对仰卧位低血压综合征的发生起到减轻和预防作用。临床研究显示，在麻醉后至胎儿娩出前静脉快速输入 500～1000ml 液体能降低仰卧位低血压综合征的发生率。

对麻醉前输注经天然加工或合成技术制成的血浆增量剂-人工胶体液的剂量一直存在争论，大量胶体液扩容可导致血液过度稀释，并可能对产妇凝血功能造成影响。研究发现，10ml/kg 羟乙基淀粉用于预防剖宫产术患者椎管内麻醉后低血压的效果明显优于 5ml/kg。常用的人工胶体溶液有右旋糖酐、明胶制剂和羟乙基淀粉等，但多数研究支持剖宫产术预扩容时选择羟乙基淀粉。羟乙基淀粉在血管内存留时间长，具有快速的初始扩容效果，还可适当降低血液黏稠度和血细胞比容，提高氧输送量。

输液部位应选择上肢静脉，尽量避免选择下肢静脉输液。在椎管内麻醉后阻滞区域内，血管扩张，有效循环血量减少，回心血量减少。而上肢静脉不受压迫，基本不受麻醉阻滞的影响，血液回流不受影响。上肢输液回流通

☆　☆　☆　☆

畅，能及时补充有效循环血量，一旦发生仰卧位低血压综合征，利于加快输液和救治。

2. 减少椎管内局麻药的剂量　由于孕妇妊娠末期硬膜外腔相对狭窄，药液易于扩散，无论采取哪种椎管内麻醉方式都应减少局麻药的用量，连续硬膜外阻滞时先给试验量，然后采取分次给药的方法，同时监测阻滞平面，避免单次给予大剂量局麻药导致的广泛硬膜外阻滞。蛛网膜下腔阻滞用于剖宫产手术起效快，镇痛完善，肌松效果好，但易致仰卧位低血压综合征的发生。

减少硬膜外腔或蛛网膜下腔局麻药剂量能有效降低产妇低血压的发生率。文献报道将 9.5mg 与 6.5mg 布比卡因分别用于剖宫产术腰-硬联合麻醉（CSEA）的脊麻，结果表明，低剂量组（6.5mg）的低血压发生率明显低于高剂量组（9.5mg），虽然低剂量组麻醉持续时间有所缩短，但对于剖宫产手术而言，该麻醉持续时间已经足够，即使由于病情原因手术时间延长，还可以通过联合的硬膜外阻滞来弥补。局麻药对脊神经的阻滞范围与程度可能是腰-硬联合麻醉后导致产妇心血管系统变化的主要原因。

3. 减慢局麻药椎管内注药速度　减慢局麻药椎管内注药速度会影响局麻药在硬膜外腔或蛛网膜下腔的扩散程度，从而影响阻滞范围，减少低血压的发生。有研究采用重比重布比卡因 10mg 以不同速率行蛛网膜下腔注药，结果发现，慢速（120s）注药组的低血压发生率明显低于快速（15s）注药组（68% vs 92%）。目前，临床上通常将剖宫产术蛛网膜下腔注药的时间控制在 15～20s。

4. 麻醉后孕妇体位调整　麻醉成功后将孕妇常规置于 30° 左倾体位，可以减轻子宫对下腔静脉、主动脉的压迫，增加回心血量，降低仰卧位低血压综合征的发生，但这种体位并不能完全消除压迫。Kundra 等主张对处于仰卧位的孕妇通过手法使其子宫最大程度移位以更有效地解除子宫对主动脉、下腔静脉的压迫。具体做法为在产妇右侧腋前线肋缘下用力向左推动子宫右上边界，使子宫从中线向左移位 4～5cm，并保持该位置直至准备切开子宫。研究显示，这种方法可以将脊麻后低血压的发生率从 40% 降至 4.4%，麻黄碱的需要量也大为减少，说明对稳定产妇的血流动力学非常有效。

低头仰卧位可能有利于增加静脉回流，以增加心排血量。研究证实，在血压降低超过基础值的 20% 时采取低头仰卧位有利于低血压的治疗，但应注意头低位时可能增加蛛网膜下腔的局麻药向头端的弥散。吴浩等在剖宫产术脊麻后采用同时头胸部抬高 20°，下肢抬高 30° 的中凹卧位，与传统平卧位相比，麻醉后同时点的阻滞平面无明显差异，且术中血流动力学稳定，低血压的发生率明显下降。

5. 升压药的预防性应用　尽管采用了上述的预防性措施，但还不能完全消除椎管内麻醉后低血压的发生，在剖宫产术中常常还需要使用升压药物。麻黄碱一直是产科麻醉中常用的升压药。然而，近年来不少研究证实，麻黄碱可引起子宫动脉收缩和胎儿代谢兴奋，导致胎儿 pH 和碱剩余下降，并表现出一定的剂量依赖性。Cooper 等比较研究了麻黄碱与去氧肾上腺素预先输注在剖宫产术中的应用，发现麻黄碱组的脐动脉血 pH 低于去氧肾上腺素组，且麻醉和手术的间隔时间与胎儿酸中毒的概率呈正相关，麻黄碱组的胎儿酸中毒发生率高达 50%。但如果在有必要时才使用麻黄碱，发现胎儿酸中毒的发生率仅为 17%。去氧肾上腺素是强效、速效的升压药物，且持续作用时间短，比麻黄碱更适合于静脉滴注。无论是动物实验还是临床研究均表明，静脉滴注去氧肾上腺素能有效维持母体血压稳定，而不会引起胎儿酸血症。所以从预防性用药的角度考虑，去氧肾上腺素比麻黄碱似乎更为合适。

6. 术前预测　术前访视评估：除了关注孕妇的一般情况外，应特别询问孕期体位喜好及平卧时有何不适。对胎儿较大、双胎、肥胖无力型孕妇、子宫肌瘤合并妊娠、前置胎盘、头盆不称及卧位后出现心悸、气促、恶心、呕吐、头晕等极易诱发仰卧位低血压综合征的孕妇，手术前要备好急救物品。

麻醉前评估：在麻醉前分别测量产妇左侧卧位和仰卧位的血压、心率，若连续 2 次测量孕妇的心率与侧卧位基础值相比增加＞10 次/分；连续 2 次测量产妇的收缩压与侧卧位基础值相比降低＞15mmHg，就说明该孕妇有发生下腔静脉压迫的倾向，麻醉后易发生仰卧位低血压综合征，需注意防范。

7. 常规面罩吸氧，快速娩出胎儿　仰卧位低血压综合征发生可致使胎儿宫内缺氧，发生窒息。因此，麻醉后应常规吸氧，提高母体和胎儿的氧分压，一旦发生仰卧位低血压综合征后要尽量缩短胎儿娩出时间，并做好新生儿抢救的准备。

（王正平）

第二节　剖宫产与产后出血

产后出血是导致孕产妇死亡的主要原因之一，其发生率为 4%～6%。剖宫产分娩产后出血的定义为胎儿娩出后 24h 内出血量≥1000ml。

剖宫产作为产科临床的常用手术，在解决难产、胎儿宫内窘迫、妊娠合并严重并发症和合并症等方面具有不可替代的作用。但相对于阴道分娩，剖宫产时出血量增加近 250ml 以上，据报道剖宫产术中术后出血在产后出血中占 70%～80%，尤其是术中出血又是剖宫产术最常见、最严重的并发症之一。

一、剖宫产大出血原因

剖宫产术中大出血多由宫缩乏力、胎盘因素、术中操作致切口裂开及凝血功能异常引起。

初次剖宫产时影响宫缩乏力的因素中产程延长和停滞是首位，余者依次为胎膜早破、宫内感染、巨大儿、多胎妊娠、妊娠期高血压病等。上述因素使子宫肌纤维过度伸展或水肿变性而影响宫缩。

多次孕产史及子宫手术史使子宫肌退行性变、瘢痕形成、结缔组织增多影响宫缩，同时宫内损伤和感染概率增加，再次妊娠时，由于底蜕膜发育不良，致使受精卵着床时绒毛附着异常，前置胎盘、胎盘粘连/植入发生率增加。有资料报道，有剖宫产史的孕妇发生胎盘植入的概率是无剖宫产史的 35 倍。特别是有剖宫产史者，此次妊娠时胎盘附着于原切口处者称凶险型前置胎盘。以上胎盘因素可导致剖宫产术中术后发生大出血。

子宫切口延裂有多种因素：①子宫切口过小过低；②胎头过大、过低、深定；③子宫下段瘢痕愈合不良，组织弹性差；④胎位不正，娩头时未将胎头转至枕前位，以最大径线（枕颏径）通过切口，造成切口撕裂。

凝血功能障碍常由于重度子痫前期、胎盘早剥、羊水栓塞及严重出血性休克引起。

Iqbal 等报道，无论是初产妇还是经产妇，不管有无剖宫产史，严重产后出血发生率的高低顺位为：引产后急诊剖宫产、自然临产后急诊剖宫产、择期剖宫产。择期剖宫产严重产后出血发生率最低。以初产妇为例，引产后急诊剖宫产、自然临产后急诊剖宫产和择期剖宫产严重产后出血发生率分别为 3.20%，2.70% 和 2.00%。对于初次剖宫产史的经产妇来说上述 3 种情况下严重产后出血发生率分别为 3.60%，4.40%，1.90%。对于有剖宫产史的产妇来说上述 3 种情况下严重产后出血发生率分别为 4.30%，4.70% 和 2.30%。

二、剖宫产大出血的预防和处理

1. 预防　积极纠正产后出血的高危因素，如重度子痫前期、肝功能异常和凝血功能障碍等；注意产程观察、及时发现产程异常，适时剖宫产；剖宫产时子宫切口高度和长度要合适，防止子宫切口撕裂和血管回缩。胎儿娩出后子宫肌壁注射 20U 缩宫素、静脉滴注缩宫素 20U；加拿大妇产科医师学会（The Society of Obstetricians and Gynecologists of Canada，SOGC）推荐：对于选择性剖宫产，卡贝缩宫素 100μg 静脉注射代替静脉持续滴注缩宫素，可以减少治疗性宫缩药的应用。

2. 处理　一旦发生产后出血，首先是评估生命体征和明确出血原因。并建立 2 条以上静脉通路，迅速补充血容量；注意维持血氧饱和度；急诊实验室检查（血常规、血生化、凝血功能等）；及时配血和输血；同时根据病因快速止血。

（1）按摩子宫和应用宫缩药：对于子宫收缩乏力引起的出血，首先按摩子宫和应用宫缩药。子宫按摩和缩宫素应用可有效促进子宫收缩，子宫按摩时间以子宫恢复正常收缩并能保持收缩状态为止；剖宫产术中一旦子宫收缩好转，出血少，即可迅速缝合切口，恢复子宫的完整性有助于加强子宫收缩。

缩宫素是治疗产后出血的第一线药物，可子宫壁注射或静脉滴注给药，如缩宫素用量已超过 60U，子宫收缩不明显时，应改用其他宫缩药。可选用前列腺素类药物如米索前列醇片、卡前列素注射液、卡前列甲酯栓。米索前列醇是一种合成的前列腺素 E_1 的类似物，吸收快，30min 达高峰。它不仅能增强子宫平滑肌收缩，还可使子宫肌层缩宫素受体增加，可舌下含服或肛塞，每次 $400\sim600\mu g$。卡前列素氨丁三醇注射液（$PGF_{2\alpha}$-15 甲基衍生物）0.25mg，可直接注射子宫肌壁内或深部肌内注射。用药后几分钟内起效，$15\sim30min$ 达高峰，用药总量不超过 2mg。$PGF_{2\alpha}$-15 甲基衍生物具有强而持久的刺激子宫平滑肌收缩的作用，并可促进内源性催产素和前列腺素的释放，在内源性前列腺素的作用下，血小板大量聚集，形成血凝块，堵塞胎盘剥离面的血管，故可在胎盘部位发挥止血作用，从而达到止血的目的。卡前列甲酯栓也为 $PGF_{2\alpha}$ 衍生物，经阴道或直肠给药，吸收快，代谢快，有较好的促进子宫收缩作用，每次用量 2 枚（1mg）。也可选用卡贝缩宫素 $100\mu g$ 静脉注射，相对于催产素，卡贝缩宫素作用时间长，收缩子宫效果好。

（2）缝合出血部位：子宫局部创面出血或胎盘粘连剥离面出血可用可吸收线 "8" 字缝扎止血，也可局部贯穿缝合止血。

（3）盆腔血管结扎术：如凶险型前置胎盘大出血、子宫广泛出血不适合局部缝扎止血时可行子宫动脉上行支及下行支结扎或子宫动脉结扎止血，必要时可行髂内动脉结扎术。双侧子宫动脉结扎，可控制子宫 90% 的血流来源，减少出血量。髂内动脉结扎术结扎了供应生殖器的一组血管，减少侧支循环的血供，约降低盆压力 85%。该法止血是由于动脉内压降低，血流明显减缓，局部加压后易于使血液凝成血栓而止血，而不是因结扎动脉血供完全中止而止血。髂内动脉结扎后，侧支循环约 1h 开始建立，仍可使卵巢、输卵管及子宫保持正常生理功能。

Abdrabbo 提出五步盆腔血管止血法，逐步选用直至子宫出血停止。方法：①单侧子宫动脉结扎；②双侧子宫动脉结扎；③子宫动脉下行支结扎；④单侧卵巢动脉（骨盆漏斗韧带）结扎；⑤双侧卵巢动脉结扎。但一般不建议结扎卵巢动脉。子宫动脉结扎治疗产后出血的有效率可达 $80\%\sim90\%$。但也有文献报道子宫动脉及髂内动脉结扎控制出血的有效率仅 42%，侧支循环建立后仍有再出血的可能性。

（4）子宫背带式缝合术（B-Lynch 缝合术）：1997 年，B-Lynch 等报道在子宫前后壁缝线加压子宫，可有效治疗产后出血，此法简单安全、止血迅速，无须特殊器械和手术技巧。其止血原理为减少盆腔动脉压，机械性纵向挤压子宫平滑肌使宫壁的弓状血管有效地被挤压，血流明显减少减缓，局部加压后易于使血流凝成血块而止血。同时因血流减少，子宫缺血刺激子宫收缩而进一步压迫血窦，使血窦关闭而持续止血。子宫背带式缝合术是治疗剖宫产产后出血，特别是严重宫缩乏力性出血行之有效的外科止血方法。

关于 B-Lynch 缝合术，在临床实践中的体会是：①此术式适用于子宫收缩乏力性出血，在按摩子宫、药物治疗等无效后尽早应用。应用越早，止血效果越好。②应先用两手加压估计 B-Lynch 缝合潜在的成功概率：一手置于子宫后方，手指达宫颈水平；另一手在膀胱后方，双手向下按压子宫。若加压后阴道及切口出血量减少，表明缝合止血成功概率很大，即可试行缝合术。在缝合过程中助手要始终双手压迫子宫，直至术者缝合完毕。③B-Lynch 缝合术可与子宫动脉上行支结扎联合进行。

（5）宫腔填塞术：包括碘仿纱条填塞和球囊填塞。

宫腔碘仿纱条填塞：是控制剖宫产术中宫缩乏力、前置胎盘等严重出血的应急措施，是一种操作简单，安全有效的止血方法。

子宫球囊填塞：将 Bakri 球囊导管放入子宫，以无菌水充盈，球囊随即可顺应宫腔形状膨胀，可以迅速控制产后出血。目前主要用于由于宫缩乏力、胎盘剥离面出血引起的产后出血。文献报道 Bakri 球囊治疗前置胎盘剖宫产术中出血有效性 80%～100%；Bakri 球囊治疗产后出血的有效性与其他保守性治疗方法如动脉栓塞、子宫动脉结扎、子宫背带式缝合无差异。Bakri 子宫填塞球囊导管剖宫产术中经腹放置方法：将 Bakri 子宫填塞球囊导管的球囊端放入宫腔，术者固定球囊，同时使用无齿卵圆钳将另一端（包括注水端和引流端）自子宫颈口送入阴道内，台下专人负责下拉导管，缝合子宫切口后用无菌生理盐水自注水端充盈球囊，充盈无菌生理盐水量 250～500ml，对于宫缩乏力者建议充盈量 400～500ml，使得球囊充盈整个宫腔，对于胎盘剥离面出血者充盈量 250～300ml 即可。注意缝合子宫切口时不要刺破球囊。引流端接附加引流瓶。也可经阴道放置 Bakri 子宫填塞球囊导管。球囊注水后阴道填塞碘仿纱布以协助固定球囊位置增加治疗成功率。球囊可于放置 24～48h 后取出。

（6）胎盘局部切除缝合术：术中发现胎盘植入肌层，范围＜5cm×5cm，可用手术刀沿植入灶贴近子宫肌层切除胎盘组织，创面压迫止血，同时用可吸收线"8"字缝合止血，保留子宫。

（7）子宫切口裂伤缝合：如发生子宫切口撕裂，用鼠齿钳或卵圆钳夹切口，仔细检查撕裂部位，对小血管出血要单独结扎，缝合松紧适宜，切口两角缝合在其外 0.5～1.0cm 处进针以避免局部血管回缩出血形成血肿。缝合时可把子宫托出腹腔，用左手压住子宫下段两侧，暂时阻断两侧子宫血管进行操作，使术野清晰。如切口撕裂处出现血肿，应仔细打开包膜，清除血凝块，缝扎血管，然后再缝合裂伤部位。

（8）血管介入性治疗：血管介入选择性动脉栓塞治疗剖宫产晚期产后出血，是一种安全、有效、快速止血的方法。该技术在血管显影技术的支持下，导管经股动脉穿刺，进入髂内动脉，最后进入子宫内损伤的动脉进行栓塞而达到止血效果。介入治疗应用新鲜明胶海绵颗粒是可吸收的，无毒、无抗原性，栓塞后较好的侧支循环不影响子宫、卵巢的血供，介入治疗后2～3周，栓子即被吸收，栓塞血管再通。动脉造影栓塞可清楚看到出血的部位、范围，止血成功率可达90%以上。其优点是避免麻醉和再次剖宫手术的危险性，保留患者生育和卵巢的功能，对产后月经恢复没有明显影响，适用于血流动力学不稳定、麻醉有一定危险性的病例。

（9）子宫切除术：在剖宫产术中任何原因所致的大量出血，经积极药物和保守性手术处理无效，出血不能控制，生命已受到威胁，为抢救产妇生命必须当机立断施行子宫切除术。

子宫切除术以不能控制的子宫出血、子宫复杂裂伤并感染为主要指征。主要有：①术中子宫收缩乏力，经联用强效宫缩药物、按摩子宫、宫腔填塞术、子宫动脉或髂内动脉结扎术、B-Lynch子宫背带式缝合术等多方努力失败者；②胎盘因素致子宫大面积出血，经上述保守非手术和局部缝合止血等处理无效；③严重复杂的子宫裂伤，裂口不整齐、范围较大；④羊水栓塞病情危重；⑤剖宫产术后宫缩乏力、DIC，经输血、药物治疗及血管介入栓塞术等治疗，病情仍继续恶化者；⑥剖宫产术后子宫切口坏死出血，经大量抗生素、止血药治疗无效，反复大出血者。

准确及时把握手术指征和时机是挽救孕产妇生命和改善预后的关键。但子宫切除手术对女性生育功能的毁损性以及产科的特殊性，使临床医师常常难以抉择。甚至因此延误手术时机。为明确影响急症产科子宫切除术抉择的危险因素，柴芸等把出血量、是否发生DIC等指标一同纳入回归模型，结果表明，出血量和胎盘植入是导致急症产科子宫切除术的独立因素，研究发现，急症子宫切除组中88.5%的病例出血量≥2000ml，其中50%≥3000ml，从而提出当出血量达到或超过2000ml仍未能成功止血或有明显胎盘植入者，应考虑急症子宫切除术，以减少孕产妇死亡风险。

由于子宫切除时仍有活跃性出血，故需以最快的速度"钳夹、切断、下移"直至钳夹至子宫动脉水平以下，然后打结。为避免损伤输尿管，钳夹子宫动脉时应紧贴子宫，连续少量钳夹组织，两侧均钳夹至主韧带和宫骶韧带水平以下。一般提倡次全子宫切除以缩短手术时间，减少出血量。如果出血点位于子宫下段或宫颈处，由于前置胎盘或胎盘异常引起的出血，因存在子宫动脉的宫颈分支，如果仅行次全子宫切除术，出血不能被控制；所以对于前置胎盘引起的产后出血，应该行全子宫切除术。

剖宫产术中大出血，需要多学科多部门共同合作，快速止血，积极补充血容量，纠正休克，维持水、电解质及酸碱平衡，及时处理凝血功能障碍，当非手术治疗方法失败时，要果断手术，及时切除子宫，挽救患者生命。

（王正平）

第三节 剖宫产术中膀胱、输尿管、肠管损伤

女性的泌尿器官和肠管与子宫位置特殊，在解剖上关系密切。由于妊娠期子宫增大、产科严重并发症（胎盘植入、胎盘早剥、前置胎盘等）、子宫炎症感染、宫口开全子宫下段形态改变或以往手术引起的盆、腹腔组织粘连等因素会不同程度影响解剖关系与手术视野，且剖宫产术中大出血、子宫切口裂伤手术中处理不当常会造成膀胱、输尿管和肠管损伤。因此，手术医师应熟悉妊娠期、分娩期解剖结构变化，结合以往病史正确评估术中损伤风险，术中如有损伤应尽早识别与及时处理。

一、剖宫产手术膀胱损伤

膀胱为盆腔内脏器，受到骨盆的保护，通常不易受损伤。根据膀胱破裂口与腹膜的关系可以分为腹膜外膀胱破裂、腹膜内膀胱破裂和混合性破裂。

（一）剖宫产手术膀胱损伤的原因

1. 瘢痕子宫妊娠、膀胱与腹膜粘连时，开腹或切开壁腹膜过程中不慎损伤膀胱顶部。

2. 剖宫产行子宫下段横切口，向下游离膀胱时，尤其再次剖宫产手术，膀胱紧紧粘连于子宫下段，易损伤膀胱底部。

3. 行宫体部纵切口，向下延长切口，有误伤膀胱的可能。

4. 剖宫产术中娩出胎儿时，因胎头过低且子宫下段水肿，可能发生子宫切口向下方撕裂延伸，伤及膀胱，或术中使用产钳助娩，操作不当也可损伤膀胱。

5. 剖宫产术同时进行子宫全切术时，处理主韧带、切下子宫，或缝合阴道残端时，均有可能损伤膀胱。

（二）剖宫产手术避免损伤膀胱的措施

1. 术前导尿，排空膀胱；术中留置导尿管，保持导尿管通畅，使膀胱呈空虚状态。

2. 剖宫产手术打开壁腹膜时尽可能远离盆腔部位，特别是瘢痕子宫再次剖宫产孕妇，要求在暴露的腹膜上端（近脐部位）小心地打开腹膜，进入腹腔，在切开壁腹膜之前，仔细触摸，并确认是透亮区后方可切开。

3. 剖宫产子宫切除术时，小心游离、下推膀胱，尽可能地将膀胱推向

☆ ☆ ☆ ☆

下端。

4．当膀胱剥离至宫颈水平下方时，最好用双手指交叉触摸，证实膀胱下推充分后，方始处理主韧带及切下子宫。

5．如无宫颈病变，应尽量选择宫颈上子宫切除术。

6．子宫破裂时注意检查膀胱，警惕合并膀胱破裂。

（三）膀胱损伤的诊断

误伤的膀胱损伤部位因有尿液流出，或见光滑的膀胱内壁，或见导尿管前端球囊，通常能立即辨认出来。腹膜粘连严重，打开腹腔困难；或行子宫下段剖宫产术向下方游离膀胱困难，术野出血多时，应想到膀胱损伤的可能。破裂口小，辨认困难时，可在术中经导尿管膀胱灌注亚甲蓝，亚甲蓝漏的部位可确认膀胱破裂的部位。

若术中没有及时发现而术后高度怀疑膀胱损伤时，可以通过导尿试验、膀胱造影、膀胱镜检查及影像学检查进行诊断。

（四）膀胱损伤的处理

1．发现膀胱损伤后可立即进行修补，或待新生儿娩出后修补。

2．膀胱全层撕裂，可用 2-0 或 3-0 可吸收线缝两层。也可以第一层用 2-0 可吸收线缝合，第二层用 4 号丝线间断缝合浆肌层。

3．修补术后向膀胱内充水使其膨胀，以检查是否缝合严密。

4．修补膀胱底的裂伤前应看清楚膀胱三角区，如果裂伤距离输尿管开口不足 1cm，则应放入输尿管导管后修补。修补困难时，则可切开膀胱顶部，以便在直视下修补膀胱裂伤。

5．复杂或严重膀胱裂伤修补术后，为了保证膀胱引流通畅，易于膀胱切口愈合，可考虑行耻骨联合上膀胱造口术。

6．膀胱裂伤修补术后，需放置导尿管 7～14d。

若膀胱损伤得到及时诊断和修补，没有严重并发症发生，通常预后良好。复杂的膀胱损伤患者，在拔除导尿管之前建议行膀胱造影了解膀胱愈合的情况。如果仍有造影剂外渗，可继续留置膀胱引流 1 周，直至造影剂不再外渗时拔除导尿管。

二、剖宫产手术输尿管损伤

（一）概述

输尿管位于腹膜后，为一肌肉黏膜所组成的管状结构，上起自肾盂，下终止于膀胱三角。女性输尿管长为 25～28cm，平均为 26cm，右侧比左侧短约 1cm。上端与肾盂相连，从紧贴后腹膜的腰大肌前缘向下进入盆腔，然后沿盆壁越过髂总血管分叉前面继续前伸至盆腔深部，在相当于子宫颈部位的宫颈外 2cm 处穿过子宫动脉下缘在阴道侧穹窿上方向内侧接近膀胱，并在膀胱宫颈韧带前后叶所形成的隧道中经过，然后进入膀胱壁，在膀胱壁内斜行 1.5～2cm，开口于膀胱三角区的外侧角。输尿管的血供广泛而丰富，上段由肾动脉分支供应，中段由腹主、髂总及卵巢动脉供应，下段则由子宫动脉和膀胱上动脉供应。

女性输尿管的行程与生殖器官有着密切的关系，在解剖上紧密相邻。由于生殖器官的疾病，输尿管可受到紧密粘连、移位甚至被侵蚀，因此，妇产科手术，特别是复杂、困难的手术，存在损伤输尿管的可能性是存在的。然而，单纯剖宫产术中发生输尿管损伤极少见，产科多发生在剖宫产术中因大出血等原因行急诊子宫切除的患者。

（二）剖宫产手术中输尿管损伤的原因

剖宫产手术中输尿管损伤一般都发生在盆腔段和壁内段，常见原因如下。

1. 妊娠晚期子宫多向右旋转，而输尿管紧贴子宫下段，进腹后未将旋转子宫扶正，尤其是腹膜外术式，容易使子宫切口向左偏移，有可能在切口出血时误扎左侧输尿管。

2. 输尿管受妊娠增大的子宫推移变位，或前次剖宫产后子宫切口感染，纤维组织形成，牵引输尿管移位，再次剖宫产时易于损伤。

3. 因切口相对过小，或胎儿过大，或子宫下段水肿胎儿娩出时子宫切口两侧撕裂出血，紧急情况下为止血，在未辨清解剖关系就盲目钳夹和过多缝扎组织致输尿管损伤。

4. 盆腔炎症、子宫内膜异位症、盆腔结核或二次开腹时，膀胱与宫颈形成瘢痕性粘连，膀胱反折腹膜上移，或与壁腹膜粘连，在切开腹膜和下推膀胱时可因分离界限错误导致损伤。

5. 手术时因电凝或电切时引起输尿管热损伤等。

（三）剖宫产手术避免损伤输尿管的措施

1. 切开子宫前（尤其是子宫下段横切口）应扶正子宫，子宫切口大小与胎头径线应相适应。凡遇切口撕裂出血，首先用无齿卵圆钳钳夹控制出血，然后仔细检查出血部位，切忌盲目缝扎。

2. 剖宫产术中同时行子宫切除术时，若发现附件与骨盆侧壁或阔韧带粘连，欲结扎、切断骨盆漏斗韧带时，施术医师应清楚地掌握手术野的局部解剖，避免损伤输尿管。

3. 剖宫产手术需同时切除子宫时，在剪开阔韧带后叶后，沿子宫两侧剪至子宫颈内口处。勿在两侧剪得过宽，或向下剪得过低，以防伤及输尿管。

4. 输尿管在子宫骶韧带外侧走行。故处理骶韧带时应注意勿误钳夹。若骶韧带附件粘连较重时，应充分分离粘连，避免伤及输尿管。

5. 处理子宫动脉时，先充分下推膀胱，平子宫颈内口处夹持，切断子宫动脉，通常不至于损伤位于子宫动脉下方的输尿管。

☆☆☆☆

6. 处理主韧带应在子宫动脉与阔韧带间进行。钳夹宫颈主韧带，应用拇指及示指触摸欲钳夹的组织内是否有输尿管后，再行处理。输尿管一般在主韧带外下方，触之呈直径约 0.5cm 的韧性索状物。钳夹主韧带前，充分游离膀胱，将其推至阴道穹窿顶，分步钳夹主韧带，每次钳夹少量主韧带组织，则可使输尿管离开阴道侧角部，不致误伤。

7. 闭合盆腔腹膜时，应从盆腔腹膜切缘边上进针，连续缝合的缝线不可拉得过紧，以防误缝输尿管，或使之纤曲。

8. 凶险型前置胎盘且有明显胎盘植入，估计切除子宫困难，有损伤输尿管可能时，可在术前经膀胱镜输尿管置管，有利于术中输尿管的定位，避免误伤输尿管。

（四）输尿管损伤的种类

1. 在包膜外将整个输尿管结扎，甚至切断。如不及时发现处理，将造成上输尿管积水、肾盂积水，终致肾功能丧失。

2. 缝针贯穿包膜、肌层及输尿管腔缝扎，结果造成输尿管瘘，尿液外渗，或因结扎部成角及狭窄，使上输尿管扩张。

3. 缝针贯穿包膜、肌层，但未伤及输尿管腔，其结果与缝到肌层的深浅有关。缝得较深仍有可能造成输尿管瘘，结扎部成角及狭窄，使上输尿管扩张。

4. 缝针缝住了包膜，可能导致输尿管成角及狭窄，发生上输尿管扩张。

（五）输尿管损伤的诊断

术中：发现术野有较多渗出液或输尿管扩张明显，表明输尿管被切断、撕裂或结扎，有时可发现尿液自损伤处涌出。此时若静脉注射靛胭脂，术野有蓝色液体流出。

术后：术中未发现的损伤一般在术后数天可表现为不同程度的发热，渐进性腰腹胀痛，切口漏尿、阴道漏尿、术后无尿、腹胀、排气延迟等。

术后诊断一般较术中诊断困难，术后应注意观察：①体温异常，在排除其他系统感染后应想到泌尿系统感染的可能性；②注意有无腰痛、腹痛、腹胀和切口附近疼痛，并及时进行检查，以早期发现尿外渗或肾积水；③仔细记录引流液、尿液的颜色和量，如尿量少而引流量多或切口和其他部位渗液多应考虑是否发生尿漏；④注意阴道有无水样液体流出。

术后漏尿发生的时间不定，早的在术后数小时，通常为 4～5d 至 2 周，晚的甚至达术后 2 个月。

常用的辅助检查有如下 5 种。

1. 经膀胱注射亚甲蓝液　膀胱内注入亚甲蓝后阴道内无亚甲蓝流出，表明无膀胱损伤。

2. 静脉注射靛胭脂　若已证实膀胱无损伤，静脉内注射靛胭脂于 10～

20min 后阴道内可见蓝色液体提示输尿管阴道瘘。

3．B 超　几乎所有的输尿管损伤都伴有输尿管狭窄，因此均会伴发上输尿管扩张及肾盂积水。B 超检查若发现一侧肾盂积水或输尿管积水，即提示该侧有输尿管损伤的可能性。

4．膀胱镜检查　对高度怀疑输尿管损伤者应做膀胱镜和输尿管插管检查，如导管上行受阻，提示局部有梗阻，为损伤之部位。此法在术中亦可施行，若有输尿管损伤可立即修补。也可逆行输尿管插管造影以进一步明确诊断。

5．肾盂造影　静脉注射 60% 泛影葡胺观察健侧及损伤侧肾盂及输尿管造影情况及显影时间，可以了解肾静脉受损情况。

（六）输尿管损伤的处理

1．误扎或钳夹时，应尽快剪掉结扎线，松掉钳子。输尿管若仅受轻度损伤，可自然恢复功能，不必进一步处理。若输尿管损伤较重时，应放置输尿管导管，尿道内同时放置引流。对于长时间的钳夹，输尿管壁受损，局部血供不佳，解除钳夹后输尿管壁仍有可能坏死、漏尿，应果断切除该段受损的输尿管，行输尿管端端吻合术或输尿管膀胱再植术。

2．输尿管壁部分切开时，缝合以不发生狭窄为原则。输尿管壁横切口较小时，可直接缝合。输尿管壁横切口较大时，为了防止缝合后管腔狭窄，可在横切口的中央切一纵行切口，长 0.5cm 左右，再行横向缝合。输尿管壁纵切口较小时，可直接缝合。输尿管壁纵切口较大时，应进行横向缝合，以防止缝合后瘢痕挛缩管腔狭窄。输尿管完全切断时，应根据切断部位距膀胱的距离分别行输尿管端端吻合术或输尿管膀胱再植术。

3．输尿管损伤的手术时机选择，对于治疗的效果有着重要的意义。术中及早期发现的输尿管损伤应及时治疗，根据上述损伤方式及程度的不同采取相应的治疗，术后可无并发症发生。对于术后较长时间确诊的输尿管损伤，手术时机的选择目前仍存在争论。对于局部炎症较轻，无明显尿液漏出的患者，可考虑积极手术治疗，腔镜下双 J 管置入术，输尿管端端吻合术或输尿管膀胱再植术。但对于已经形成尿瘘，尿液漏出伴有全身感染症状的患者来说，可考虑延期手术，暂行患侧的肾盂造口术，待 3～6 个月后，受损输尿管局部炎症、水肿明显消退，再考虑手术治疗。

双 J 管在输尿管损伤的治疗过程中起到十分重要的作用，输尿管内留置双 J 管，不仅能够保持输尿管的通畅，避免肾积水、肾绞痛、尿液漏出，同时还能起到支架的作用，减少输尿管狭窄的发生。故任何输尿管损伤都应当考虑采用恰当的方式留置双 J 管。通常双 J 管留置的时间为 1～3 个月。

4．输尿管损伤留置双 J 管后的随诊。输尿管损伤的随诊分为两个阶段。第一阶段为双 J 管留置阶段的随诊。通常双 J 管留置 1～3 个月，在这期间患者可每个月复查泌尿系超声，明确双 J 管位置是否良好，双 J 管是否引流通畅，有无肾积水等情况，并检查损伤局部有无漏尿、尿液囊肿的形成。若双J管引流不畅，位置不佳，在膀胱镜下重新留置双J管。第二阶段为拔除双J管之后的随诊，患者在双J管拔除后3个月、6个月、12个月复查泌尿系超声，静脉肾盂造影，明确有无肾积水、输尿管狭窄及肾功能损害。若存在上述异常，需进一步腔内或开放手术治疗。

三、剖宫产手术肠道损伤

剖宫术中发生胃肠道损伤较少见，多见于既往腹部手术和可能导致粘连形成的盆腔感染史，尤其严重粘连时易于发生肠管损伤，特别是在切开腹膜时易伤及肠管。锐性切开透明的腹膜层可减少肠管损伤的发生。对肠损伤的诊断不需特殊的检查方法，因为肠管损伤通常可以肉眼看到。剖宫产术中小肠比结肠更易于损伤。在剖宫产子宫切除术中，可能损伤乙状结肠。

（一）小肠损伤

在剖宫产术中分离粘连时，可能损伤小肠。术中用剪刀锐性分离粘连，应远离肠管，将有助于避免此并发症的发生。

1. 孤立、小的浆膜缺损可用无损伤的小圆针1号丝线间断缝合。

2. 肠壁浆膜多发性小的损伤也可不进行缝合。除可能形成粘连外，一般不至于引起严重后果。

3. 肠壁全层撕裂或断裂时应立即进行修补。

（1）纵行切口，应横行缝合，以防肠管损伤。

（2）第一层对合黏膜，用3-0或4-0可吸收线连续或间断缝合修补，也可用1号细丝线间断缝合全层，注意勿穿透黏膜。

（3）第二层用1号细丝线间断缝合浆膜层，针距0.5cm，包埋第一次缝线。

4. 多发性肠壁严重损伤或长的纵切损伤时，应考虑行损伤肠段切除术，并行肠吻合术。

（1）在供应切除段肠系膜主要血管两侧用止血钳从适宜部位分离血管、钳夹，在两止血钳间切断血管，两断端分别用4号丝线结扎，近侧端双重结扎或贯穿缝扎1次。V形切除肠系膜，注意切勿损伤保留肠管的血供。

（2）在肠管切除缘两侧各用两把肠钳钳夹肠管，以减少肠内容物对腹腔的污染。肠钳与肠管纵轴呈45°，确保肠系膜对侧壁肠壁血供，并增大吻合口径，在两钳间切断肠管，移除切下的肠管。注意不能钳夹过紧，以刚能阻断肠内容物外流为宜。吸尽断端内容物，并用盐水棉球擦拭干净。

（3）用2-0可吸收线全层连续缝合吻合口后壁，缝合时从系膜对侧开始，针距0.3～0.5cm，边距0.3cm。缝至系膜侧时，缝针由肠腔内向肠壁外穿出，继续缝合前壁，前壁缝合采取全层连续褥式内翻缝合，闭合肠腔后，线结打在浆膜面。注意每针缝合必须拉紧缝线，并将肠壁边缘内翻，使两肠管浆膜面紧贴，利于切口愈合。

（4）肠管吻合口加固缝合，用 1 号细丝线在距原全层缝线边缘 0.2cm 处做一排间断缝合浆膜层。

（5）用拇指、示指检查吻合口大小，吻合口通过一拇指为宜。

（6）缝合肠系膜，不留裂隙，消除内疝。用 1 号细丝线间断或连续缝合肠系膜裂孔。缝合时注意避开血管，以免引起血肿、出血或影响血供。

（7）将吻合完毕的肠管轻轻按顺序放回腹腔，勿肠管扭转。

5．术后处理

（1）肠吻合后，禁食，胃肠减压。

（2）肠蠕动恢复，自肛门排气后，可开始进流质饮食。

（3）给抗生素预防感染。

（4）经静脉给予足够的液体、电解质、维生素、能量等，促进伤口愈合。

（二）大肠损伤

在剖宫产术中及行产科子宫切除术中，发生结肠损伤的机会极少见。此种肠管损伤多发生在肠道未做准备的情况下。因此，可能发生粪便外溢，污染腹腔。一旦发生大肠损伤，应立即请普外科医师会诊，行一期缝合或肠切除吻合术，或结肠外置分期手术。

（王正平）

第四节 剖宫产与羊水栓塞

羊水栓塞（amniotic fluid embolism，AFE）是由于羊水及其有形成分进入母体血液循环而引起的心肺功能障碍、休克、弥散性血管内凝血（DIC）、肾衰竭等一系列严重症状的综合征。羊水栓塞是一种发病率低但病死率极高的产科严重并发症。文献报道发生率为 1：80 000～1：5000,但产妇病死率高达 60%～80%。剖宫产分娩羊水栓塞的发生率为阴道分娩的 5～6 倍。目前，羊水栓塞在我国孕产妇死亡顺位中位列第三，占所有孕产妇死亡的 15%～20%。

一、剖宫产手术羊水栓塞发生率增加的原因

剖宫产手术中常有高危因素存在，如巨大儿、胎头高浮、胎位异常等，在胎儿娩出过程中反复用力挤压宫底，增加了宫腔压力；子宫切口增加了开放的血管和血窦；前置胎盘、胎盘早剥、瘢痕子宫及多胎妊娠等由于存在病理性开放的血窦，增加了羊水进入母血循环的风险，故易诱发羊水栓塞。

二、剖宫产术羊水栓塞的诊断

1．羊水栓塞的诊断主要根据其高危因素、临床特点进行判断　术中羊水栓

☆ ☆ ☆ ☆ ☆

塞的临床表现复杂多样。如在剖宫产术中（特别是在胎儿娩出过程中）出现不同程度的寒战、胸闷、咳嗽、烦躁、呼吸困难、发绀等；或突然抽搐、意识丧失，伴血压及氧饱和度下降；或突然尖叫一声，心搏呼吸骤停；或在剖宫产术后出现寒战、少尿、持续性阴道少量出血，在静脉滴注宫缩药时寒战加剧伴血压下降、凝血功能改变；需首先考虑羊水栓塞，并立即按羊水栓塞的程序进行抢救。

2. 羊水栓塞的补充支持依据

（1）根据后续各种临床表现及全身各脏器功能损害情况，排除一系列可引起上述临床表现的其他疾病可能后可考虑羊水栓塞诊断成立，如肺栓塞、气泡栓塞、麻醉并发症、变态反应、心肌梗死、心律失常、围生期心肌病、主动脉夹层、误吸、输血/输液反应、败血症、产后出血、子宫破裂、胎盘早剥及子痫等。

（2）结合相关检验结果，如迅速发生的凝血功能障碍、严重酸中毒；特别是颈内静脉置管做血涂片检查，如见胎儿角化物及胎粪样组织等羊水成分，可证实羊水栓塞的诊断。

（3）子宫标本病理检查。①子宫标本处理：子宫标本不要冲洗，全层固定，在子宫下段切口周围及子宫颈旁静脉丛取材，连续切片。要取子宫全肌层，特别是子宫肌层外 1/2。②镜下所见：子宫肌壁间、浆膜下血管扩张，管腔内可见角化上皮堆积，弯曲呈细丝状；其中可见不定形物，绝大部分细胞没有细胞核或偶见核影，胞质嗜酸性或嗜碱性，可诊断羊水栓塞。

（4）尸体解剖中可以在肺、心、脑等血管及组织中找到羊水的有形成分。

三、羊水栓塞的抢救原则

成功抢救羊水栓塞的关键是做出早期诊断与快速有效的处理。抢救重点是针对过敏和急性肺动脉高压所致低氧血症及呼吸循环衰竭，预防 DIC 及肾衰竭，快速阻断病情发展。因手术室良好的抢救条件，且胎儿已娩出，并可依据病情快速切除子宫，故抢救成功率高。

1. 抗过敏　当出现胸闷、呼吸困难、口唇发绀、血压下降等表现时，即给大剂量地塞米松（20~40mg）静脉推注，或大剂量甲泼尼龙、氢化可的松静脉滴注以减少渗出，稳定溶酶体，保护细胞。

2. 改善呼吸循环功能　保持呼吸道通畅，高流量面罩加压吸氧，如血氧饱和度＜90%，应立即行气管插管呼吸机辅助呼吸，维持血氧饱和度在正常范围，减轻肺水肿。应用盐酸罂粟碱或氨茶碱解除肺血管痉挛，降低肺动脉高压，并可解除支气管平滑肌痉挛。如心率慢者可选用阿托品解痉。对心搏骤停者立即行胸外按压或除颤复苏治疗。

3．抗休克　羊水栓塞引起的休克比较复杂，与过敏、肺源性、心源性及DIC 等多种因素有关。故处理时必须综合考虑。应有 2 条以上静脉通道快速输液扩容，及早行颈内静脉穿刺保留插管监测中心静脉压，根据其变化指导液体输入；及时输注红细胞悬液和新鲜冷冻血浆；在补液的基础上，应用血管活性药物维持收缩压 90mmHg，尿量 0.5ml/（kg·h）以上，保证器官最低灌注，注意改善心脏功能，纠正酸中毒，从而提高羊水栓塞抢救的成功率。

4．防治弥散性血管内凝血　根据病情输新鲜冷冻血浆、纤维蛋白原、冷沉淀、血小板、凝血酶原复合物等补充消耗性凝血中丢失的大量凝血因子和血小板，输注适量红细胞悬液保证足够的携氧功能。纤溶亢进时，抗纤溶治疗。最近部分文献报道Ⅶa 因子纠正因羊水栓塞导致的 DIC 过程中作用显著。

考虑羊水栓塞发生 DIC 的机制系早期高凝状态启动机体凝血，后期因凝血因子大量消耗导致出血，目前主张发生羊水栓塞时应立即用肝素抗凝。但由于 DIC 机制仍未完全清楚，其高凝期、出血期并非单纯的时程顺序，因此，为避免手术中出血进一步加重，术中一般不用肝素治疗。

5．紧急子宫切除术　若心肺复苏效果差，出血难以控制，应紧急施行子宫切除术。子宫切除缓解了妊娠子宫对下腔静脉的压迫，改善心排血量，提高组织灌注；可避免更多的羊水成分进入母体循环进一步加重机体炎症反应，并去除了子宫出血创面。

6．防治肾衰竭　抗休克时必须注意肾灌注量，注意尿量，血容量未补充前不用或慎用缩血管药，若血容量补足，血压回升后仍少尿，可用呋塞米静脉推注或甘露醇快速静脉滴注。必要时采取血液透析。

7．预防感染　尽量选择肾毒性小的广谱抗生素。

8．动态监测　血气、电解质、血常规、凝血功能等相关指标，了解病情变化，指导抢救用药。

9．患者生命体征基本稳定后，应转入 ICU　维持高级生命支持，进一步改善低血压导致的低灌注、组织缺氧状态，预防进一步的组织器官衰竭。

四、剖宫产手术羊水栓塞的预防

1．严格把握剖宫产指征，减少社会因素剖宫产。

2．剖宫产术切开宫壁时，勿同时切破胎膜，破膜时先切一小口，并拉紧子宫切口，吸引器探头对着破口将羊水基本吸净后再扩大子宫切口；对于羊水粪染的病例，术中用纱布保护好子宫切口。

3．缓慢娩出胎儿，避免子宫切口裂伤撕裂血管。

4．胎头高浮、巨大儿等因素可能导致取胎困难，可以适当延长腹部切口或利用产钳助产，避免反复挤压宫底，增加宫腔压力。

5．胎儿娩出后不要立即取胎盘，应等待胎盘自然剥离。在胎盘剥离过程中吸尽羊膜腔内残余羊水，避免人工剥离胎盘时残余羊水顺势流入胎盘血窦。

6. 胎儿娩出后吸尽羊水，再使用宫缩药。

（王正平）

第五节　剖宫产术后子宫及盆腔感染

剖宫产术是常见的产科手术，已成为抢救产妇和胎儿生命的有效手段。近年来我国剖宫产率居高不下，剖宫产手术后感染占医院感染的比例也越来越高。流行病学调查结果显示，剖宫产术后感染的发生率为8%～20%。

一、剖宫产术易发生感染的原因

1. 生殖道的解剖特点。宫腔通过阴道与外界相通，故剖宫产手术为Ⅱ类手术。临产后宫口开大，特别是当胎膜破裂后，羊膜腔也与外界开放而失之密闭性，剖宫产手术本身即有被污染的可能性。

2. 妊娠期为机体特殊免疫应答时期，孕妇的机体免疫力下降。

3. 手术后生殖道生物物理屏障破坏，生殖道的生态环境发生改变，菌群失调。阴道病原菌明显增多，毒力增强；一些条件致病菌，如加德纳杆菌、大肠埃希菌等会产生显著的协同作用，在缺血组织、屏障遭到破坏的黏膜上及恶露中进行繁殖，同时向子宫肌层、宫旁组织进行扩散。

4. 手术过程中宫腔内可能污染的羊水、血液均可外溢至子宫外、腹腔内及腹壁切口处，已存在感染因素者更易发生术后感染。

5. 子宫下段切口部位距离阴道较近，如子宫切口选择过低，术后更易发生上行性感染。

6. 胎盘剥离面修复时间长，极易成为病原体入侵的创面。

7. 前置胎盘因附着位置过低，且有产前反复阴道出血，易发生感染。

8. 手术切口缝合不规范或切口皮肤组织对合状态欠佳，可造成切口延迟愈合，进而使产褥感染的发生率升高。

9. 存在较多术后盆腔感染的高危因素，包括前置胎盘反复出血、宫口开大后剖宫产或第二产程剖宫产、胎膜早破、全身或生殖道炎症性疾病[孕妇患有全身性感染（如菌血症）、腹腔内炎症（如阑尾炎、胆囊炎）及产妇合并阴道感染性疾病]、妊娠合并症和并发症等（如营养不良、肥胖、重度贫血、低蛋白血症；慢性肾病，尤其肾病综合征；糖尿病；甲状腺功能减退黏液性水肿、自身免疫性疾病如系统性红斑狼疮等）。

二、剖宫产手术后感染的诊断

剖宫产术后感染与胎膜早破、产程停滞过长、产妇伴有基础疾病（如肥胖、营养不良、重度贫血、低蛋白血症、合并糖尿病、甲状腺功能低下等）、手术时间过长和手术医师的操作不当等因素有关。剖宫产术后感染以腹部切口感染和盆腔感染（子宫切口感染、子宫肌炎、子宫内膜炎、盆腔炎等）为主。腹部切口感染在另一章节中叙述。

1. 体温升高　依据我国《医院感染监测指南》及《医疗护理技术操作常规》规定手术 24h 至 10d 内有 2 次体温≥38℃或手术次日至 5d 内每天体温的平均值有 2 次≥38℃为发热。发生子宫或盆腔感染时，发热前常有寒战，体温可呈持续高热不退，也可以呈弛张热型。应注意与上呼吸道感染、泌尿系统感染、乳腺炎等鉴别。

2. 下腹疼痛　常有不同程度的下腹疼痛。妇科检查时子宫复旧不良，宫底或宫旁有压痛，或子宫切口处压痛。伴有盆腔腹膜炎时可表现出腹膜刺激征。

3. 恶露异常或阴道出血　阴道血性恶露增多、污秽有异味或臭味，血性恶露时间延长，或有脓液流出。剖宫产子宫切口感染裂开时可出现大量阴道出血，严重时反复大量出血，甚至休克。

4. 严重感染　可致败血症、中毒性休克。

5. 实验室检查　血白细胞总数升高明显，分类中性粒细胞明显升高；C 反应蛋白(CRP)、降钙素原明显升高。宫颈分泌物、引流物细菌培养常阳性。

6. 影像学检查　①超声检查可见子宫切口感染部位局部隆起明显、不平、周界模糊，可见浆膜层有连续中断水肿，浆膜层和肌层内可见小暗区或回声杂乱。如为子宫切口裂开出血可观察到切口处凹凸不平，浆膜层断续不完整，肌壁连贯不佳或断裂，其后方常出现无回声区。彩色多普勒超声检查提示局灶性彩色血流丰富区、血窦及动静脉瘘等。②CT 或 MRI 检查：CT 或 MRI 能准确测定病变范围，对子宫及盆腔局部脓肿、血肿、积血积液及宫腔内残留等能清楚显示，有助于盆腔感染的诊断。

三、剖宫产手术盆腔感染的防治

1. 剖宫产手术中注意操作轻柔　以减少和避免不必要的子宫肌层和内膜损伤。如怀疑宫内感染，应注意行宫腔、胎盘胎膜、脐带及新生儿耳、咽拭子等部位的分泌物细菌培养和药敏试验，留取胎盘胎膜脐带送病理组织学检查。关闭子宫切口前，可应用稀聚维酮碘溶液擦拭宫腔和切口部位，并行腹腔引流。术后患者可取低半坐位以利于感染灶局限化和引流。

2. 合理使用抗生素　在剖宫产术围术期预防性应用抗生素已经成为共识。

循证医学大量证据表明，术前预防性应用抗生素，可以明显降低剖宫产术后感染发生率。

我国《剖宫产手术围手术期预防用抗菌药物管理实施细则》规定择期剖宫产手术首选第一代头孢菌素作为预防用药。若存在感染高危因素时，如胎膜早破、产前出血（如前置胎盘）等妊娠并发症、临产后的剖宫产手术、产前多次阴道检查以及存在易发生感染的妊娠合并症；术中如手术时间较长及进行宫腔纱条填塞的剖宫产手术；产后出血等，可选择第一代或第二代头孢菌素加用甲硝唑或单用头孢西丁。对β-内酰胺类过敏者，可选用克林霉素预防葡萄球菌感染，选用氨曲南预防革兰阴性杆菌感染。对于术前已经有分泌物或血细菌培养及药物敏感试验结果者，在术前应用足够量的敏感抗生素。

预防性应用抗生素不提倡长时间应用，有研究显示，术中单次用药和术后常规多次用药对预防感染的效果差异无统计学意义，同时抗生素预防性单次使用可以减少药物对机体的不良反应，减少耐药菌株，降低药费，避免药物对胎儿及新生儿的影响。

正常妇女阴道菌群多样，包括常驻菌群如乳酸杆菌、表皮葡萄球菌、粪肠球菌、无乳链球菌、大肠埃希菌等及主要外籍菌群（过路菌）如金黄色葡萄球菌、类大肠埃希菌和液化链球菌，在正常情况下维持阴道局部的生态平衡。当手术改变了生殖道的生态环境时，菌群比例失调，容易出现机会感染。

剖宫产术后感染大多数为阴道内条件病原菌所致的需氧菌和厌氧菌混合感染，常见病原菌有需氧性链球菌、葡萄球菌、大肠埃希菌、厌氧性球菌、厌氧类杆菌属、梭状芽胞杆菌等。已发生剖宫产术后感染的患者，抗生素的合理应用是治疗的关键之一。抗生素应根据病灶处细菌培养及药物敏感性试验进行个体化的合理选择。在能够得到细菌培养结果之前，应联合使用对需氧菌和厌氧菌有效、兼顾革兰阳性球菌及革兰阴性杆菌的抗生素，同时根据临床症状及临床经验来选择。

3. 加强宫缩　术后子宫复旧不良是导致子宫和盆腔感染的重要原因之一，加强子宫收缩可以促进子宫复旧，减少病原体进入子宫创面的机会，从而达到预防感染的目的。如有宫腔感染，应在足量有效抗生素治疗的基础上，加强宫缩以排出宫内感染物，减少感染创面及感染灶，从而控制病灶炎症扩散。

4. 支持治疗　严重感染、发热患者不能正常休息和饮食，无法供应机体所需能量，常导致严重的贫血、低蛋白血症。此外，高热和气管插管的呼吸机启用都容易导致患者的水分丢失，造成水和电解质失衡。应根据患者具体病情，保证病人每日所需热量供给，适当补充能量（如葡萄糖、氨基酸、脂肪乳等）和蛋白供应，注意电解质平衡。保证患者睡眠与休息。

5. 盆腔血肿继发感染　子宫切口止血不完善引起出血或血肿，常见于子宫下段切口的两侧。出血血肿沿阔韧带间疏松结缔组织向盆壁扩散，形成盆腔血肿。此外，若剖宫产术中止血不够完善，术后子痫前期的血压波动也可导致阔韧带内血肿形成。剖宫产术后血肿是细菌良好的培养基，极易引发感染。对于较小的盆腔血肿且无继续出血和感染控制时可取非手术治疗，包括足量有效的抗生素、加强宫缩，以及营养支持治疗；对血肿较大如直径＞10cm，伴活动性出血者，有条件可考虑介入动脉栓塞术。但如非手术治疗无效，或脓肿形成者，应及时开腹清创引流。

6. 胎盘附着部位感染　子宫复旧不良引起胎盘附着部位血窦开放、出血多而继发局部感染。影像学检查特点是子宫切口愈合良好无明显感染，但有宫腔积血及胎盘附着部位炎症感染征象。

治疗原则：在抗生素治疗基础上加强缩宫，以促进胎盘附着部位血窦的有效闭合、宫腔积血及残余蜕膜组织的排出，控制局部感染。

7. 子宫切口感染裂开的处理　若临床诊断子宫下段横切口部分裂开，但患者一般状态良好，阴道出血量不多时，可以先采用广谱抗生素、加强子宫收缩药物及止血药物等非手术方法治疗，严密观测病情变化。如能有效控制感染，切口组织重新愈合，可避免手术治疗。如非手术治疗无明显疗效，或在非手术治疗过程中再次出现阴道较多量出血的患者，需进行开腹手术治疗。

对于确诊为子宫下段横切口全层裂开、阴道出血量较多、已经出现失血性或感染性休克的患者，应在积极采取抗休克措施的同时，应尽早开腹手术。根据子宫切口感染坏死的范围、盆腔腹膜炎症受累程度、是否形成盆腔或腹腔脓肿、腹部切口感染范围和程度、附件是否累及以及子宫内膜炎的严重程度等决定手术方式，可行子宫切口清创后再次缝合或行子宫切除术。

剖宫产术后子宫和盆腔的感染重在预防，因剖宫产手术后感染的发生原因复杂，必须针对导致感染的术前、术中、术后各种相关因素和相关环节进行综合性预防与控制，从而降低剖宫产手术后感染率，保障医疗安全。

（王正平）

第六节　剖宫产术后胎盘残留

一、概述

从理论上讲，剖宫产术系在直视下去除胎盘和胎膜，不应发生剖宫产术后胎盘残留。但实际上，行子宫下段剖宫产时，术中在直视下仅可看到子宫下段及下部宫腔，宫腔上部及宫底部直视困难。如胎盘有粘连或植入，术中处理不当，子宫宫腔上部、宫底部及子宫两侧角部易发生胎盘残留，引起产后出血或晚期产后出血。

二、剖宫产术后胎盘残留的原因

1. 胎盘粘连、胎盘植入

（1）粘连性胎盘：系绒毛直接附着于子宫肌层所致，有完全性与部分性粘连性胎盘两种。粘连性胎盘一般部分能自行剥离，但部分会残留宫腔，常需行人工剥离或钳夹刮宫，若处置不当，易发生胎盘残留。

（2）植入性胎盘：绒毛侵入部分子宫肌层，植入部分不能自行剥离，人工剥离时会损伤子宫肌层。在显微镜下可看到绒毛侵入到子宫肌层。大面积的胎盘植入常需手术切除子宫，局灶性胎盘植入易发生胎盘残留。有资料报道，有剖宫产史的孕妇发生胎盘植入的概率是无剖宫产史的 35 倍。

（3）多次妊娠及手术史（包括人工流产、引产、剖宫产）、既往产褥感染病史、宫腔粘连病史、前置胎盘、高龄等被认为是导致胎盘粘连、植入的高危因素，术中需谨慎处理。

2. 副胎盘　发生机制尚不清楚。认为是子宫内膜发育不良或子宫内膜炎症，囊胚附着处营养条件或血供不好，促使胎盘找一较好的蜕膜部位，以及胎盘迁徙，因而形成副胎盘。在离主胎盘周边一段距离的胎膜内，有 1 个或数个胎盘小叶发育，与主胎盘之间仅有胎儿来源的血管相连，胎盘娩出时，副胎盘易留在原位，主胎盘外观完整，仅可在边缘发现血管断端，如术者未仔细检查，容易造成胎盘残留。

3. 子宫畸形　子宫畸形如纵隔子宫、双角子宫等宫腔形态异常时，容易导致胎盘剥离异常，宫腔探查难度增加，不易发现残留的胎盘。

4. 手术者操作的失误　人工剥离胎盘时操作不当，未找到胎盘与宫壁间正确间隙，手指抓抠胎盘等，使胎盘未完整剥离；娩出胎盘后未仔细检查胎盘，导致胎盘残留。

三、胎盘残留的临床表现

1. 阴道出血　正常情况下，胎盘娩出后子宫体积明显缩小，肌纤维互相交织压迫闭合其间的血管进行止血。子宫正常收缩后胎盘的剥离面缩小至 $6\sim7\text{cm}^2$，减少了出血的静脉窦。胎盘残留时，由于残留组织影响子宫收缩和血窦关闭，引起产后出血。因血窦关闭受影响，在使用宫缩药物使子宫收缩好转后仍有阴道出血，以此可鉴别单纯子宫收缩乏力引起的产后出血。如果残留的胎盘组织<2cm，产妇在子宫按摩、应用宫缩药后阴道出血少，可掩盖胎盘残留的存在，而使残留胎盘组织未能及时清除，临床表现为产褥期恶露淋漓不尽。

若胎盘滞留宫腔内时间过长，则易发生变形坏死，甚至机化形成胎盘息肉。机化的组织块脱落时，可使其底部的血管暴露出来，在产后 10d 左右引起间断性较大量的阴道出血或长期少量出血持续不止。

2. 感染　胎盘残留患者长期阴道出血，多数患者处于贫血状态，抵抗力下降，易继发全身或盆腔感染。阴道细菌上行性感染，可引起子宫切口感染或愈合不良；患者除阴道出血外，多有体温升高、下腹疼痛、白细胞升高等感染表现。

因此，剖宫产术后胎盘残留是引起产后出血、晚期产后出血及其他并发症的重要原因，应尽量避免发生。

四、剖宫产术后胎盘残留的诊断

1. 剖宫产术后胎盘残留可引起剖宫产术后早期大量阴道出血，如应用宫缩药后效果不佳，仍有较多血液流出，需考虑胎盘残留。

产后阴道出血淋漓不尽，间断或持续性较多量阴道出血，合并发热、腹痛、恶露异味等，需考虑胎盘残留合并感染可能。

2. B超检查：胎盘残留的主要声像图特征是宫腔显示有光点密集边缘轮廓较清晰的光团，常可显示残存胎盘的绒毛膜板，大块胎盘或副胎盘残留时可显示典型的胎盘小叶结构，多呈环状，且回声增强。宫腔感染复旧不良则见不到致密的光团，而仅显示宫腔内膜线增粗，不光滑，子宫肌层亦可出现不均质的光点增多，甚至可显示边缘较模糊的大小不等的光团，提示子宫肌炎存在。如果宫腔内膜线轮廓较完整，内膜线间表现为以实质性为主的混合性不规则暗区则提示血块残留可能。如仅为有稀疏光点的大片液性暗区，则考虑宫腔积血。如宫壁不规则，肌层内有不规则混合性暗区，则应考虑绒毛膜癌，应进一步检查。

3. 必要时可行子宫 MRI 检查，了解有无胎盘残留及胎盘植入。

五、剖宫产术后胎盘残留的治疗

1. 完善检查　如患者情况尚稳定，出血不多，无发热、腹痛、恶露异味等感染症状；可完善血常规、肝肾功能等相关检查，并行宫颈分泌物细菌培养及药敏试验。

2. 抗生素选择　因长期阴道出血易继发感染，给予广谱抗菌药物控制与预防感染。在细菌培养及药敏结果未出时给予经验性用药，可应用头孢二代抗生素；根据药敏结果及时更改抗菌药物。

3. 使用缩宫药物　抗感染治疗同时给予缩宫药物促进子宫收缩，减少子宫出血。

4. 支持治疗　因产后出血或晚期产后出血患者常合并有不同程度的贫血、低蛋白状态，抗感染能力弱，故需对患者及其家属进行健康宣教，均衡饮食，多进食高蛋白食物，补充铁剂、复方氨基酸、维生素等营养物质。

5. 清宫术 对影像学确诊的胎盘残留患者，应在患者一般情况尚好、排除感染的情况下行清宫手术。如胎盘残留面积大或胎盘较大面积植入，应备血并做好开腹手术或子宫动脉栓塞术的准备工作，再行清宫；或先行子宫动脉栓塞术后行清宫术。清宫术应在 B 超引导下，由经验丰富的医师施行，术中动作尽量轻柔，避免搔刮子宫切口，以防止子宫穿孔，一旦发现出血过多且无法良好止血，应立即行子宫动脉栓塞术或中转开腹手术。

6. 宫腔镜下电切术 正规清宫术不能完全清除的宫内残留物或胎盘残留时间较长者，可考虑行宫腔镜下电切术。

六、剖宫产术胎盘残留的预防

1. 严格掌握剖宫产指征，杜绝无指征剖宫产。

2. 胎儿娩出后，吸尽羊水，注射促宫缩药，持续子宫按摩，促进子宫收缩，促使胎盘完整娩出，不暴力拉扯胎盘。

3. 胎盘排出后，应仔细检查是否完整，尤其要注意胎盘面血管分布情况，边缘有无血管断裂痕迹，以发现副叶胎盘或胎盘残留。

4. 人工剥离胎盘者，手术医师应仔细探查宫腔，了解宫腔形态，明确有无子宫畸形，避免胎盘组织残留。

5. 如有胎盘小叶或副叶胎盘残留时，较大块的可直接手取，或用卵圆钳钳夹。片状菲薄胎盘组织可用大号钝刮匙刮除或用卵圆钳钳夹。少量组织可用卵圆钳钳夹盐水纱巾擦拭。

6. 若子宫收缩差，胎盘迟迟不剥离或宫腔出血较多时，应按摩子宫，给予宫缩药，待子宫收缩满意后再行胎盘人工剥离术，胎盘人工剥离时一手按压宫体，另一手顺胎盘面向下找到胎盘边缘与胎膜交界处，用四指并拢做锯状向上剥离，固定子宫体部与宫腔内操作的手配合动作，待整个胎盘剥离后取出。剥离时应摸清胎盘与子宫的接触面轻轻操作，切勿用暴力，若胎盘与子宫壁之间界限不清，找不到疏松剥离面，应警惕胎盘植入，需谨慎操作，勿强行抓挖。如出血汹涌，可先用压脉带阻断子宫血流后尽可能去除胎盘组织。部分植入者可行楔形切除后重新缝合肌层；对于大面积胎盘植入或穿透性胎盘植入，术中大出血难以控制者，应果断行子宫切除。

（王正平）

第七节　剖宫产腹壁切口愈合不良

一、剖宫产手术腹壁切口的选择

剖宫产腹壁切口可选择下腹中线纵切口及下腹部横切口。

1. 下腹中线纵切口　一般下腹纵切口肌肉损伤小，术后腹壁粘连较横切口少，操作简单迅速，暴露好，适用于所有剖宫产。

2. 下腹横切口　横切口美观、愈合快，对腹壁脂肪肥厚的孕妇更为适用。

对于横切口有多种选择，如耻骨联合上 2～3cm，下腹皮下脂肪横行自然皱褶处（Pfannenstiel 切口）；也可用双侧髂前上棘连线下 2～3cm 的横切口（Joel-Cohen 切口）；或者用耻骨联合上 1～2cm 横切口（周基杰术式切口）。

Pfannenstiel 切口选择自然皱褶处，较美观，但盆腔手术野暴露受限，有时需要剪开腹直肌与筋膜黏着部、锥状肌的肌腱等，腹直肌下剥离面大、易渗血。Joel-Cohen 切口损伤相对较小，操作简单省时，利于切口愈合；但位置太高，不太美观。相反，周基杰术式切口恰在阴毛线水平或稍下方，术后阴毛遮盖后不易发现，但位置太低，手术困难，且个别产妇因为此处毛孔多，瘢痕有时反而较明显。

3. 再次剖宫产时一般选择原切口，并尽量切除原瘢痕组织　但当患者合并凶险型前置胎盘或合并巨大卵巢囊肿或子宫肌瘤等妇科合并症需要腹腔探查时需避免原横切口进腹，应在患者知情同意的情况下选择下腹纵切口。

二、剖宫产手术切口及愈合类型

1. 剖宫产手术切口　为二类切口，指切口处有一定细菌侵入，手术时尚无感染，但术后处理不当可致切口感染，二类切口的感染率为3%～5%。

2. 切口愈合　分两种类型。

（1）Ⅰ期愈合：整齐的切口缝合后两侧创缘对合佳，无组织缺损，切口内腔隙很小，愈合是通过创面两侧上皮细胞、纤维细胞和毛细血管内皮细胞的增生，约 1 周愈合，仅有少量瘢痕，功能良好。

（2）Ⅱ期愈合：切口两侧创缘相距较远，组织缺损或有异物、血块及感染等因素影响愈合，通过大量肉芽组织增生充填切口内腔，大片上皮才能覆盖创面，治愈后将残留较大瘢痕，影响外观及功能。

三、剖宫产腹壁切口愈合影响因素

1. 全身因素　自体愈合能力对切口愈合起重要作用。

合并贫血、妊娠高血压疾病、妊娠期糖尿病、产后出血、肥胖、慢性甾体激素治疗、嗜烟、酗酒、营养不良等均可影响切口愈合。各种维生素对切口的愈合有重要作用，维生素 C 缺乏切口易出血，抑制毛细血管新生，影响胶原蛋白合成，延缓纤维组织增生。复合维生素 B 缺乏能影响细胞酶的作用，维生素 A 缺乏影响切口表面上皮再生。

2．局部因素

（1）剖宫产术前存在胎膜早破时间长、阴道检查频繁、阴道试产后转剖宫产等易感染因素，术中切口保护不到位，胎儿娩出时病原体污染切口。

（2）多次剖宫产手术，腹壁切口周围组织瘢痕增生，血供差，影响腹壁切口愈合。

（3）术后患者咳嗽、腹胀或不恰当的活动使切口局部张力增加，影响局部血液供应，甚至可引起切口内再出血、缝线断裂、切口裂开等意外，均影响切口愈合。

3．手术操作技术

（1）多次伤口切割：切开腹壁时反复多次进行切割，致使切开的伤口呈不规则的锯齿状，缝合时不易对齐，创面相距较远，妨碍自两侧创面新生的纤维细胞和血管内皮细胞的相互连接。

（2）操作粗暴：导致组织挫伤严重，止血不彻底，或大面积电凝止血使组织大片灼伤。

（3）手术操作生疏或再次手术时腹壁瘢痕粘连严重：手术时间延长致使术野暴露时间过长，细菌易在伤口定植，导致伤口感染。

（4）缝合技术因素：手术时进行的缝合目的是使被切开的组织达到解剖复位，同时达到止血的功效。如果缝合过密，虽然止血效果好，却影响了组织局部的血液循环，血供减少，影响切口局部营养物质的供应、坏死组织的排除，对切口愈合不利。另一方面，缝合过松又可使创面腔隙增大，同时不利止血，易致血肿形成，血肿不仅加重创缘间的分离，而且，由于血肿压迫血管，加重血液循环障碍，继发感染，使切口愈合不良。缝合的线结过多及线结残端过长使创面异物增多，影响愈合。

四、预防腹壁切口愈合不良的措施

1．围术期积极纠正贫血、低蛋白血症等不良状态，控制血糖，补充维生素 C 等多种维生素，水肿明显者补充白蛋白，应用利尿药。尽量避免使用甾体激素药物。

2．术前不备皮或手术即将开始前备皮。术前用剃刀备皮对患者无益。剃刀备皮产生的皮肤划痕为细菌集聚提供了便利。临床研究数据显示，采用术前剃刀备皮的切口感染率为 5.6%，而不备皮的切口感染率是 0.6%。用脱毛剂备皮与不备皮的切口感染率相近，但有局部过敏的不良反应。如果采用术前剃刀备皮，那么时间越晚越好。研究显示，在手术即将开始前备皮，切口感染率为 3.1%；在术前 24h 内备皮，切口感染率为 7.1%。

3．术前严格掌握阴道检查指征，避免不必要的阴道检查，必须检查时注意无菌操作。

4．术前手术野消毒规范、范围足够。

5．有感染高危因素者如术前胎膜早破时间长、阴道试产时间长、宫口开大者术中胎儿娩出后更换术者手套，手术中用纱布保护切口，尽量减少羊水及血液与切口的接触。术中用生理盐水或稀释聚维酮碘冲洗子宫及腹壁切口。

6．切皮时一刀到筋膜，避免反复多次切割。在保证手术质量的前提下，尽量缩短手术时间，动作轻巧、准确。

7．正确使用电刀，特别对于肥胖患者手术使用电刀时，勿以高强度电流切割组织，应将电刀强度调到恰好能切割组织为佳。同时应尽量缩短电刀与脂肪组织接触的时间，并避免反复切割组织。另外电凝止血灼点尽可能准确而小，不应在钳夹组织较多的血管钳上长时间电凝，造成大块组织灼伤坏死。

8．缝合筋膜时选用可吸收缝线全层连续缝合，可减少异物和刺激。缝合脂肪层时尽量一层缝合，带到少许筋膜组织，不留无效腔。对于脂肪过厚的可以分层缝合脂肪层。缝合过程中不断擦拭切口内的血水，减少异物。

9．围术期应用广谱抗生素预防感染。

10．术后用腹带加压包扎腹壁切口，固定切口，减少腹壁切口张力。

11．嘱产妇手术后适当活动，促进肠蠕动，避免腹胀。积极防治咳嗽、感染等不利于切口愈合的因素。

12．术后用红外线照射切口，保持切口干燥有利于预防切口脂肪液化的形成。

13．再次剖宫产选择原腹壁切口进入时，如原切口较长，本次妊娠胎儿较小，又无瘢痕疙瘩存在时，可将原切口保留一部分。如原切口为瘢痕疙瘩且较长，应将瘢痕疙瘩切除。切除瘢痕时应在原切口或瘢痕疙瘩两侧切开皮肤，切口稍向内倾斜，两端逐渐向中线靠拢，呈纺锤状，便于缝合切口两端皮肤，以组织钳牵拉上端瘢痕皮肤，用刀逐渐向下切开瘢痕两侧脂肪，直至切除整个瘢痕。进腹过程中如发现原丝线结，应剪除。

五、腹壁切口愈合不良的类型及处理

1．腹壁切口愈合不良类型　腹壁切口愈合不良可表现为腹壁切口血肿、切口脂肪液化、积液；腹壁切口感染；腹壁窦道形成；腹壁切口裂开；切口疝及切口炎性假瘤形成等，其中最常见的是切口脂肪液化及感染。

2．腹壁切口愈合不良的处理

（1）腹壁切口脂肪液化：腹壁切口出现脂肪液化时，伤口有油脂性液体渗出，但一般无红肿、无疼痛、无体温升高，血白细胞、C 反应蛋白正常。

①确定脂肪液化无感染者，小型脂肪液化经每日换药，沿切口纵轴尽量挤压切口，使残余腔内的液体流出体外，若渗液逐渐减少，有可能自行吸收

而愈合。

②若渗液较多或每日换药后减少不明显，可用探针探查脂肪液化腔的深度和广度。逐步拆除皮肤及皮下组织缝合线，敞开创面。用生理盐水反复彻底冲洗切口，清除切口周围失活组织，然后每日用 50%葡萄糖注射液及生理盐水换药清洗创面，观察 3～5d 后，如无渗液，可用蝶形胶布拉合切口；如果脂肪液化范围较大（＞3cm）时，蝶形胶布效果不确定，可在肉芽组织新鲜后麻醉下行二次缝合术，以缩短愈合时间。

③可用西咪替丁治疗剖宫产术后切口液化：不用拆除缝线，将空腔内液体挤净后用注射器抽取生理盐水冲洗空腔，抽取西咪替丁（可抑制皮脂分泌）5ml 向切口及皮下组织两侧浸润注射，剩余部分液体留置在空腔内，蝶形胶布固定即可。或者将大剂量糜蛋白粉末（有消炎生肌作用，还有较大的黏合力，可明显缩短创面愈合时间）均匀撒在腔内，再以蝶形胶布固定。

（2）腹壁切口感染：切口感染时局部表现为红、肿、热、痛，切口部位扪及硬块、触痛，化脓后有波动感或跳痛，患者有发热，血白细胞、C 反应蛋白升高。切口包块有波动感或怀疑有深部脓肿时可行 B 超检查有无液性暗区存在，再穿刺抽吸出脓液或积液确诊。

①一经发现感染，应立即拆除缝线，清创换药，取分泌物送细菌培养加药敏试验，并根据经验静脉给予广谱抗生素，待药敏报告后及时更改抗菌药物。尽量避免局部使用抗生素，比如用抗生素对切口进行湿敷，因易诱导耐药细菌产生。

②明确切口感染，需将整个脓腔打开暴露，切口部分裂开应扩创使引流通畅，对创面进行彻底清创换药，待切口彻底清洁无明显感染时再行二次缝合。创面清创药物可选择过氧化氢溶液、聚维酮碘、生理盐水、高渗盐水、高渗葡萄糖、呋喃西林等。有文献比较呋喃西林、聚维酮碘、过氧化氢换药处理切口感染的优劣，三者中过氧化氢组效果最佳，感染控制最快，创面清洁最早，距离二次缝合时间最短。

③二次清创缝合须在手术室无菌麻醉下进行，手术前常规消毒周围皮肤，彻底清洁创面，扩大切除周围边缘不新鲜组织，按解剖结构逐层缝合，必要时可用减张缝合。

④支持治疗：切口愈合不良患者常合并有不同程度的贫血、低蛋白血症等，机体愈合能力及抗感染能力弱，故需对患者及家属进行健康宣教，均衡饮食，多进食高蛋白食物，给予适当的支持治疗，补充铁剂、复方氨基酸、维生素等营养物质。

⑤对于脂肪特别厚的产妇，术后可以用正规胰岛素（RI）4U + KCl 10ml + 5%葡萄糖溶液 500ml 静脉滴注预防脂肪液化。

（王正平）

☆ ☆ ☆ ☆

第八节 剖宫产子宫切口愈合不良

一、概述

剖宫产术后由于子宫切口缺血或感染导致组织坏死、缝线脱落、切口裂开称为子宫切口愈合不良。有关文献报道切口愈合不良的发生率为 2.50%～3.60%。

子宫切口愈合不良,是晚期产后出血的常见原因,严重者因突发大量阴道出血致失血性休克需行子宫切除术。

远期可发展为子宫切口憩室,是剖宫产术后远期子宫出血的最常见原因。部分子宫切口憩室患者出现月经期延长、经后出血淋漓不尽、痛经、盆腔疼痛及不孕,严重影响生活质量。

剖宫产术后切口愈合不良可形成微小或宽大的裂隙,再次妊娠后受精卵通过裂隙时在此处着床形成子宫切口妊娠。

再次妊娠时,由于底蜕膜发育不良,绒毛容易向肌层浸润,发生胎盘植入,继发子宫穿透性大出血危及患者生命。

子宫切口愈合不良再生育时发生子宫破裂风险增加,为避免子宫破裂大出血等严重并发症,往往需提前终止妊娠,增加医源性早产率。

二、子宫切口愈合不良临床表现

1. 子宫切口愈合不良主要表现为持续或间断阴道出血,量少,有时是突发性阴道大量出血,可致失血性休克,以产后1～2周发病最为常见,亦有迟至产后6～8周发病者甚至迁延至产后数月。

2. 子宫切口愈合不良患者可伴有不同程度的发热、腹痛及子宫压痛等感染症状。

3. 超声检查是诊断子宫切口愈合不良的重要依据。

B超可提示:子宫切口处局部向外隆起,浆膜面连续但因有水肿而显示增厚毛糙,肌层内可有大小不等的液性暗区,内缘可呈现虫咬状不规则缺损。严重者因炎症坏死,子宫血管裸露而出现肌层及黏膜层空洞样暗区,甚至切口未愈合、切口断裂。

根据愈合不良切口局部回声的边缘及内部结构分为以下2种类型。

1型(实性非均质型):子宫切口局部隆起,肌层内有一周边毛糙、不规则、回声强弱不等的实性不均值区,边界清晰,相应部位的子宫前缘不规则增厚毛糙,但连续性较好,提示子宫切口处炎性反应。

2型(低或无回声为主的混合型):子宫切口部位的高回声边缘不规则增

☆ ☆ ☆ ☆

厚，连续性中断，局部可见不规则低或无回声团状回声，明显向前或向膀胱方向突起，边界毛糙，提示子宫切口感染、坏死伴积液。

三、子宫切口愈合不良的原因

1. 子宫切口愈合过程　多年来，对于子宫切口的愈合过程，多个学者提出不同的见解。

Williams（1917 年）根据对子宫切口的观察（在进行再次剖宫产手术时观察子宫，常常看不出剖宫产切口的痕迹，或仅有一线形浅沟，当将切下的子宫标本固定后，镜检时瘢痕也很不明显）得出：子宫切口的愈合主要是平滑肌再生而不是瘢痕组织修复。

Greenhill 等（1929 年）通过对子宫瘢痕切片的观察发现，子宫切口愈合佳者，是平滑肌再生；愈合不良者，主要是由瘢痕组织构成。

Siegel（1952 年）认为，子宫切口最初由成纤维细胞修复，而后有平滑肌细胞伸入。

Hess（1953 年）提出，成纤维细胞与平滑肌细胞均参与子宫切口的愈合过程，不过最初主要是成纤维细胞增生，但由于成纤维细胞形成的瘢痕收缩变小，且再次妊娠时平滑肌细胞增生、肥大，而纤维组织变化不明显，因此形成了子宫切口有平滑肌增生的现象。

Kaminob（1975 年）通过对动物子宫切口愈合过程的观察，得出如下结论：剖宫产术后数小时内，子宫切口边缘由胶原束碎片及含有红细胞、白细胞、肥大细胞、巨噬细胞等的纤维蛋白束黏合，同时切口局部的血管扩张、充血，淋巴细胞炎性浸润，被破坏了的毛细血管内皮细胞增生。术后第 3 天，子宫切口边缘出现含有上皮细胞的肉芽组织，蜕膜细胞变薄，子宫肌细胞再生，修补切口缺损，新生血管及淋巴管出现。术后第 5 天，典型的肉芽组织形成，新生血管壁上出现弹力纤维，成纤维细胞开始产生胶原，尚未形成胶原纤维。子宫肌壁的淋巴细胞浸润开始消退。在宫腔内面，瘢痕形成部位开始出现子宫内膜腺体。术后第 7 天，蜕膜反应消失，平滑肌细胞变细。术后第 20 天，瘢痕肌肉化，子宫嗜银结构完成。

2. 子宫切口感染及缺血　是切口愈合不良的直接病因，而导致切口感染及缺血的危险因素如下。

（1）环境及外源性因素：如手术室无菌条件、手术器械消毒、术野准备及消毒、手术相关人员无菌操作等。

（2）全身因素：产妇本身有肥胖、糖尿病、妊娠高血压疾病、贫血、营养不良、产后出血等均可影响机体自愈能力从而影响切口愈合；B 族维生素缺乏影响细胞酶的作用；维生素 C 缺乏影响胶原蛋白合成，延缓纤维组织增生；不适当应用皮质激素抑制切口的愈合。

☆　☆　☆　☆

（3）局部因素：术前有胎膜早破、产程延长停滞、阴道检查频繁等易感染因素（胎膜早破本身可能源于感染，而破膜后更容易发生生殖道上行性感染；产程延长停滞时产妇体力消耗大，抵抗力低，多次阴道检查增加上行性感染机会）；第二产程剖宫产术中细菌随胎儿娩出污染子宫切口；术后阴道不注意卫生发生阴道细菌逆行感染影响子宫切口愈合。

（4）切口部位选择不当：子宫体部纵切口，切断肌纤维，损伤大，且宫体部肌层厚，易出血，不易对齐，不利愈合。故子宫体部剖宫产或肌瘤剔除术后再次妊娠子宫破裂率明显高于子宫下段剖宫产。子宫下段及峡部的弓形动脉较宫体部的短而小且分支较少，行子宫下段横切口时切口选择过低易损伤子宫动脉向下斜行的分支，致切口血供不佳影响愈合。同时该处子宫组织肌纤维少而结缔组织多，且接近两侧子宫动脉，撕开下段时易延至两侧子宫动脉，缝扎血管可能影响血供，可致切口愈合不良甚至坏死。同时低位切口更接近阴道，上行性感染风险增加，一旦感染，切口愈合不良发生率增加。瘢痕子宫再次剖宫产如子宫切口位置过高，过于肥厚的宫体与变薄的子宫下段交界处，切口一侧厚、一侧薄对合不齐影响愈合。

（5）手术操作：产程延长、停滞时胎先露长时间压迫子宫下段可致局部组织水肿、质脆，娩出胎儿时易撕裂，甚至继发血肿形成；胎先露位置过低或子宫切口过小、胎儿过大，娩出胎儿时动作粗暴，用力过猛同样增加子宫切口撕裂的风险。子宫下段形成不佳、胎儿相对过大或横位、臀位胎儿娩出困难时，紧急情况下为尽快娩出胎儿在子宫切口上缘做倒"T"形切口；子宫下段横切口两侧接近子宫血管，血供丰富，尤其切口两角部断裂血管回缩，如该处缝合不到位，活动性出血的血管未予缝扎或线结松脱形成血肿。在撕裂或血肿处反复缝扎止血可致血供障碍，易坏死、裂开、出血。缝合线过多过密致血供障碍，异物过多，炎性反应加重均影响切口愈合。子宫切口上下切缘对合不佳，缝线过松不能有效压迫血管不利止血，同时两切缘相距远，不利愈合；过紧损伤组织及血管，甚至导致缝合部位组织坏死，坏死的组织脱落，可导致剖宫产术后严重的子宫出血。手术者动作粗暴，对子宫肌壁乱行钳夹，手术时间过长，均不利于切口愈合。

四、子宫切口愈合不良的预防

1. 严格掌握剖宫产指征和手术时机，加强孕产妇围生期管理和宣教，避免无指征剖宫产。对择期剖宫产孕妇术前尽可能调整孕妇一般情况，如纠正贫血、控制血糖、补充蛋白质及维生素、改善营养状态后手术。无合并症的择期剖宫产尽量在孕 39 周后进行，避免子宫下段形成不佳。加强阴道分娩前评估及产程管理，尽量避免第二产程剖宫产。

2. 严格手术室管理，规范手术人员无菌操作，尽量减少环境及外源性因素。

☆ ☆ ☆ ☆ ☆

3．术前严格掌握阴道检查指征，避免不必要的阴道检查，必须检查时注意无菌操作。有感染高危因素者如术前胎膜早破时间长、阴道试产时间长、宫口开大者术中胎儿娩出后更换术者手套，术中生理盐水或稀释聚维酮碘液冲洗宫腔及子宫切口。围术期应用广谱抗生素预防感染。手术感染的危险期一般在 24h 内，在手术进行的时间内，组织中应保持足够的抗生素浓度来抵御可能污染的细菌，提高手术熟练度，缩短手术时间，降低感染风险。

4．术后加强宣教，保持会阴清洁，及时应用促宫缩药物，减少产后出血，补充多种维生素及氨基酸，增强抵抗力及愈合能力。

5．进腹后仔细检查子宫下段形成情况并触摸胎先露位置，如子宫右旋应扶正子宫，打开膀胱反折腹膜，不下推膀胱，在子宫体与子宫下段交界处下方 2cm 处选择切口，可以减少损伤膀胱、输尿管及血管的机会。再次剖宫产时子宫切口一般选择在瘢痕组织上方 1～2cm 处做横切口，这样可避免因瘢痕组织弹性差而造成胎儿娩出困难和瘢痕部位裂伤出血。因子宫下段切口易撕裂，可考虑用组织剪剪开避免钝性撕开时伤及两侧子宫血管。估计子宫下段切口大小与胎头大小，尽量适应吻合。取胎头时动作柔和，运用巧力，必要时可使用产钳等辅助工具，避免子宫切口撕裂伤。如子宫下段形成不佳或胎儿相对过大时，取子宫下段横切口受限，可在切口两端向上弧形延长，既避免损伤子宫血管，又增加娩头空间，尽量避免倒"T"形切口。

6．子宫切口的缝合目前有单层缝合法及双层缝合法。大量循证医学证据表明，子宫切口双层缝合法较单层缝合法有利于子宫切口愈合。缝合子宫切口时先处理两侧角难缝之处，尤其是侧角处深裂时，避免从一侧向对侧缝合到底而使侧角缝合不佳。缝合松紧适度以达到止血为度，针距一般以 1.5cm 为宜。瘢痕子宫再次剖宫产时可将原先瘢痕适度修剪，尽量做到切缘对合整齐，针距适度。

五、子宫切口愈合不良处理

1．非手术治疗

（1）如患者情况尚稳定，出血不多，取宫颈分泌物做细菌培养加药敏试验，完善血常规、肝肾功能等相关检查，了解有无影响子宫切口愈合的慢性全身性疾病，纠正不良生活习惯。

（2）给予广谱抗菌药物控制与预防感染。在细菌培养及药敏结果未出时给予经验性用药。剖宫产术后感染常见致病菌为大肠埃希菌、金黄色葡萄球菌及厌氧菌。可选用青霉素类、头孢二代、三代及甲硝唑等药物防止感染，待药敏结果出来及时更改抗菌药物。

（3）抗感染治疗同时给予缩宫药物促进子宫收缩，在控制感染的同时促进子宫复旧，促进宫腔内容物的排出，减少易感染因素，有利于切口愈合。但也有报道提出，子宫切口愈合不良时，早期应用缩宫素，愈合不良的切口处于组织分离状态，促进子宫收缩的结果是使原切口更加扩大，加重出血，主张治疗 2 周后，切口形成瘢痕组织，宫体及宫颈组织一体化后再应用。

（4）可适当使用止血药物，促进凝血功能，以助创面止血，但产妇产褥期内凝血功能处于高凝状态，不宜长期、大量使用止血药物，以避免血栓形成、继发栓塞的发生。

（5）支持治疗：因晚期产后出血、子宫切口愈合不良患者常合并有不同程度的贫血、低蛋白状态，机体愈合能力及抗感染能力弱，故需对患者及家属进行健康宣教，科学饮食，均衡饮食，多进食高蛋白食物，补充铁剂、复方氨基酸、维生素等营养物质。特别是维生素 C 参与胶原蛋白的合成，有助切口的恢复。

（6）对阴道出血多但生命体征尚稳定者或经非手术治疗后仍有出血或出血倾向的患者可选用介入治疗。行子宫动脉栓塞术或髂内动脉栓塞术控制出血，保留子宫和生育功能。

介入治疗禁忌证：严重凝血功能障碍（DIC）；生命体征不稳定；严重的心、肝、肾等重要脏器功能障碍等。

介入治疗并发症：①造影剂不良反应如恶心、呕吐、皮疹、呼吸困难、休克和昏迷，造影剂过量可引起心肾受损。②插管并发症如股动脉穿刺部位出血、血肿和假性动脉瘤，严重时形成腹膜后血肿导致失血性休克；术中术后长时间压迫和制动可致静脉血栓形成，可继发致命性肺栓塞。③子宫动脉栓塞后综合征，可表现腹胀、下腹疼痛、发热、恶心呕吐等不适，疼痛是最常见症状，以下腹子宫部位胀痛为主，也可表现为臀部甚至下肢和足部缺血性疼痛。④异位栓塞：包括输尿管和膀胱坏死、卵巢功能早衰和髂外下肢血管栓塞等导致相应器官损伤，是介入手术的严重并发症，应尽量避免。

（7）结合中药治疗：如参芪复旧汤、宫血宁、愈宫汤等，文献报道有一定的疗效。

2. 手术治疗　对于阴道出血多、感染严重不宜非手术治疗或非手术治疗期间反复出血或大出血休克者，尽早行剖腹探查术或腹腔镜检查。根据切口出血的原因、切口坏死及感染情况分别处理。如非严重感染，可先行子宫动脉上行支或子宫动脉结扎控制出血，再彻底修剪切口坏死组织，予以修补缝合（避免缝合过密过紧）。对不能控制的出血或切口严重感染者需行子宫切除术。

（王正平）

☆☆☆☆

第九节　再次剖宫产风险与防范

近 10 年，我国剖宫产率一直处在高位，随着"二孩"政策的出台，瘢痕子宫再次妊娠的比例不断升高，剖宫产后再次妊娠，有关分娩问题也给产科医师提出了新的难题。由于担心子宫破裂问题，大部分孕妇选择了再次剖宫产。由于原手术瘢痕的存在，盆、腹腔粘连的形成，再次剖宫产手术操作难度增加，手术并发症增多，手术风险增大。

一、瘢痕子宫再次剖宫产可能发生的风险

1. 剖宫产后再次妊娠，前置胎盘及胎盘粘连、植入发生率增加。有研究报道，既往有剖宫产史者，发生前置胎盘的危险性比正常的孕妇高 6 倍，再次剖宫产后胎盘植入率与首次剖宫产者相比可高达 35 倍。

2. 再次剖宫产者产时及产后出血增加。再次剖宫产由于手术操作困难、前置胎盘及胎盘粘连、植入等并发症增高、子宫瘢痕的存在等原因，使剖宫产手术中及产后大出血比例增高，剖宫产同时行子宫切除的比例也明显增加。文献报道再次剖宫产者产后出血的发生率（12.28%～12.41%）明显高于首次行剖宫产者（6.57%～7.50%）。

3. 再次剖宫产术中损伤周围脏器的风险增加。剖宫产手术可能造成不同程度的盆腔粘连，有报道再次剖宫产手术后盆、腹腔粘连率达 54.54%。若粘连严重甚至可能发生脏器损伤，临床报道以膀胱损伤多见。

4. 再次剖宫产子宫破裂的危险增加。随着剖宫产率的增加，瘢痕子宫成为孕产妇子宫破裂的主要原因。子宫破裂的风险与剖宫产次数正相关，2 次剖宫产孕妇子宫破裂的危险比 1 次剖宫产史者高 5 倍。

5. 再次剖宫产者腹壁瘢痕弹性差，且常有子宫与腹壁粘连，胎儿暴露的充分度不够，容易造成剖宫产手术中出现取胎头困难，再加上由于绝大部分产妇没有进行试产，导致出现先露高浮，易发生胎儿娩出困难，新生儿窒息的发生率增加。

6. 再次手术使原有的腹腔粘连加重，易出现慢性下腹痛，甚至肠粘连、肠梗阻。

7. 多次剖宫产手术易增加子宫、盆腔及腹壁切口部位子宫内膜异位症风险。

8. 多次剖宫产是子宫切口憩室发生的高危因素。文献报道子宫切口憩室的发生率为 6.9%，子宫切口憩室的发生与剖宫产次数相关。

9. 再次剖宫产者切口乙级愈合率、住院天数、治疗费用均高于首次剖宫产者。

二、再次剖宫产风险防范措施

1. 严格掌握剖宫产指征，降低剖宫产率。

2. 再次剖宫产术前充分评估手术风险，根据手术分级管理规定安排相应资质手术医师。

不管是择期还是急诊行再次剖宫产手术时，应充分评估本次妊娠患者、胎儿及子宫瘢痕情况。尽可能了解清楚前次剖宫产手术原因、具体手术方式、术中及术后恢复情况、与本次妊娠的间隔时间、是单胎还是多胎、既往曾有几次剖宫产手术史、本次妊娠有无合并症及并发症、本次妊娠经过有无腹痛不适、胎盘的附着位置（注意凶险型前置胎盘）、有无胎盘植入、胎儿大小及胎位等。根据以上情况制订详细手术方案。

3. 注意病史特点，完善术前准备。做好家属谈话，告知手术风险及防范措施。

4. 麻醉宜选择硬膜外麻醉或腰-硬联合麻醉，因多数瘢痕子宫再次行剖宫产术者进腹腔及打开子宫取出胎儿的时间相对较长，手术难度相对较大，不宜行局部浸润麻醉。同时，应做好新生儿复苏的抢救准备工作。

5. 规范手术操作，提高再次剖宫产手术技巧。

对有可能再次妊娠分娩者，建议选择腹壁纵切口。再次剖宫产打开腹膜前要仔细触摸，确定不含肠管和大网膜时，高位切开一小口，确认无误再扩大切口。尽量选择子宫下段切口，除非下段粘连严重不能暴露，才考虑宫体部切口。

术中多采用触摸、直视下钝性与锐性相结合方式分离粘连；从简单到复杂、从无粘连到有粘连适度分离，保证胎儿能顺利娩出。

子宫切口的选择：开腹后对前次子宫切口瘢痕仔细分辨，评价子宫切口位置及愈合情况，若原切口愈合良好，位置高低适当，则尽量在原切口上方1～2cm处、宫体与下段交界处的下方采取新切口，新切口血供丰富，利于愈合。如原切口位置较高或局部呈膨隆状，触之薄而软，愈合不良，或窗式愈合，则取原切口。原有瘢痕的子宫切口两端采用剪开法可降低子宫切口撕裂的发生率，并注意缓慢娩出胎儿，尽可能避免较脆的旧瘢痕撕裂或将粘连于附近的脏器撕裂。在缝合宫壁时应将旧瘢痕全部修剪切除，以利于子宫伤口愈合。

手术切口避免过密缝合，注意有无血肿形成，发现手术部位血肿应及时处理。关腹时要彻底清理腹腔和手术切口，缝合脏、壁腹膜，恢复解剖层次，为可能的再次手术创造有利条件。

6. 如评估腹腔粘连严重或胎盘植入穿透膀胱，需请外科医师会诊并共同上台手术。

7. 预防瘢痕子宫剖宫产术后粘连。影响粘连出现的因素包括感染、组织

☆ ☆ ☆ ☆

缺血、不规范操作和手术技术。进入腹腔的次数越多，腹腔粘连的范围越大。据报道，粘连发生率在第 2 次剖宫产时为 12%～46%，并且在第 3 次手术时升到 26%～75%。目前认为，预防粘连的方法有闭合腹腔时使用防粘连制剂。关闭腹膜时，缝合组织不宜太多，保持腹膜缝合光面向里面，牵拉勿过紧，以免影响解剖复位。为预防腹膜及脏器粘连，需尽量减少不必要的操作，避免干纱布进出腹腔和擦拭创面；恢复解剖位置，逐层缝合；止血严密，减轻反应。防粘连剂在粗糙的手术创面上起到一个障碍物的作用，同时机械性预防粘连的发生，而且提供再腹膜化和促进愈合。

8. 指导产妇在剖宫产 2 年内严格避孕，预防两次妊娠时间过密、瘢痕愈合不良引起的子宫破裂；加强瘢痕子宫孕妇的孕期管理，发现异常及时处理。

虽然剖宫产术是解决难产和挽救产妇及围生儿生命的有效手段，但再次剖宫产时，手术难度增加，并发症增多。因此，严格掌握剖宫产指征，正确分析和处理再次剖宫产相关危险因素，是降低产科并发症的有效措施。

（王正平）

第 8 章

☆☆☆☆

剖宫产子宫切口愈合的影响因素

☆☆☆☆

　　剖宫产术后子宫瘢痕有关的并发症已成为人们非常关注的临床问题。熟知剖宫产子宫切口的愈合过程和影响子宫切口愈合的各种因素，促进切口愈合，减少子宫切口瘢痕愈合不良和瘢痕缺陷及其所致的近、远期并发症，从而保障女性生殖健康具有重要临床意义。

　　影响剖宫产子宫切口愈合的因素较多，归纳起来有全身因素、切口局部因素、剖宫产手术因素和施术者操作技术因素，近年来又有学者阐释分子生物学因素也与之有关（详见本书第 6 章，剖宫产术后的子宫病理学研究）。

一、全身因素

　　影响腹壁切口愈合的全身因素，同样也影响子宫切口的愈合。

　　1. 年龄　是不可纠正的影响因素，年龄越大，组织再生功能越差，子宫肌细胞数减少和功能退化，伤口愈合越慢，愈合时间越长。

　　2. 肥胖　高体重指数（BMI）肥胖孕产妇，由于腹壁脂肪肥厚，影响手术视野暴露，增加手术操作难度，子宫切口缝合困难，手术时间延长，影响子宫切口愈合。

　　3. 低氧　如在高原低氧环境或合并心肺疾病患者，血氧饱和度下降，组织氧含量不足，影响组织代谢，不利于切口愈合。

　　4. 营养不良　主要由低蛋白血症所致。蛋白质缺乏可减慢切口新生血管的形成，影响成纤维细胞增殖和胶原合成，同时影响细胞吞噬功能，免疫力低下，组织修复减慢，伤口不易愈合。微量元素锌、铁、铜、锰等缺乏影响许多酶的活性，与切口愈合不良也有关系，缝合不良也影响切口局部血供和营养。

　　5. 贫血　患者血红蛋白水平低下，氧合血红蛋白减少，血液携氧功能减退，组织缺氧，影响伤口愈合。

　　6. 维生素缺乏　影响切口愈合的主要是维生素 A、B 族维生素和维生素 C。维生素 A 缺乏，影响上皮细胞再生；B 族维生素缺乏，降低细胞酶的活性，影响组织新陈代谢，胶原肽链交联受阻，影响伤口修复；维生素 C 缺乏可影响细胞间质、胶原纤维和黏多糖的合成，降低组织抗感染能力，影响糖和蛋白质代谢，还可使毛细血管脆性增加，发生伤口出血倾向。上述因素均阻碍子宫切口愈合。

7. 妊娠合并糖尿病　高血糖使血管内皮增生，局部供血供氧能力降低；糖尿病患者的血白细胞游走及组织吞噬功能减退，组织局部免疫功能低下，伤口易于感染，不易愈合。

8. 全身基础疾病　如合并心肺疾病，组织缺血缺氧，伤口不易愈合；合并肝疾病，血浆蛋白下降，影响组织再生和修复功能；慢性肾病患者往往合并贫血，伴有酸碱平衡失调和血电解质紊乱，影响组织代谢和修复功能；并发妊娠期高血压疾病者，组织局部水肿，渗出增加，切口不易愈合；合并结核病患者由于长期慢性消耗性因素，多种营养元素缺乏，严重影响切口愈合。

9. 产科出血、休克　产科出血并发失血性休克和失血性贫血，组织血流灌注不良，缺血、缺氧，局部免疫和再生功能下降，易致切口感染和愈合不良。

10. 滞产　产程过长，产妇体力消耗较大，甚至全身衰竭，抵抗力下降，增加切口感染概率，致切口愈合不良。

11. 凝血功能障碍　如合并再生障碍性贫血、特发性血小板减少性紫癜、血友病、白血病等血液病，凝血功能不良，切口局部易渗血甚至形成血肿，继发感染，影响切口愈合。

12. 糖皮质激素和化疗药物的应用　糖皮质激素通过抑制成纤维细胞的增生和胶原的合成，同时抑制机体免疫功能，干扰子宫切口肉芽形成和纤维结缔组织的再生；化疗药物的不良反应严重影响机体免疫功能，增加切口感染概率。

13. 机体免疫力低下　合并胶原性或结缔组织（自身免疫性）疾病，如皮肌炎、硬皮病、系统性红斑狼疮、类风湿关节炎等，长期应用免疫抑制药，机体免疫功能低下，全身和切口局部感染概率增加；艾滋病及其他免疫缺陷性疾病，如B细胞缺陷性疾病、T细胞缺陷性疾病、T细胞和B细胞联合缺陷性疾病，由于机体细胞免疫及体液免疫功能均受影响，易致感染，切口愈合不良。

二、子宫切口局部因素

1. 再次剖宫产　再次剖宫产时子宫下段原切口为瘢痕组织，在瘢痕组织基础上再次切开，不易把握切口方向，切缘不规则，切口愈合功能减退，若有切口撕裂，愈合更加困难。

2. 切口缺血　若切口缝合过紧过密，或在切口裂伤处多重缝合，引起局部血供障碍，缺血坏死，导致子宫切口愈合不良。

3. 切口出血　如果切口累及较大血管，止血不严，术后形成局部血肿，影响切口愈合。

4. 感染　阴道试产失败，经过多次肛查或阴道检查引起上行性感染，或手术者无菌观念不强、操作不规范，造成术后子宫切口感染，甚至形成脓肿，导致切口组织坏死、溃疡，切口裂开，可并发晚期产后出血。

5. **异物刺激**　切口缝合过密，线结过多或多次打结线结粗大；或缝线质量低劣，影响缝线吸收，作为异物长期刺激切口，引起切口愈合障碍。

三、剖宫产手术因素

1. **手术指征**　骨盆狭窄、骨盆畸形、头盆不称、软产道异常、臀位、横位、高龄初产、珍贵儿、子宫发育畸形等指征行剖宫产者，尤其是目前较流行的非医学指征剖宫产，往往为择期剖宫产手术，子宫下段未形成或形成不良，肌层较厚，切缘解剖结构对合困难，易致切口愈合不良。重度子痫前期、重症妊娠期肝内胆汁淤积症、未足月胎膜早破或合并严重心、肺、肝、肾疾病者，往往提前终止妊娠，子宫下段形成也不良，切口愈合也较困难。瘢痕子宫剖宫产者，若距前次剖宫产时间<2 年，瘢痕成熟和肌肉化不全，影响切口愈合；若距前次剖宫产时间过久（>5 年），瘢痕肌肉化程度变差，并随时间延长而逐渐退化，瘢痕组织失去弹性，也影响切口愈合。

2. **手术时机**　因产前出血、胎儿窘迫、脐带脱垂、子宫先兆破裂、产程进展异常（潜伏期延长、活跃期或第二产程停滞）等因素行急症剖宫产者，术前准备不充分，合并的病理因素未得到纠正，或术前存在生殖道感染，术中子宫切口感染概率增加，不利切口愈合。因足月胎膜早破或羊膜腔感染行剖宫产者，往往在临产早期，甚至尚未临产，宫口扩张小，子宫下段形成不良，肌壁较厚易出血，不利于切口愈合。第一产程晚期或第二产程剖宫产时，由于经历了较长时间的产程，产妇多已疲惫乏力，且子宫下段已过度被动拉长变薄，宫体部分主动收缩变厚，也可能胎先露已深入盆腔，术中易致切口撕裂，缝合时解剖结构模糊不清或过薄的切口下缘与过厚的切口上缘对合困难，上述种种原因都会影响子宫切口的如期愈合。

在宫口开大 3～4cm 时，通常产程时间经历较短，产妇全身情况较好，子宫下段已形成良好，但无过度拉长变薄，厚度适宜，胎先露高低适中，娩头比较容易，切口裂伤机会小；另外，宫口开大 3～4cm，术中无须扩张宫颈内、外口，不存在术后宫腔内容物引流不畅的问题。因此，从有利于切口愈合的因素考虑，在宫口扩张 3～4cm 时为适宜的剖宫产时机。

3. **手术方式**　最常用的手术方式为子宫下段横切口剖宫产，若再次剖宫产时腹腔粘连严重，子宫下段暴露困难，也有采用子宫上下段或宫体纵切口剖宫产；若遇前置胎盘患者，为避开胎盘组织，也可能采用不规则随机切口如"J"形切口或"S"形切口，娩头困难时采用倒"T"形切口等。子宫下段横切口沿着肌纤维走行方向切开，比较符合生理状态，下段肌层组织薄，血管分布少，术中切口出血也少，组织结构破坏程度轻，切口比较规则整齐，很少有撕裂，切口上下缘解剖结构对合理想，稳定性好，切口易缝合，愈合良好；如果用膀胱反折腹膜覆盖切口，使之浆膜化，术后切口与网膜及肠管粘连的可能性也小，再次妊娠分娩时发生子宫破裂的风险较低，仅为子宫体部切口的 1/4～1/2。子宫下段纵切口剖宫产者，子宫下段形成的程度不同，切口常常向上延及子宫体部下方的部分组织，由于宫体肌壁血供丰富，切口出血较多，且因切口组织厚薄不一，缝合时对合困难，不利于子宫切口愈合，再次妊娠时瘢痕破裂概率增加，一般不推荐阴道试产。子宫体部纵切口剖宫产为最初施行的术式，故又称古典式剖宫产，操作相对简易迅速，但宫体部肌壁较厚，血管致密，切开较厚的宫体肌壁，组织结构破坏严重，术中出血多，缝合困难，切缘不易对合拉紧，止血不全；又因术后宫体部收缩明显，切口稳定性差，血管发生透明变性，对切口愈合影响较大；术后创面易与肠管、大网膜和腹壁粘连；所以，子宫体部纵切口剖宫产后再次妊娠分娩时更易发生子宫破裂，严禁阴道分娩。采用不规则随机切口时，由于切口形状和位置特殊，切缘对合困难，影响切口愈合的不可预测因素较多，尤其是倒"T"形切口，纵横交叉部位血供不良，更会产生切口愈合不良现象。

至于腹膜外剖宫产术式，与目前常用的腹膜内术式相比，由于手术操作难度相对较大，不易被各级医师所掌握，费时较长，尚未普及；又因抗感染治疗技术的发展和腹膜内术式熟练程度的提高，现今不习惯或较少采用该术式，虽然可减少对腹腔的污染和腹内脏器的干扰，但其子宫切口愈合过程和影响因素类似于腹膜内术式。

4. 缝线的种类　以往曾经使用铬制肠线，往往吸收不良，异物反应严重，刺激切口，子宫切口愈合不良概率增加。目前普遍使用人工合成可吸收缝线，组织相容性好，易于溶解吸收，异物反应轻微，有利于子宫切口愈合。

四、技术因素

1. 操作技术　施术者的手术操作技术水平对子宫切口的愈合起着关键作用。如子宫切口切开不规范，缝合时解剖关系辨认不清，切口上下、左右错位，对合不齐，缝合时将子宫内膜卷入切口，会使切口延缓愈合，甚至形成窦道；若子宫内膜面切缘未完全对合，使肌层组织朝宫腔方向裸露，增加切口感染概率；切口缝合时止血不严，术后切口渗血，会增加愈合过程的纤维化，瘢痕不能很好修复，易使切口裂开；施术者动作粗暴，对切口上下缘组织多次钳夹、挫伤，手术操作不熟练，手术时间过长，伤口长时间暴露，组织损伤程度增加，影响切口愈合；缝合间距过疏，缝线过松，切口上下缘黏合不良，且易渗血，甚至形成血肿，增加切口感染和愈合不良概率；缝合间距过密，缝线过紧，尤其在切口两侧角反复多次缝扎，可影响局部血供，引起切口组织坏死、脱落、溃疡，导致剖宫产术后晚期出血。

2. 切口位置高低　子宫下段横切口的正确位置应在子宫上下段交界处以下1～2cm，此处切口上下缘厚薄相近，对合整齐，利于愈合。若切口位置过高，切口上缘肌层肥厚，下缘相对较薄，缝合时对合不良，易引起愈合不佳；若切口位

☆ ☆ ☆ ☆

置过低，则下缘为宫颈组织，以纤维结缔组织为主，肌细胞成分仅占 10%，愈合能力差；切口位置过低时还因切口狭窄易撕裂，不利愈合；切口位置过低接近阴道，免疫屏障作用减退，易致切口感染。

3. 切口缝合方法　子宫切口缝合方法有多种，最经典的缝合方法为第一层单纯连续缝合，第二层浆肌层横褥式连续缝合，包埋切口。其他缝合方法有第一层单纯间断缝合，第二层横褥式连续缝合；双层均为单纯连续缝合；双层均为单纯间断缝合；双层连续内翻缝合（棒球缝合法）；第一层单纯连续缝合，第二层单纯间断缝合；目前用得最为普遍的缝合方法为单层连续锁边缝合。对子宫切口的缝合，至今尚无统一规范和公认的方法，原则上不提倡两层以上的缝合。上述各种缝合方法只要切口上下缘解剖结构对合正确，止血彻底，缝合间距疏密恰当，缝线松紧适度，手术操作轻柔、准确、稳妥、迅速，均能产生良好的愈合结局。子宫切口分层缝合可增加子宫下段厚度，但不能减少再次妊娠时子宫破裂或切口裂开的风险。因此，缝合方式不是问题，缝合技术才是关键。至于目前普遍采用的单层连续锁边缝合方法是否会增加剖宫产瘢痕妊娠的发生概率，尚须进一步研究证实。

4. 术后处理　子宫切口愈合良好与否，除受术前准备、术中操作技术因素影响外，正确的术后处理也至关重要。术后要严密观察全身和局部情况，注重营养，纠正贫血和低蛋白血症，维持正常的水、电解质代谢及酸碱平衡，加强预防或抗感染治疗，积极治疗合并症和并发症，及时发现切口感染或愈合不良迹象，促使子宫切口及时、良好愈合。术后个人卫生、产褥卫生、过早性生活等易致上行感染影响愈合。

五、分子生物学因素

近年有学者试图用分子生物学机制来阐明对子宫切口愈合的影响。有文献报道，随着子宫切口瘢痕愈合不良程度的加重，基质金属蛋白酶 9（MMP-9）的表达逐渐增加，基质金属蛋白酶组织抑制剂 1（TIMP-1）的表达逐渐减少，MMP-9/TIMP-1 比值增加。MMP-9 的生物学效应是破坏基底膜完整性，导致切口内胶原降解增加和连接疏松，促进瘢痕纤维化和玻璃样变，使切口瘢痕愈合不良。TIMP-1 的表达下降导致抗血管活性减弱，瘢痕组织新生血管和胶原纤维增加，平滑肌组织减少。MMP-9/TIMP-1 比值增加的最终结果是发生子宫切口瘢痕解剖缺陷，形成薄弱区或微小窦道，是日后发生剖宫产瘢痕妊娠的病理基础。

转化生长因子 β（TGF-β）被认为能够抑制 MMP-9 的表达和促进 TIMP-1 的表达，从而促进成纤维细胞分化和纤维增生，增加胶原合成，抑制胶原和细胞外基质降解，促进子宫切口瘢痕愈合。因此，可以尝试用 TIMP-1 或 TGF-β 来减少子宫切口瘢痕解剖缺陷的发生率和严重程度，为临床预防和治疗剖宫产子宫切口愈合不良提供新的思路和靶点（详见本书第 6 章）。

（邵华江　石一复）

第 9 章
初次和再次剖宫产术后子宫切口愈合不良和憩室的界定与处理

剖宫产是处理各类高危妊娠和异常分娩的有效手段，近 20 年来，世界范围内剖宫产率显著增加。

剖宫产后切口愈合不良和憩室是术后的并发症之一。切口愈合不良应是剖宫产术后较多见的并发症，而因愈合不良而形成憩室则相对较为少见，系 1999 年由 Erickson 提出这一概念，但不应将凡有剖宫产术后子宫切口愈合不良和（或）有相应的临床症状，影像学改变均称为剖宫产术后子宫切口憩室。实际剖宫产术后子宫切口愈合不良是广义的，凡有愈合不良均属此类，而其中因病变不同，有少数除有临床症状外，在影像学上有憩室或壁龛样改变，则可称为憩室。

2001 年 Monteagudo 等观察到剖宫产术后女性异常子宫出血（阴道出血）发生率很高，并证实这些症状与前次剖宫产术后瘢痕（previous cesarean delivery scar，PCDS）相关。现今美国每天有近 1000 例妊娠期妇女面临子宫憩室的困扰。

憩室可分为先天性和后天性两种，先天性憩室与胚胎发育异常有关，罕见；后天性憩室也称假憩室，也少见。现今妇产科提及的剖宫产后子宫切口愈合不良，其中少数发生子宫瘢痕愈合不良中有憩室样改变，均为后天性，也属医源性。

第一节　PCSD 和 CSD 的正确命名

我国剖宫产可居世界之首，因多种原因引起剖宫产瘢痕愈合不良的比率也甚高，若以 B 超监测，在术后 1～2 年切口图像有异常改变者不少，超声医师最有发言权。剖宫产瘢痕愈合不良临床也有一定比例。主要表现为月经量多、经期延长、经前后少量阴道出血连同经期可长达 10～14d，局部可有压痛等，甚至引起盆腔炎症等。对现在实行"二孩"政策后，生育二孩、再次分娩等均带来许多问题。

国内医学期刊上及一些医师也将剖宫产瘢痕愈合不良（缺陷）均称为"剖宫产切口瘢痕憩室"，此名称和定义实为不妥，值得商榷。对"憩室"而言，解剖学家和病理学家均认为是先天性为主，而医源性甚少，且是否称为"憩室"尚须进一步讨论。

1. 1955 年西班牙学者报道 dehiscence of hysterectomy scar，按英文 dehiscence 原文为裂开之意，而非憩室。憩室拉丁文是 diverticulum（单数），diverticula（复数）可译成憩室、膨部、支囊。各脏器部位的憩室均有具体的名称，如十二指肠憩室（duodeni diverticula）、壶腹部憩室（ampullae diverticula）等。

2. 现国内多种妇产科专业或综合性期刊上均称"剖宫产术后子宫切口憩室"，而其后的英文标注均为 previous cesarean scar defect，首字母缩写 PCSD。缩写 PCSD 无异议，但中文均称"剖宫产术后子宫切口憩室"值得商榷，因 defect 是缺陷、缺损、不全之意。defect 不等于 diverticula 和 dehiscence，但 defect 可包括 diverticula 和 dehiscence，对剖宫产瘢痕来说，缺陷、缺损可包括憩室，但憩室形成毕竟是少数，大部均是切口愈合不良或有不同程度的缺陷。

3. 历年来国内外相关名称也很多，相继出现：deficient lower segment cesarean section scar(子宫下段剖宫产瘢痕欠缺、不全、不足，缺陷之意)，cesarean section scar of uterine segment defect，incomplete healing of the uterine incision after caesarean section，cesarean induced isthmocele，其中有关名词：defect，incomplete healing，isthmocele 具体均与憩室含义有别。

4. 我国历版的《辞海》中有关憩室注解均为有袋形扩张，而子宫切口瘢痕愈合不良或缺陷，并非均是袋状或囊状。

5. niche 为壁，适当场所，隐蔽处之意。

综上所述，建议弃用"剖宫产术后子宫切口憩室"的名称，采用"剖宫产术后子宫切口缺损、缺陷或愈合不良"为妥，当然，其中也包含憩室，此符合科学、译意、临床、影像学、手术病理所见的实际和正确名称。

（石一复）

第二节　相关处理

一、初次和再次剖宫产术后子宫切口愈合不良的发生原因

Surapaneni 等提出有剖宫产史者 60% 在剖宫产切口部位存在缺陷，按"憩室"的形成可分为囊状憩室和细线状憩室缺损（本书作者注：憩室一般为先天性，呈囊状或袋状，而国外作者和国内有些作者也将非囊状或袋状而呈细线状缺损愈合不良者也均称为憩室，与憩室的原意不符，所以有关愈合不良和憩室在病理上，形态上，字意上均有差异，所以在参阅有关期刊、书籍时应对其有所分别）。

按照"憩室"的位置，可分为宫腔下段、子宫峡部、宫颈上部，其中以宫腔下段居多，此与剖宫产手术时间，先露下降高低，剖宫产横切口的术式，子宫下段是否形成，术者技术等因素有关。

剖宫产术后子宫切口愈合不良，甚至少数形成憩室的主要原因如下。

1. 宫颈与宫体缝合时切口肌肉组织厚度不同。

2. 切口上下缘收缩力差异，造成组织复位不良。

3. 切口缝合过密，切口部位血供减少，造成缺血坏死而形成潜在的腔隙。

4. 子宫切口感染。

5. 产程长短。

6. 有无胎膜早破。

7. 有无多次阴道检查或肛查。

8. 缝合稀疏，止血严密，有无血肿形成。

9. 缝合层数。

10. 缝线材料，可吸收程度。

11. 后倾后屈子宫，宫腔内容物排出受阻，宫腔压力过高，影响愈合。

12. 子宫内膜切口处异位。

13. 再次剖宫产距上次剖宫产时间少于 2～3 年，原瘢痕未愈合好，血供影响。

14. 阴道试产时间。

15. 临产≥5h。

16. 宫口开大≥5cm。

17. 24h 失血量。

18. 子宫瘢痕大小。

19. 产后异常子宫出血。

此外与术中出血量、手术时间、生殖道感染、术前未用抗生素、合并基础病变、体重指数、慢性盆腔痛等均有关联。

二、临床表现

剖宫产子宫切口愈合不良，包括少数憩室形成者，在非孕期超声检查发现有子宫切口愈合不良或有缺失、凹陷或有类似憩室、袋状图像者，均提示在再次妊娠中可能发生子宫瘢痕并发症，或可有瘢痕妊娠的可能，均应引起临床医师的重视，并告之患者可能的潜在风险。

剖宫产术后子宫瘢痕正常愈合需 2～3 年，切口处瘢痕肌肉最佳时间即 2～3 年，所以若在此时间段再次妊娠均存在风险。

最主要的临床表现是月经异常，月经期延长，经前有数天少量滴血或少量月经，后为 5～7d 的月经，经后又有少量滴血或少量月经，如此每次行经头尾达 10d 或更长时间，最长者近 20d，仅有少数几天无"月经"，接着下一次月经周期又重现。

子宫瘢痕愈合不良引起经期延长或紊乱的原因如下。

1. 子宫瘢痕愈合不良处缺少子宫肌层，子宫内膜周期性剥脱后子宫切口愈合不良处收缩不良，未能修复或炎症导致出血。

2. 子宫瘢痕愈合不良处子宫内膜周期剥脱后，创面为切口瘢痕，周围组织或愈合不良处肉芽组织增生，内膜周期性剥脱后创面修复慢而差，可致经期延长。

3. 子宫瘢痕愈合不良处或形成憩室处通道不规则、狭小，影响子宫内膜周期性剥脱及经血及时排出，排出不畅或积累延期排出。

4. 常合并子宫内膜炎症，或继发感染，均可使经期延长。

部分患者可伴有腰骶部酸痛，下垂感，下腹坠痛，或引起子宫内膜、子宫肌层、甚至盆腔炎症。也有继发不孕。

剖宫产后能再次妊娠者，若须早期人工流产，因有子宫切口瘢痕，属病理子宫，也应属高危流产范围；若继续妊娠则子宫破裂可能增加，属高危妊娠范围；若发生子宫切口瘢痕妊娠，则是异位妊娠范围，更增加了大出血、子宫破裂等严重并发症，甚至危及生命的可能。

三、诊断方法

剖宫产子宫切口愈合不良（包括少数憩室形成者）目前临床上尚统一的诊断标准如下。

1. 临床考虑为有剖宫产史，术后出现月经异常表现，或因其他疾病再次开腹手术时，可检查原切口部位肉眼所见是否平整，有无瘢痕迹象，有无切口凹陷，可间接说明或推测剖宫产子宫切口是否愈合良好。

2. 临床少数患者在妇科检查时刻发现宫颈位置较深，双合诊检查时子宫体位置较高，位于下腹部，且与腹壁有粘连，活动度较差。

四、辅助诊断

1. 子宫输卵管碘油造影术（hysterosalpingography, HSG）　早在 20 世纪 50 年代，国内已采用 HSG 对剖宫产后月经表现异常进行检查，当时古典式剖宫产较多，子宫下段剖宫产相对较少，但通过 HSG 可评价子宫切口瘢痕愈合情况，主要在造影剂充盈子宫腔情况、有无造影剂渗入肌层及其深度、形状，更可摄片观察和证实。宫腔内造影剂与宫壁有明显的对比度，所以可知有无细线状或明显的缺损或壁龛或囊状，或袋状等图像变化而予以确诊。其诊断敏感度约为 58%（33%～70%）。

2. 宫腔声学造影术（sonohysterography, SHG）　2001 年起也有采用生理盐水宫腔灌注声学造影技术（saline infusion sonohysterography），其造影剂为无菌生理盐水，注入宫腔，充分分离子宫内膜后行阴道超声检查，再观察子宫内膜情况，同时探查宫腔有无占位性病变，此项技术可采用于剖宫产术后有异常子宫出血者。其诊断敏感度约为 59%（58%～85%）。

3. 超声诊断　常用为有二维（2D）超声和三维（3D）超声（详见本书影像学诊断）。

4．CT（详见本书影像学诊断）

5．MRI（详见本书影像学诊断）

6．血管造影技术　数字减影血管造影技术，血管造影的影像通过数字化处理，把不需要的组织影像删除，只保留血管影像的 X 成像技术，使图像清晰，分辨率高。于右股动脉插入导管，选择性插管入髂内动脉注入造影剂，进一步选择子宫动脉，根据显示血管分布，可注入药物或栓塞，可诊断和同时治疗。

五、鉴别诊断

详见本书 CSP 鉴别诊断。

六、剖宫产子宫切口愈合不良的治疗

1．非手术治疗　这是对剖宫产子宫瘢痕愈合不良或少数出现憩室样病变的首先选择的治疗方法。

主要选择激素治疗，因有促凝作用，使子宫瘢痕处细小或细小狭窄或少数形成憩室样变者该处中子宫内膜组织与子宫内膜同步发育或脱落，增加血管内膜的完整性。常可用人工周期治疗 3～6 个周期或口服避孕药 3～6 个周期，尤其对避孕，防止再次妊娠或子宫切口瘢痕妊娠有积极作用。同时每于月经来潮前、月经期或月经后使用抗菌消炎药物，因此类患者常有子宫内膜炎、子宫肌炎、甚至盆腔炎症。

非手术治疗主要为改善症状，可使患者月经期缩短，逐步恢复正常，或减少出血量，减少和预防炎症。同时有避孕作用，推迟再次妊娠，对子宫切口瘢痕的愈合有助。

2．手术治疗　在上述治疗效果不佳，或病变加重，则应考虑手术治疗。

（1）常可经宫腔镜电灼病变凹陷底部血管及具有分泌功能的子宫内膜组织，重新塑造和恢复病变周围组织，促使病变缩小、好转等，也可使分泌物减少。

（2）阴式手术：经阴道前穹窿切开和切除病变组织，重新缝合。

（3）腹腔镜下同样处理。

（4）开腹直视下瘢痕和病变切除，再缝合。

（有关各种手术治疗详见本书相关治疗章节）

（石一复）

第 10 章
剖宫产子宫愈合不良和瘢痕妊娠发生率

一、剖宫产子宫切口瘢痕缺陷（cesarean scar defect，CSD）发生率

确切数字不清，与检查方法、检查时间、病例、认识、病理等有关，所以发生率各异。

2005 年，Fabres 等报道仅为 4%～9%；2008 年，Surepamem 等报道通过 HSG 为 89%；2009 年，Vikarevaosser 等报道，1 次剖宫产者为 61%，2 次为 81%，3 次以上 100%；国内田晓梅等通过 MRl 扫描为 55.4%；2006—2009 年，采用超声检查：Davide，Osser，Ofili-Yebov 等为 6.9%～69%。

二、剖宫产子宫切口瘢痕妊娠（CSP）发生率

1978 年，Larsen 和 Solomen 首次报道。

2001 年，全世界仅有 19 例报道。此与剖宫产率上升、对本病认识不足、误诊误治、不同医院等有关。现因剖宫产率上升，认识提高，影像学、腔镜、病理等协助，报道明显增多，在异位妊娠中比例明显上升。

近 20 年 Ratas 等报道为 1∶2000 正常妊娠。

2003 年，Jurkovic 等报道 4 年总结，在当地早孕门诊就诊妇女中 1∶1800，与剖宫产比为 1∶2659。

2003 年，我国郑州大学二院报道 CSP 占异位妊娠的 5.7%。

2004 年，Seow 等报道为 1∶2216，占总剖宫产史妇女的 0.15%，占剖宫产异位妊娠的 6.1%。

2006 年，Ratas 等报道 CSP 占异位妊娠的 6.1%。

2007 年，我国文献 CSP 发生率 1∶1368 正常妊娠。

2008 年，北京协和医院 CSP 发生率 1∶1221，占异位妊娠的 1.05%。

2011 年，Maymon 等 CSP 发生率 1∶3000，占异位妊娠的 4.2%。

2014 年，Wu，Vander Voct 等报道为 1∶2500～1∶1800，占异位妊娠的 4.4%～6.1%。

☆ ☆ ☆ ☆

2016 年，石一复统计国内 7 所医学院校附属医院 CSP 占异位妊娠的 10.1%。

现今各国由于剖宫产率的上升趋势仍未得到明显抑制，CSP 逐年增加，已是不争的事实，再也不将 CSP 称为罕见和少见的疾病，成为与妇科、产科、计划生育科、影像学、病理、腔镜、手术，甚至辅助生育科等均有关和较常见的异位妊娠中的一种疾病。其与剖宫产有主要的因果相关关系。

TOLAC 可以引产和催产，但要考虑子宫破裂风险和 VBAC 成功率降低。

需要知情同意，签署知情同意书；孕妇、家属明确表示进行 TOLAC 的意愿。

有剖宫产史和子宫瘢痕者遇臀位时一般禁止 TOLAC，但也并非绝对。

（石一复）

第 11 章
剖宫产（初次、再次）术中妇科肿瘤的诊治

剖宫产（初次、再次）术中会遇到妇科肿瘤的诊治问题，尤其是"二孩"政策开放，要求再生育二孩者部分年龄偏大，也因原来首次剖宫产，现再次妊娠分娩，再次剖宫产概率相对大；还因妇科肿瘤发生随年龄增长而发病率也增加，剖宫产术中遇妇科肿瘤概率也增加，对此也应重视。

术中所见妇科肿瘤对卵巢肿瘤有良性、交界性、恶性之分；术前早已发现或仅在术中发现；有妊娠前早已发现或孕早、中、晚期发现之分；也有孕前或孕期明知已有妇科肿瘤或附件肿块，自己提出或医师建议待孕后做剖宫产时一并处理（实为医师不按肿瘤处理原则，任意迁就或满足患者和家属）；某些子宫上细小的子宫肌瘤对孕育或剖宫产手术无碍，但日后可能会有影响。

剖宫产（初次、再次）与妇科肿瘤的相关情况有如下数种。

一、外阴、阴道肿瘤

外阴、阴道肿瘤通常与剖宫产术无关，因这些肿瘤易发现或在孕早、中期已将妊娠问题处理，常以流产、引产或剖宫取胎（也有称小剖宫产）处理，而非真正的剖宫产术。

二、宫颈癌

宫颈癌大多在孕早、中期已予处理，不涉及剖宫产术，仅有个别发现迟，已为孕晚期，胎儿能存活，或坚决要求保留胎儿，则在孕晚期行剖宫产术，同时再采用不同的相应措施治疗宫颈癌（如剖宫产后即行子宫相应范围的切除，术后再放疗、化疗等）。孕早期产前筛查宫颈，有助于早期发现疾病。

三、子宫内膜癌

子宫内膜癌甚为罕见，因其好发于围绝经期和绝经期妇女，发生在年轻或 < 40 岁者少见。年轻子宫内膜癌者多见于排卵障碍，如多囊卵巢综合征等而不易妊娠，也正因为如此，子宫内膜癌合并妊娠也易被误诊。医师对孕期不规则阴道出

血者也应及时予以鉴别，在考虑常见病症外，也应想到个别少见和特殊情况。1984年，Suzuki 等在 Gynecol Oncol 杂志上报道 8 例子宫内膜癌合并妊娠中仅 1 例为足月妊娠者，孕前二次诊刮病理报告为腺棘癌，G1，弥漫性受累，剖宫产分娩，后全子宫及双附件切除，术后放疗。余 7 例均为早或中期者均病理证实为子宫内膜癌，分别做全子宫和双附件切除或术后放疗。2006 年肌层浸润文献中也报道 25例仅 1 例为中分化，肌层浸润＞1/2 外，余均为高分化，仅有浅表浸润，预后好，仅 4 例足月妊娠或早产后发现，1 例剖宫产后发现。现今此类情况更为罕见，子宫内膜癌前病变或早期子宫内膜癌者采用大剂量孕激素治疗后有获足月妊娠剖宫产分娩者。

四、绒毛膜癌

妊娠合并绒毛膜癌在临床和病理上十分罕见。妊娠合并绒毛膜癌可分宫内妊娠合并绒毛膜癌和宫外妊娠合并绒毛膜癌两种。一般所谓妊娠合并绒毛膜癌是指宫内妊娠合并绒毛膜癌。

宫内妊娠合并绒毛膜癌一种是指正常妊娠时胎盘部分的绒毛恶变为绒毛膜癌，此为原发于正常胎盘的绒毛膜癌，也称原位绒毛膜癌或宫内妊娠合并绒毛膜癌；另一种为双胎中一个胎盘正常，而另一个胎盘为绒毛膜毛膜癌，此称妊娠合并绒毛膜癌。两种类型虽含意略有不同，但症状、体征、处理均基本相同。通常在临床上也均混称为妊娠合并绒毛膜癌。

妊娠合并绒毛膜癌若细分，则又可分为 5 种。

1. 直接绒毛膜癌　妊娠开始就是绒毛膜癌，中间无间隔期，也无前次妊娠相关史。

2. 妊娠合并绒毛膜癌　即绒毛膜癌与妊娠同时存在，患者子宫内有胎儿和胎盘，在子宫或胎盘或两者的某个部分有绒毛膜癌病变；另一种属生殖道外绒毛膜癌，原病灶消失，子宫切除或尸检发现子宫均正常，而子宫外有绒毛膜癌。推测前一种可能是双卵双胎中一胎患葡萄胎恶变的绒毛膜癌，也可能是单胎妊娠在胎盘形成后有葡萄胎样变化，以后继发为绒毛膜癌，故正常妊娠与绒毛膜癌并存。后一种可能原发灶本身退化溶解而被吸收。

3. 产后绒毛膜癌　胎儿娩出后才发现阴道、肺转移者。

4. 胎盘绒毛膜癌　成熟胎盘中的部分组织为绒毛膜癌。

5. 胎儿绒毛膜癌　多来自胎盘绒毛膜癌，癌细胞通过脐静脉，经肝门静脉至肝；同时脐静脉直接进入下腔静脉回流，经主动脉扩散，形成全身器官转移。妊娠晚期合并绒毛膜癌者，则劝其子宫切除和化疗。若胎儿接近足月大小，又不愿终止妊娠者则可化疗，此时化疗已不至于致畸和影响胎儿，也可剖宫产后即子宫切除，再全身化疗。

1993 年起，石一复先后在《中国实用妇科与产科杂志》《实用妇产科杂志》《浙江医学》分别报道正常妊娠合并绒毛膜癌病例有关报道，也强调对可疑者胎盘应做病理检查，配合 hCG 测定、影像学等及时诊治。

剖宫产术前和术时若发现羊水过多，胎儿缺陷时，或胎盘肥厚等，应胎盘做病理检查，有无合并葡萄胎或绒毛膜癌。

五、卵巢肿瘤

随着超声检查的普及和对产科检查的重视，妊娠合并卵巢肿瘤的检出率已较前大为增加，妊娠期合并卵巢肿瘤可分功能性（卵泡、黄体、卵泡膜黄素囊肿等），其他为成熟畸胎瘤、未成熟畸胎瘤、无性细胞瘤、性索间质肿瘤、上皮性肿瘤等。

妊娠合并卵巢肿瘤多数无临床症状，约 50%患者是产前超声检查发现卵巢肿瘤，剖宫产时发现者约 5%，也有许多是原已知妊娠合并卵巢肿瘤，后采取足月剖宫产时一并处理；也有仅是剖宫产术中发现；也有剖宫产时未常规检查双侧附件而遗漏，在产褥期发现后再次手术者。妊娠时由于子宫增大，导致盆腔解剖结构改变，肿瘤引起的症状多在妊娠 16 周后逐渐出现。

临床遇有下列事件发生：

1. 首次或再次剖宫术时应常规检查双侧附件。但各地均有个别医师在完成剖宫产手术后及关腹前未常规检查，因妊娠子宫增大而使双附件倒在子宫之后而未检查附件未发现卵巢肿瘤，遗留在盆腹腔，待产后子宫逐渐复旧缩小而附件位置改变发现卵巢肿瘤，需再次手术。常是为缩短手术时间，炫耀个人技术，或上级指导不严，或临场遗忘检查子宫后附件的原则。

2. 有个别三甲医院的个别正高医师，或因妇产科内再分科过细，长期只做产科，脱离妇科，又一般不掌握妇科知识或对妇科基础知识掌握不牢固，或因自己固步自封，在剖宫产时见到双侧增大卵巢，既不相互请教商议，也不做病理快速切片，即将双侧卵巢黄素化囊肿误认为卵巢肿瘤而立即将年仅 23 岁产妇的双侧附件切除事件发生，对患者日后生活质量，家庭等均有影响。此实属医师业务水平的过失和不该发生的事件，均应引以为戒。

3. 剖宫产术中对卵巢肿瘤的大体所见，妊娠合并卵巢肿瘤的相关知识和处理知识欠缺，尤对卵巢肿瘤的组织分类、良性、交界性、恶性不同处理原则、方案不熟悉，但至少可与相关医师及时商讨，否则易致过度治疗或治疗不足。

4. 应注意在处理卵巢切除（单侧或双侧）卵巢肿瘤剥出术等时均需考虑如何尽可能保护和保留卵巢功能，切勿手术操作粗糙，避免损伤相应血管，防止术后粘连，影响血供，解剖位置改变等而影响日后卵巢功能以及预后、生活质量。必需切记：卵巢不能随便切除和损伤，除非是治疗疾病之必需。总之："女性有两个完整的卵巢比有缺损的两个卵巢好，有一个卵巢比仅有一些皮质为好，有一些皮质比没有为好。"

剖宫产术中发现有卵巢肿瘤要了解病情，发现已多少时间？影像学、妇科检

☆ ☆ ☆ ☆

查情况，肿瘤指标，术中所见大体变化；若行肿瘤剥出术时宜完整剥出，防止破裂（若为交界性、恶性肿瘤则可使Ⅰ期a变为Ⅰ期c，易致扩散，改变预后）；术中尽量注意保护卵巢功能问题；难以决断时可立即与有关医师商议、会诊，及时做快速病理切片；遵循肿瘤诊治原则；有关切除卵巢问题宜及时与家属、患者沟通或征求意见，也说明后续事宜，切勿轻易决断。

5. 卵巢黄素囊肿常发生于葡萄胎、侵蚀性葡萄胎和绒毛膜癌患者，偶可发生于正常妊娠、双胎、妊高征、Rh 血型异常者。主要是滋养细胞分泌大量 hCG，刺激卵巢皮质的闭锁卵泡。同为卵泡膜细胞对 hCG 远较颗粒细胞敏感，所以多伴发卵泡膜细胞黄素化，最终形成卵泡膜黄素囊肿。也可因下丘脑-垂体-卵巢轴功能障碍，性腺反馈作用受阻，垂体分泌过多的黄体生成素促使卵泡增大和黄素化产生液体潴留形成囊肿。此外，医源性因素为应用促排卵药，特别是 hMG, hCG 或长期使用氯米芬之后，有的卵巢可达儿头大小，形成多囊泡状囊肿。大都是双侧，直径 6~20cm，壁薄透亮，表面光滑，囊液是淡黄色。黄素囊肿通常不需要特殊治疗，如妊娠终止，自行消失。

6. 卵巢上皮性交界性肿瘤Ⅰ期者排除对侧卵巢累及和远处转移可保留生育功能，仅切除患侧附件。也可行卵巢肿瘤剥出术（但黏液性囊腺瘤以切除为佳）。其他患者则全子宫和双侧附件切除的全面分期手术；若无浸润转移灶可随访观察。交界性肿瘤对化疗不敏感，告之患者日后若复发可进行再手术评估，并行减瘤术。

7. 卵巢上皮性癌按卵巢癌原则处理，年轻的Ⅰ期a者可单侧切除后随诊。

8. 卵巢生殖细胞肿瘤良性者可行肿瘤剥出术，日后随访观察。因良性畸胎瘤可有双侧性，其含义是同时双侧卵巢有畸胎瘤，或若干年后对侧卵巢有发生畸胎瘤可能。恶性生殖细胞肿瘤大多为年轻患者，局限单侧为多，对化疗较为敏感，肿瘤细胞有逆转可能，故可在医患充分沟通后做一侧切除，即使Ⅲ期，若要求保留生育功能者，知晓安危情况和风险后仍采用非手术治疗。

六、性索间质肿瘤

年轻Ⅰ期者也有做非手术治疗，日后随访，必要时再手术等处理。

七、输卵管肿瘤

输卵管肿瘤少见，合并妊娠更少见，良性者手术切除均有良好预后。剖宫产术关腹前均应常规检查附件，若有异常可切除做病理检查。尤其是剖宫产后即做输卵管绝育术者则双侧输卵管肯定做大体检查，有疑问者须行病理检查。

八、子宫肌瘤

剖宫产术中发现妇科肿瘤以卵巢生殖细胞肿瘤、上皮性肿瘤较为多见，但临床上剖宫产术中发现子宫肌瘤为最多见。因子宫肌瘤是妇女第一瘤，发病率多达

50%甚至更高，2015 年，加拿大妇产科医师协会报道子宫肌瘤发病可达 70%～80%；美国 Cramer 等将 100 例各种原因子宫切除标本间隔 2mm 连续切片得出 77%子宫标本中有子宫肌瘤。在育龄妇女中子宫肌瘤高 20%～50%，所以育龄妇女若行剖宫产术中发现子宫肌瘤的比例是高的，甚至有些细小的肌瘤尚未能扪及，日后还有逐步长大的可能。

有些子宫肌瘤即使在平时或孕期通过影像学也难以发现，而在开腹剖宫产在直视下或手触摸下易发现，在剖宫产术中的处理又该如何掌握，也是实际问题和具体问题。

妊娠合并肌瘤并不是剖宫产的绝对指征，故应严格掌握指征，控制剖宫产率。

（一）合并子宫肌瘤的孕产妇如有下列情况可适当放宽剖宫产指征

1．胎位不正，如臀位、横位。

2．宫颈肌瘤或肌瘤嵌顿在骨盆腔，阻碍胎先露下降或影响宫口开大者。

3．孕前有肌瘤剔除史并穿透宫腔者。

4．B 超检查提示胎盘位于肌瘤表面，可能引起胎盘剥离后血窦难以闭合致产后出血者。

5．有多次流产或早产史，胎儿珍贵者。

6．如肌瘤大而多发，有变性，患者本人不愿保留子宫时，可行选择性剖宫产及子宫切除术。

（二）子宫肌瘤剔除术后妊娠分娩方式的选择

主要依据子宫肌瘤剔除术距妊娠和分娩的时间间隔、肌瘤剔除术时切开子宫的深度及手术后的恢复情况、子宫肌瘤的部位等因素加以综合考虑。

1．剖宫产 临床上，子宫肌瘤剔除术后妊娠的孕妇多数采用择期剖宫产或有产兆急诊行剖宫产终止妊娠。这种处理方式除了可防止在产程中子宫破裂外，还与我们国家原来提倡一对夫妻只生一个孩子、需更多考虑母婴安全有关。

2．自然分娩 实际上并不是曾有子宫肌瘤剔除术的孕妇只能以剖宫产的方式终止妊娠，对一部分孕妇也可考虑阴道自然分娩，这部分孕妇主要是指子宫肌瘤剔除术距妊娠或分娩的时间较长者，特别是子宫肌瘤位于浆膜下或近浆膜，手术时切开子宫较浅、子宫肌瘤小、估计手术后组织瘢痕小、位置浅的孕妇仍可考虑阴道试产。

当然对这些阴道试产的孕妇也不能放松警惕，分娩过程中除常规注意产程进展及胎儿情况外，还需注意观察有无出现子宫局部压痛，子宫有无局限性凹陷或环状凹陷等情况，如果阴道试产过程中有子宫先兆破裂等异常表现，应及时停止阴道试产，改行剖宫产术。对于无异常状况出现、阴道顺利自然分娩的妇女，分娩结束后应常规探查宫腔，了解子宫瘢痕处情况。

（三）剖宫产术中对子宫肌瘤的处理原则

子宫肌瘤患者如果因为产科因素或者因为子宫肌瘤的存在导致产程受阻，应选择剖宫产终止妊娠。

在剖宫产术时是否能同时对子宫肌瘤进行处理，不同学者意见并不完全一致。

1. 一般传统的意见是剖宫产术中除带蒂浆膜下肌瘤、靠近剖宫产子宫切口容易剔除的肌瘤或不太大的浆膜下肌瘤外，将肌瘤留在体内，不予切除，其原因是出于如下的考虑。

（1）妊娠时子宫肌壁血供丰富，术时易出血，且增加产后出血和感染的可能性。

（2）胎儿娩出后，子宫收缩变形，肌瘤位置改变且与周围界限不清，增加了手术难度。

（3）产后肌瘤可缩小。浙江医科大学附属妇产科医院对 87 例妊娠合并子宫肌瘤患者的不同处理进行了比较分析，其结果提示，剖宫产同时行肌瘤剔除术其出血量明显高于单纯剖宫产组。尤其是位于子宫下段、肌壁间、黏膜下、>5cm 的失血量明显增多。少数患者因失血过多不得不行子宫切除术。

（4）对剖宫产时肌瘤剔除可能带来技术上的困难的顾虑，由于妊娠时子宫明显增大，子宫血供丰富，手术时难度比非妊娠时大，一些小的子宫肌瘤不易发现，手术时不容易将子宫肌瘤挖净。

（5）顾虑至足月妊娠时子宫高度充血，可能造成手术中难以控制的大出血。

2. 也有一些学者则认为，在剖宫产术中同时行子宫肌瘤剔除是可行的，另一种观点则主张剖宫产同时剔除肌瘤，其理由如下。

（1）子宫肌瘤剔除后免受再次手术痛苦，减轻经济负担。

（2）留下肌瘤不处理，影响子宫缩复，使产后出血及盆腔感染概率增加。

（3）虽然产后激素水平下降可使肌瘤缩小，但生育年龄期妇女不会自行消失，还有继续增长的可能性，当肌瘤变性出现腹痛等症状时仍需手术。

北京协和医院分析 40 例大型子宫肌瘤在剖宫产同时行子宫肌瘤剔除术，平均出血量比同期单行剖宫产者仅增加 100～200ml，手术难度也无明显增加。而如留下子宫肌瘤不处理，可影响子宫缩复，盆腔感染的概率也有所增加。在肌瘤为单发的情况下，剔除后近 90% 患者不致复发，肌瘤为多发性时，则有约 50% 以上免于复发，因而他们认为剖宫产同时剔除肌瘤是有价值的。Brown 等对 16 例剖宫产术中行肌瘤剔除术者与接受单纯剖宫产者进行对比分析，得出剖宫产术中行肌瘤剔除术是安全可行的，但强调要有充分的准备，包括严格挑选病例，配备有经验丰富的手术医师，及时应用缩宫素或暂时性血管阻断技术等，减少失血等并发症。

他们发现先行剖宫产术，然后剔除子宫肌瘤，可能是由于产生子宫生理性收缩和产后子宫对催产素的敏感，手术中出血量并不多，甚至比用止血带方法止血的非妊娠期子宫肌瘤剔除术量少，而且妊娠时子宫肌瘤与非妊娠期一样界限清晰，手术剔除的难度并不增加。此外，如果在剖宫产时将子宫肌瘤留在子宫上，实际上是给患者留下祸根和隐患，从近期来看，留下肌瘤不处理，子宫肌瘤可以影响子宫复旧、使产后恶露时间延长，甚至造成继发感染，产后出血及盆腔感染概率均有增加，此外，虽然产后激素水平下降可使肌瘤缩小，但不会完全消失，肌瘤变性出现腹痛等症状时仍需手术；从远期来看患者多需再次手术，增加经济负担和痛苦。而剖宫产同时行子宫肌瘤剔除者并未对产后恢复造成不良影响，因此认为，在剖宫产同时行子宫肌瘤剔除是安全的。

因此，目前多数学者认为剖宫产术中行肌瘤剔除术是安全可行的，但应强调严格挑选病例以及包括及时的缩宫素或血管阻断技术应用等充分的医疗技术准备。

3. 凡拟在剖宫产同时行肌瘤剔除术者，应做好如下术前准备。

（1）准备充足的血源供应，以备应急。

（2）施术者必须技术娴熟，能承担髂内动脉或子宫动脉结扎术及子宫切除术。此外术前应做 B 超检查，了解肌瘤及胎盘位置，以决定手术切口位置及方式。

在术中一般先做剖宫产，除黏膜下肌瘤经宫腔切除外，余均应先缝合剖宫产切口，然后再行肌瘤剔除术；肌瘤剔除前应在肌瘤四周及基底部用缩宫素或麦角新碱封闭注射，然后再行肌瘤剔除术；在找到肌瘤与宫壁分界后，予以分离，可采取边分离边结扎包膜血管的方法，逐步将肌瘤剥除，以减少创面出血。

不过，并非所有剖宫产术中肌瘤剔除都是安全的，应严格掌握适应证，根据具体情况而定，个体化对待是必要的前提。不主张在剖宫产时常规行肌瘤剔除术，因剖宫产术中实施肌瘤剔除术出血率高。除非是肌瘤位于切口附近或浆膜下以及小肌瘤或是肌瘤剔除术后易于行子宫修补，方可考虑同时行剔除术，否则可不予以考虑。患者若因妊娠合并心脏病、子痫、心力衰竭、DIC 等危重情况行剖宫产术，应尽量缩短手术时间，为保证产妇安全不宜同时行肌瘤剔除术。此外，当肌瘤＞5cm 特别是＞10cm 的大肌瘤，或为阔韧带内、宫角部、直肠窝、宫颈等部位肌瘤应放弃剔除术，这些部位一旦发生出血，往往来势汹涌，损伤惨重。

（四）剖宫产术中处理子宫肌瘤的建议

需要提出的是，并非所有的剖宫产术中肌瘤剔除都是安全的，不主张剖宫产术中常规行肌瘤剔除。剖宫产时是否行肌瘤剔除术，应严格掌握适应证，根据具体情况做到个体化对待。浙江大学医学院附属妇产科医院总结其临床经验如下。

1. **剖宫产术同时处理子宫肌瘤的指征**

（1）带蒂或大部分突向浆膜的子宫肌瘤。

（2）直径＜5cm 的子宫体部且靠近子宫切口的肌壁间肌瘤或黏膜下肌瘤。

2. **不建议剖宫产术同时处理子宫肌瘤**

（1）肌瘤直径≥5cm，在血管丰富部位和难以暴露部位的肌瘤（如宫角部、阔韧带内、直肠窝、宫颈等部位者）。

（2）合并心脏病、子痫、心力衰竭、DIC 等危重病例，手术风险性大，不主张同时行肌瘤剔除术。

　　3．术前准备　凡拟在剖宫产同时行肌瘤剔除术者，应做如下术前准备。

　　（1）准备充足血源供应，以备应急。

　　（2）产妇除做血常规检查外，必须常规做凝血功能检查。

　　（3）加强子宫收缩的药物如缩宫素、麦角新碱，必须常规准备。

　　（4）施术者必须技术娴熟，能承担髂内动脉或子宫动脉结扎术以及子宫全切除术。

　　4．子宫切口选择　剖宫产术前仔细观察 B 超，选择避开胎盘的位置做切口，术中应根据子宫肌瘤的位置决定子宫切口。

　　（1）肌瘤位于子宫下段者，可采取古典式剖宫产子宫体纵切口方式。

　　（2）子宫前壁多发肌瘤，应尽量避免切开肿瘤所在处，必要时可行"J"形或"S"形等切口随机切开。

　　（3）子宫前壁实在无法切开时，可在子宫侧壁或后壁切口。

　　5．术中注意事项

　　（1）一般先做剖宫产，除黏膜下肌瘤经宫腔内切除外，余均应先缝合剖宫产切口，然后再剔除肌瘤。

　　（2）采用缩宫素或麦角新碱在将要剔除的肌瘤四周及基底部封闭注射，然后再做肌瘤剔除术。

　　（3）在找到肌瘤与宫壁的分界后予以分离，可采取边分离边结扎包膜血管的方法，逐步将肌瘤剥出，以减少创面出血。

　　（4）如肌瘤剔除后创面出血较多，经宫缩药注射或一般处理无效时，应当机立断做髂内动脉或子宫动脉结扎术，甚至行子宫全切除术。

　　（5）可挖的子宫肌瘤估计是良性、单发；若为多发肌瘤估计剔除后子宫肌层足够缝合；若整个子宫满布肌瘤或肌壁间肌瘤直径＞12cm，宫颈部巨大肌瘤，疑有恶变者则可能需做子宫切除。

　　（6）手术时因盆腔充血，组织水肿，血管充盈，若巨大肌瘤对周围压迫、粘连等应充分评估。有关子宫切口的选择应参考术前超声定位和术中所见；肿瘤大者先棱形切开包膜，分离和取出瘤体，瘤腔必须闭合，采用连续褥式或"U"形缝合，忌反复缝合创面引起肌肉撕裂。宜仔细操作，正确判断出血量和探测有无肌瘤遗留。

　　（7）宫颈部巨大肌瘤使颈管拉平者须做子宫全切除，宫颈管上端的宫颈肌瘤可做子宫次切。巨大肌瘤易致血管、输尿管走行改变，术中防止损伤。

　　（8）剖宫产子宫肌瘤剔除术后需注意阴道出血，有无腹腔内出血，子宫复旧，常规子宫收缩药使用，术后加强抗感染治疗，若子宫切除者术后 48～72h 观察有无深静脉栓塞。

（石一复）

第 12 章

剖宫产子宫瘢痕妊娠的定义

1978 年，英国 Larsen 和 Solomom 报道第一例剖宫产子宫瘢痕妊娠（cesarean scar pregnancy, CSP），至今为止剖宫产瘢痕妊娠的定义，虽从字面上或含义上似乎均懂得和已了解，但是否确切？以什么方法诊断？国内外众说纷纭，有的大同小异，有的不确切，也有临床、影像学、腔镜、病理学等内容未统一。

一、剖宫产子宫瘢痕妊娠现有的相关定义

1. Godin 1997 年提出，剖宫产子宫切口瘢痕妊娠必须具备 4 项标准。

（1）子宫腔空虚。

（2）宫颈管空虚。

（3）妊娠囊坐于子宫峡部前壁，其上部有输卵管。

（4）膀胱壁和妊娠囊间缺少正常肌层。

（见陈春玲主译，曹泽毅主审 . 威廉姆斯妇产科 . 北京：科学出版社，2011：168）

作者认为，此标准实际适合于妊娠早期，随孕周增大，上述体征会有改变。

2. 剖宫产子宫瘢痕妊娠指妊娠物种植于剖宫产子宫切口瘢痕处，周围被子宫肌层及纤维瘢痕组织所包裹，妊娠完全位于子宫腔外的一种特殊类型的异位妊娠。

作者认为，妊娠完全位于子宫腔外，也不什么确切，也与孕周、妊娠物发育以及现今 CSP 分型中也有突向宫腔，甚至有孕中期、孕晚期，更有罕见数例报道可达孕足月，所以与此定义不符。

3. 指 B 超下子宫前壁下段瘢痕处子宫内膜中线任何可见无回声区，有剖宫产子宫壁瘢痕缺损。在此基础上，若有孕囊在此种植，形成 CSP。

作者注：此为 B 超诊断，术后数月至 2 年，于月经周期第 5～9 天，B 超和子宫输卵管碘油造影（HSG）均有相似发现，报道此种剖宫产后子宫壁瘢痕缺损发生率高达 63% 左右，故在缺损基础上发生 CSP 概率增加。

4. 指受精卵种植于剖宫产后子宫瘢痕处的妊娠。大多认为 CSP 发生与剖宫产时子宫内膜和肌层的连续性中断，子宫内壁呈瘢痕愈合，形成子宫肌层到宫腔的连续性中断，子宫内壁呈瘢痕愈合，形成子宫肌层到宫腔的窦道，再次妊娠时，

受精卵在该窦道生长，从而形成 CSP。

5．指妊娠着床于前次剖宫产瘢痕处。

6．指妊娠组织种植于既往剖宫产瘢痕处。

7．剖宫产切口通常选择在子宫下段，产后复旧，子宫下段恢复为正常的子宫峡部。CSP 指在此处妊娠。

作者注：大多正规的子宫下段剖宫产子宫切口是如上述，但因择期子宫下段剖宫产、急诊剖宫产、产程进展、先露位置高低等众多因素则可出现切口位置高低不同，所以恢复后切口不一定在子宫峡部，但子宫壁也有缺损，若再次妊娠，孕卵种植于缺损的瘢痕处，不一定在子宫峡部。

8．瘢痕妊娠是指胚胎在原子宫切口处着床，肌层粘连，甚至穿透子宫，出现子宫破裂大出血情况[中国妇幼健康研究，2014,25（6）：1086-1088]。

作者注：瘢痕妊娠的命名不严谨，文中内容是剖宫产术后子宫瘢痕妊娠。若题目及内容泛指瘢痕妊娠是指什么部位或器官的瘢痕？子宫瘢痕妊娠也可有子宫肌层剔除术、剖宫产（体部或下段）、子宫畸形矫正术、妊娠滋养细胞肿瘤病灶剔除术、各种因素所致子宫穿孔等子宫外科手术的瘢痕，因以往有子宫肌层断裂史者均有可能发生，应是特定而明确的剖宫产术后子宫瘢痕妊娠为宜。

9．指孕囊、绒毛或胎盘着床于既往的剖宫产子宫切口处，与肌层粘连、植入可造成子宫出血、破裂，是一种罕见的异位妊娠。

[Seow KM，et al．Cesarean scar pregnancy：issues in management. Ultrasound Obstet Gynecol,2004,23(3):247-253]

10．指孕囊着床于既往有剖宫产史的子宫下段原切口处，绒毛与切口处肌层粘连，甚至植入穿透子宫。[Rotas MA, et al. Cesarean scar ectopic pregnancies: etiology, diagnosis, and management.Obstet Gynecol,2006,107(6):1378-1381]

11．指妊娠物不是位于宫腔内，而是植入于前次剖宫产瘢痕处的子宫肌层之中，周围被子宫肌层及纤维瘢痕组织所包围。

12．指受精卵着床的部位是在没有收缩功能的纤维结缔组织之中，一旦流产或浸润穿透肌层组织，由于开放的血窦不易闭合，可能导致大出血。

13．指胚胎着床于子宫下段前壁（或称"峡部"）。原来剖宫产瘢痕处绒毛组织侵入瘢痕深处并继续向子宫浆膜面生长。

14．指受精卵、滋养细胞种植于前次剖宫产切口瘢痕处，被子宫肌纤维及瘢痕处组织所完全包绕。

15．指孕卵、滋养细胞种植于前次剖宫产切口瘢痕部位的子宫肌层。

16．2016 年中华妇产科学会 CSP 诊治专家共识定义如下。

（1）指受精卵着床于前次剖宫产子宫切口瘢痕的一种异位妊娠，是一个时限定义，仅限于早孕期（＜12 周）。

（2）孕 12 周后的中孕期 CSP 则诊断为"宫内中孕，剖宫产后子宫瘢痕妊娠，胎盘植入"。如并发有胎盘前置，则诊断为"宫内中孕，剖宫产术后子宫瘢痕妊娠，胎盘植入，胎盘前置状态"。

（3）到中、晚孕期为胎盘植入及前置胎盘，即形成所谓的凶险型前置胎盘。

二、CSP 定义

早孕期是指妊娠物着床在前次剖宫产子宫瘢痕处的异位妊娠。

中孕期 CSP 是指宫内中孕期，剖宫产瘢痕妊娠，胎盘植入。

主要关注妊娠囊着床位置。

也有定义为：妊娠囊、受精卵或胚胎着床于子宫剖宫产切口瘢痕处。

作为一种后果极为严重的剖宫产手术的远期并发症，和异位妊娠新的一种类型。

有许多报道中均称 CSP 为一种罕见的疾病，而事实却不然，就我国而言，因我国剖宫产率高而致本病的发生率升高，近年石一复等联合 7 所医学院校附属医院 2010—2014 年 5 年 CSP 占异位妊娠的 10%左右，所以再也不能称为罕见的疾病。

以上仅是本作者查阅有限文献中所摘采的有关 CSP 定义的描述。从上可看出有关 CSP 的定义，总的意思大家均了解，但涉及具体准确用文字描述表达还有一些在：解剖学、名词使用、概念、诊断时机与疾病发展、相关鉴别、是否要影像学或病理学诊断等问题，对 CSP 定义的确定上值得商榷和讨论。

1. 从解剖学而言，子宫以子宫解剖学内口为界，分为体部和颈部两部分，后者又由子宫峡部和子宫颈管组成。从组织学讲，子宫由子宫体、子宫峡部和子宫颈管三部分组成。

子宫峡部，在孕 12 周后峡部逐渐伸长，变宽变薄，成为软产道一部分，足月临产形成。子宫下段可达 7～11cm，峡部为胎儿娩出时产道薄弱处。子宫下段剖宫产常在此做切口，在下段也为子宫峡部的内腔，称子宫峡管，其上口称峡管内口，在解剖学上又称解剖学内口，也即子宫颈管内口。

所以正规的子宫下段剖宫产在形成的子宫下段做切口，产后恢复后子宫切口瘢痕仍在子宫前壁峡部现在所指的 CSP 也即是在子宫前壁峡部，原剖宫产部切口瘢痕处的妊娠。只有少数可能因各种原因所致的择期剖宫产，子宫下段未完全形成，或先露位置已很低，深入骨盆，则子宫下段剖宫产切口的位置过高或过低，不一定在子宫下段通常位置，则 CSP 的位置可能在子宫近峡部之较上或宫颈部，也即可能不是真正在峡部瘢痕处妊娠。

此外，若以往剖宫产为体部，或子宫下段直切口，或因某种原因子宫下段切口呈倒置"T"形，或先露明显下降，子宫切口在宫颈部。术后再次妊娠不在通常的子宫峡部，这与日后再次妊娠真正的子宫下段剖宫产瘢痕妊娠还是有区别的，但可符合剖宫产子宫瘢痕妊娠。

☆☆☆☆

2. 瘢痕妊娠的定义从解剖学和手术原因来说均不一样。瘢痕可泛指有皮肤、内脏各器官等。就子宫上的瘢痕也可因刮宫、宫腔手术、子宫肌瘤剔除术、子宫畸形矫正术、妊娠滋养细胞肿瘤剔除术、子宫穿孔以及不同术式等均可留有瘢痕，其瘢痕处也可有可能妊娠。而从疾病和剖宫产而言，主要是针对子宫下段剖宫产瘢痕的妊娠。所以在定义叙述中也应明确。

3. 从解剖学和子宫峡部的 CSP 来说，应特定在子宫峡部前壁。因临床罕见子宫后壁妊娠者[国际妇产科杂志，2014，41（4）:451-452]。

4. CSP 定义中有关种植物的名称有胚胎、受精卵、孕囊、滋养细胞等多种记述。按妊娠的精子、卵子结合及其发育过程而言，受精发生在排卵后 12h 内，受精后 4d，早期囊胚进入宫腔，受精后 11～12d 逐形成晚期囊胚植入子宫内膜称着床。着床过程中有滋养细胞分化和逐渐开始分泌绒毛促性腺激素。妊娠开始 8 周的胚体称为胚胎，从受精第 9 周开始直至分娩前称胎儿。所有 CSP 各种不同描述的定义中，有关胚胎、受精卵、孕囊、滋养细胞等多种记述均无错，只是在诊断时孕周时间的不同，当然 CSP 植入部位非正常妊娠植入于子宫底部或前、后壁，其发育和植入时间均与正常妊娠发育有异并为迟。在定义中将上述植入物的名称如何统一或规范化值得商榷，讲得笼统些，如有些定义中称"妊娠物"为妥，均可包含上述内容。

5. 也有定义中指妊娠物"不是位于宫腔内，而是植入于前次剖宫产瘢痕处的子宫肌层之中，周围被子宫肌层及纤维瘢痕组织所包围"之说。此种 CSP 临床少见，仅在 CSP 之极早期，而临床所以"完全包围"在子宫肌层之中者极少见，若是如此，则阴道出血症状也应甚少见，所以此定义也不能概括临床常见诊断的 CSP。

6. 也有定义中提到"绒毛组织侵入瘢痕深处，并继续向子宫浆膜面生长"，此也非绝对，有不少病例向宫腔生长，向膀胱方向生长，该两处从解剖学上说均无浆膜，所以不符合实际。

7. CSP 定义中均无明确提及妊娠物在原剖宫产子宫切口瘢痕处生长主要是依靠超声诊断，仅靠病史、临床、β-hCG 测定不易诊断 CSP。

8. 即使主要依据超声等辅助诊断，甚至手术大体所见而无病理所见，也有误诊可能，因 CSP 需与宫内孕、流产、流产胚胎物逐渐排出时位置下移、宫颈妊娠、非剖宫产的峡部妊娠、剖宫产子宫切口瘢痕子宫内膜异位症、妊娠滋养细胞肿瘤、子宫下部近峡部处子宫肌瘤变性等鉴别。

所以 CSP 的定义中应包括：①有子宫下段剖宫产史；②有子宫下段剖宫产史的子宫前壁峡部处瘢痕妊娠；③有肯定的妊娠物；④可向膀胱或子宫浆膜层，或向宫腔生长，也可主要在肌层内，几乎被包裹；⑤因诊断孕周早晚及妊娠物发展有异等有关，若只注意诊断当时的情况而下定义，则易引起下定义者和读者们双方的片面、不确切、概念模糊、误解等，所以对 CSP 的定义还有商榷和重新界定的必要。

实际是简单的 CSP 是否可初步以"主要经影像学确定妊娠物着床于子宫下段剖宫产子宫切口瘢痕处而引起的相关病变"似均能包括和简单说明。①病史有子宫下段剖宫产史；②定位在子宫下段前壁；③是子宫下段剖宫产的子宫切口瘢痕处妊娠；④有妊娠物（受精卵、孕囊、滋养细胞、胚胎任何一种均是）；⑤是一种异位妊娠；⑥肯定也有妊娠相关的改变（停经、阴道出血、β-hCG 改变）；⑦主要由影像学的 B 超辅助诊断；⑧病变可向肌层中、宫腔、腹壁或膀胱发展。如此提出也请相关同意讨论、商榷。

（石一复）

第 13 章

剖宫产瘢痕妊娠

第一节　剖宫产瘢痕妊娠的发病机制

确切的剖宫产子宫瘢痕妊娠（cesarean scar pregnancy, CSP）发生机制至今仍不明，目前大多认为 CSP 发生可能与局部瘢痕处血供不良，肌纤维缺失、炎症反应，免疫因素、整个宫腔的肌层蠕动失调有关。

1. 有关报道认为可能的机制

（1）子宫瘢痕处内膜及肌层中段会导致局部血供不良以及子宫内膜间质蜕膜化不充分，受精卵若在此处着床，常发生与底蜕膜的缺损，若黏附和侵入能力增强滋养细胞进入未愈合的肌层微管甚至穿透黏膜层而引发 CSP。

（2）子宫切口瘢痕不仅影响局部微环境，还对整个子宫产生影响。CSP 与瘢痕处某些炎症因素和氧化应激会扰乱子宫结合带正常的收缩波，改变肌层蠕动方向，从而影响受精卵着床。

（3）通过胎盘和内膜移植试验发现，胚胎倾向于种植在上皮暴露的瘢痕处，而此处正存在内膜局部损伤和炎症反应。

（4）剖宫产妇女子宫瘢痕处的粒细胞和新生血管较少，瘢痕处内膜与宫腔其他部位内膜成熟不同步，影响正常胚胎种植，且子宫内免疫环境改变也是造成 CSP 的原因。

2. 目前认为主要是子宫切口缺损学说　多数学者支持子宫切口缺损学说，即子宫下段剖宫产术后子宫切口部位没有完全愈合，存在缺损，受精卵着床并种植于存在内膜缺损的子宫切口瘢痕处，发生底蜕膜缺失或蜕膜化不足，从而滋养细胞直接侵入子宫肌层，甚至穿透子宫壁，具体涉及如下。

（1）剖宫产瘢痕处子宫内膜发育缺陷，致绒毛植入瘢痕。

（2）与内分泌的异常及组胺等生化异常有关，此种改变和变化与子宫内膜缺损有关，进一步导致 CSP 发生。

（3）由于 ART（IVF-ET）等技术应用，植入多个胚胎，增加了有剖宫产瘢痕处 CSP 发生机会。

（4）孕卵本身发育迟缓，未能按正常时间发育、游走、着床于子宫底部的子宫前后壁，而继续下游而植入剖宫产子宫切口瘢痕处。

（5）若剖宫产后有输卵管病变，致受精卵进入宫腔缓慢或宫腔内子宫内膜因多次刮宫，内膜菲薄或创伤，或炎症，或子宫内膜容受性差，孕卵未能在正常时间或正常部位着床，而后孕卵继续下移，则有可能在剖宫产子宫瘢痕缺陷处着床而成 CSP。

（6）已有剖宫产者因多种原因再次孕育须使用促排卵方案治疗者，常因多个排卵及多胎机会增加，有多个胚胎早期在宫腔内时，有可能有某一受精卵或胚胎植入原先剖宫产子宫切口瘢痕处而成 CSP。

（7）与剖宫产瘢痕处子宫肌层组织缺陷有关：瘢痕处子宫平滑肌细胞间连接不紧密，子宫肌层组织缺陷，肌层组织中有细小狭长的裂隙存在，受精卵通过子宫内膜和剖宫产瘢痕间的微小裂隙或腔道着床在瘢痕组织中。

宫腔镜检查也可证实 CSP 治疗过程中，见子宫前壁下段子宫内膜明显凹陷，受精卵着床该处，可能与增加子宫下段子宫内膜容积，从而增加该处子宫内膜容受性有关。

CSP 发病可能是在受精卵着床的"植入窗期"（一般在排卵后 6～10d，即正常月经周期的第 20～24 天，此期子宫内膜组织结构和分泌蛋白发生相关变化，有利胚胎植入。

（8）宫颈和子宫体肌组织结构不同，妊娠时子宫下段形成，若切口位于解剖内口，则切口上缘短而厚，下缘薄而长；切口位置接近宫颈或在宫颈的上部，则血供相对为少；剖宫产时切口过小，或胎头、胎体过大，娩出时易使切口撕裂；也有切口小再在切口中部向上纵切，致子宫切口呈倒置"T"形，均因缝合问题等影响切口愈合。

若宫腔内容物排出受阻，宫腔压力高，易使子宫切口愈合不良处有形成憩室样变可能，随经期、子宫内膜剥脱，子宫内膜在愈合不良处种植，或手术缝合时有子宫内膜缝入可到瘢痕切口处形成子宫内膜异位症。

（9）同源框基因 HOXA 11 主要表达于子宫下段和宫颈，对子宫内膜的正常形态维持、增殖和分化、子宫内膜容受性建立以及胚胎的着床和发育等起着重要作用。国内沈阳对有剖宫产史（即瘢痕子宫）子宫内膜和子宫瘢痕妊娠者早孕蜕膜分别进行 HOXA 11 免疫组化检测，其结果为非孕瘢痕子宫内膜与子宫瘢痕妊娠早蜕膜组织中 HOXA 11 的表达均显著高于正常无剖宫产史者正常妊娠，提示剖宫产瘢痕对受精卵着床时，以及着床后妊娠维持过程中的子宫内膜容受性产生影响和子宫下段内膜在受精卵着床"植入窗期"增加，并易通过剖宫产子宫瘢痕处愈合不良的缝隙而共同促进 CSP 发生。

（10）近年研究也有关注在受精卵着床的"植入窗期"多种细胞因子表达增加，对子宫内膜容受性均可产生影响，其在 CSP 的形成中的作用，尚待进一步研究。

随着对今后从临床、病理、子宫生物学、分子生物学、生殖医学、影像学、生化、内分泌等多方面与剖宫产子宫瘢痕妊娠的深入研究，对知晓剖宫产子宫瘢痕妊娠将会有进一步的了解，因剖宫产后子宫瘢痕妊娠涉及范围也甚广，既有独立原因，又有相关因素，仅从某一原因也难以说明其本质。

（石一复）

第二节　剖宫产瘢痕妊娠的高危因素

1. 剖宫产、刮宫术、子宫肌瘤剔除术（宫腔镜子宫黏膜下肌瘤剔除术、开腹或腹腔镜子宫肌瘤剔除术贯通子宫壁全层者）等子宫内膜、近内膜的子宫肌层有损伤者是 CSP 主要的高危因素。

2. 术后子宫切口对合不齐、血供不佳、感染、血肿形成、肌层缝合方式、层数。

3. 两次剖宫产间相距时间。

4. 多次剖宫产。

5. 真正的憩室且较大者。

6. 子宫后屈。

7. 剖宫产子宫复旧不全。

8. 阴道、宫颈表面，子宫颈管，子宫内膜炎症等均可致病原菌上行影响剖宫产切口的愈合，对再次妊娠形成 CSP 有关。

9. 胎膜早破，宫内感染因素。

10. 多次阴道检查，肛门检查，尤是胎膜早破引起上行感染，若剖宫产者影响子宫切口愈合，再次妊娠也易致 CSP 可能。

（石一复）

第三节　剖宫产瘢痕妊娠的临床表现及诊断

剖宫产后瘢痕妊娠患者，根据既往剖宫产史、发病后的病史、症状和体征，以及早期超声检查，诊断基本可以明确。超声是诊断该病最经济、最常用、可靠的诊断剖宫产后瘢痕妊娠的方法。

1. **病史**　CSP 早期临床表现无特异性，患者既往有 1 次或 1 次以上的子宫下段剖宫产史，剖宫产可以择期剖宫产或进入产程后的紧急剖宫产，部分病例出现剖宫产后月经量增多或经期延长，经期淋漓不尽，超声或 MRI 检查显示剖宫产瘢痕愈合欠佳，表现为瘢痕局部不均匀、憩室、凹陷或连续性中断等剖宫产后瘢痕愈合不良表现。也可在宫腔镜下直视剖宫产瘢痕局部的不同程度缺损病灶。

CSP 发生距离前次剖宫产时间不一，据现有报道 CSP 在剖宫产后 4 个月至21 年均可发生，已发生 1 次 CSP 后，再次发生率明显增高。

CSP 多有停经史，停经时间一般在 5～15 周，无阴道出血或有少量阴道出血，据资料统计约 1/3 患者可无阴道出血，30%～40%患者有无痛性少量阴道出血；个别早期没有阴道出血和未行超声检查漏诊的 CSP 病例，停经时间可以至妊娠中晚期，以往有对 CSP 病例采用非手术期待治疗的个例病案至停经 36 周而出现严重不良后果。部分病例表现为药物流产后无明显组织排出或仅有少量膜样组织排出，药流后阴道出血持续不净或突然增加，甚至出现出血性休克。在早期没有确诊的病例，误诊为正常早期妊娠的病例常在行人工流产手术或清宫手术时发生难以控制的出血而转入紧急的救治状态。

早期 CSP 发生腹痛不常见，约 1/3 患者完全没有腹痛症状，有部分患者表现为下腹部饱胀不适感，部分患者因膀胱返折腹膜后包块压迫出现尿频症状。极少数患者开始即为腹部剧痛，伴血压下降、心率加快，脸面苍白等休克症状，预示已经发生子宫破裂的严重病情。

由于 CSP 易与宫内早孕、先兆流产、难免流产、不全流产混淆而误诊，一旦误诊通常在人工流产或清宫手术时发生难以控制的大出血。若早期未能明确诊断则易与妊娠滋养细胞肿瘤混淆而发生不必要的肿瘤性化疗。

2. 全身及妇科检查　CSP 未发生有关出血、破裂等并发症时通常无明显特异体征。体检腹部可见纵行或横行的手术瘢痕。妇科检查外阴、阴道可见着色，宫颈着色，宫颈外口闭合，形态正常，子宫体增大或较相应停经孕周为小，子宫前壁下段或峡部膨大或外凸，局部可触及与子宫下段相连的包块，边界清，质地软，随子宫活动。双附件未及包块及压痛。当发生流产时，阴道内可见少量或多量血液或血凝块；当包块发生破裂时则可出现盆、腹腔内出血症状和体征。

第四节　剖宫产瘢痕妊娠的辅助检查

一、尿妊娠试验

与一般宫内妊娠相仿，受精卵着床后，用早早孕试纸法检查患者尿液结果阳性。

二、血 β–hCG

无特异性，与早期正常宫内妊娠比较通常上升幅度略低，Rotas 报道血 β-hCG 滴度 48h＜50%，β-hCG 绝对值报道不一，与停经时间和胚胎滋养细胞发育程度相关，变动范围在 66～150 000U/L。动态检测血清 β-hCG 值主要有助疗效判断和指导临床进一步治疗。

三、超声检查

超声检查为确诊 CSP 最常用、可靠、经济的诊断方法，敏感性 85%（95% CI 0.7763～0.9050），经阴道和腹部实时彩色多普勒超声检查，更利于观察胚囊大小，与剖宫产瘢痕的位置关系以及胚囊与膀胱间的肌层厚度；经腹部超声利于了解胚囊或团块与膀胱的关系，测量局部肌层的厚度；两种超声联合检查可以更全面了解病情。

典型的 CSP 超声显像特点主要有：①子宫腔与颈管内未见胚囊，可见内膜线。②子宫峡部前壁瘢痕处见胚囊附着或不均质团块。③瘢痕处肌层连续性中断，肌层变薄，与膀胱间隔变窄。包块外缘距浆膜层较薄，仅 2～5mm，包块内偶见胚芽及心管搏动。④彩色多普勒血流显像（CDFI）显示胚囊或不均质团块周围可见高速低阻血流信号，脉冲示高速（峰速＞20 mm/s）低阻（RI＜0.5）。⑤附件区未见妊娠相关包块（除外 CSP 破裂），子宫直肠陷凹无游离液体。

根据超声图像特征，内生型（Ⅰ型）即胚囊向宫腔内生长；此型极大部分发展形成前置胎盘，植入部位大出血风险显著增高。

Ⅰ型（内生型）：剖宫产后瘢痕妊娠，子宫腔与颈管内未见胚囊，内膜线清晰；子宫峡部前壁瘢痕处见胚囊附着，外缘距浆膜层薄，肌层变薄，胚囊内见胚芽及心管搏动；CDFI 显示胚囊周围可见高速低阻丰富的血流信号（图 13-1，彩图见插页），三维超声清晰显示胚囊位于前峡部（图 13-2，彩图见插页）。

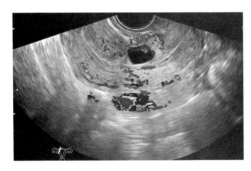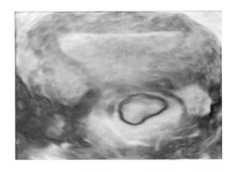

图 13-1　CDFI 显示胚囊周围可见高速低阻丰富的血流信号　　图 13-2　三维超声显示胎囊位于前峡部

Ⅱ型：胚囊向腹腔和膀胱后生长，此型胚囊深入瘢痕肌层内生长，在妊娠早期即可发生子宫破裂和大出血。

Ⅱ型（外生型）剖宫产后瘢痕妊娠（图 13-3，图 13-4，图 13-5，彩图见插页，颈管内未见胚囊，子宫腔内有部分胚囊，内膜线清晰；胚囊种植部位位于子宫峡部前壁瘢痕，胚囊约 50%位于宫腔，50%突入前峡部肌层，外缘距浆膜层薄，肌层变薄，胚囊种植部位 CDFI 显示胚囊周围可见高速低阻丰富的血流信号，经阴道三维超声清晰显示胚囊约 50%位于宫腔，50%突入前峡部肌层，局部向膀胱突起，未穿透浆膜层。

近年来也有文献报道将 CSP 分为：①胚（孕）囊型，超声下可见完整的胚囊存在，根据孕囊的位置不同又分为 2 种亚型，即瘢痕处孕囊型和瘢痕处至宫腔内孕囊型；②不均质团块型，超声显示血流丰富的不均质团块状，未见完整胚囊存在；③混合型（即不规则孕囊+团块），超声下显示完整的不规则孕囊和血流丰富的不均质团块共存。确定剖宫产后瘢痕妊娠类型对临床处理策略和方案的选择以及疾病预后有重要意义。

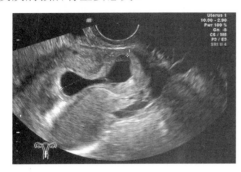

图 13-3　Ⅲ类切口愈合不良

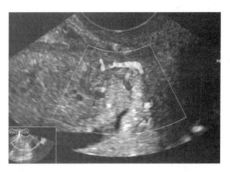

图 13-4　愈合子宫前壁下段纤细低回声带

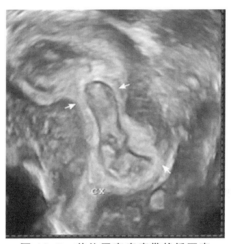

图 13-5　前位子宫瘢痕带状低回声

（一）剖宫产后再次妊娠子宫瘢痕超声评价

1. 早孕期的子宫瘢痕超声评价

（1）超声检查时间：首次超声检查的时间最好为孕 5 周时（图 13-6），因为此时胚囊仅占宫腔的 1/4 左右，容易判断胚胎的着床位置，随着妊娠时间的增加，胚囊占据宫腔的位置越来越大，使得胚胎着床位置的判断越来越困难，孕 10 周左右，胚囊几乎占据了整个宫腔，胚胎的着床位置很难判断。

（2）检查方式：经阴道彩色多普勒超声检查因探头更接近子宫，无须充盈膀胱，分辨率较高应作为首选，必要时联合腹部超声检查。

（3）超声观察内容：除整体观察盆腔、子宫及输卵管卵巢外，还须重点观察以下内容，判断妊娠囊与子宫瘢痕关系（图 13-7）。①胚囊着床的位置；②胚囊下缘与子宫内口的距离；③胎盘的位置；④胎盘附着处子宫肌层的回声，是否存

☆ ☆ ☆ ☆

在大小不一的血池；⑤彩色多普勒显示胎盘附着处血流情况，是否可见丰富的彩色血流信号。

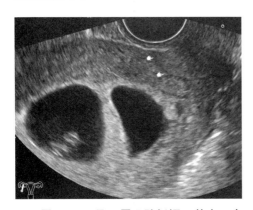
图 13-6　孕 5 周双胎妊娠，其中一个胚囊下缘接近前峡部瘢痕处（手指处）

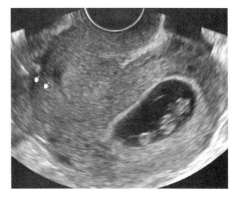
图 13-7　孕 5 周妊娠单胎，胚囊位置远离前峡部子宫瘢痕处（手指处）

2. 瘢痕妊娠中孕期的超声评估　如果剖宫产瘢痕处妊娠早孕期未终止而进入中孕期，部分患者会演变成凶险性前置胎盘或合并植入性胎盘，对母儿危害极大。

3. 瘢痕妊娠晚孕期的超声评估　剖宫产后再次妊娠者发生子宫瘢痕破裂是再次妊娠中严重的并发症，危及胎儿及产妇的生命，此时超声无疑是评价晚孕期子宫瘢痕愈合情况最常用、性价比最高的检查。但是否能观察子宫下段瘢痕情况，是否能准确测量瘢痕厚度，瘢痕厚度与子宫破裂的关系等，一直是学术界备受争议的话题。大多数学者认可此时较难观测到瘢痕位置，且子宫下段前壁肌层厚度的测量受多种因素的影响，也无明确的证据证明子宫肌层厚度与子宫破裂有关。

有学者将再次妊娠后的子宫瘢痕依愈合情况分为 3 级。

Ⅰ级瘢痕：瘢痕愈合良好，子宫前壁下段肌层厚度≥3mm，子宫下段各层次回声连续、均匀。

Ⅱ级瘢痕：瘢痕愈合不良，子宫前壁下段肌层厚度<3mm，肌层回声不均匀，局部断裂，浆膜完整。

Ⅲ级瘢痕：瘢痕愈合不良，子宫前壁下段肌层厚度<3mm，肌层回声不均匀，断裂缺失，见菲薄的浆膜，羊膜囊呈半球形向外膨出，局部隆起，或可见子宫前壁肌层内羊水回声。

子宫下段肌层变薄，厚度<3mm，瘢痕处肌层厚薄不均匀，肌层失去连续性，部分或全部缺损或有液体积聚，这是先兆子宫破裂的非常有意义的声像图特征；子宫下段缺损并可见羊膜囊呈球状向膀胱方向膨出，这是先兆子宫破裂的特征性表现。

子宫瘢痕孕晚期检查时需适度充盈膀胱，检查时易受胎头位置影响，可推动胎儿，或向宫底适度加压，以提高显示率。

（二）剖宫产瘢痕处妊娠超声诊断

1. 剖宫产瘢痕处妊娠的超声诊断　1997 年 Godin 提出超声诊断依据如下。

（1）宫腔内无妊娠依据。

（2）子宫颈管内无妊娠依据。

（3）子宫前壁峡部见孕囊生长发育。

（4）孕囊与膀胱壁间的子宫肌层组织有缺损。

（5）CDFI 表现为非均质改变的区域内见丰富的血流信号，与子宫动静脉漏的血流频谱相像。

由于 CSP 容易与宫颈妊娠及流产相混淆，为了减少误诊，2003 年 Jurkovich 等强调妊娠囊与膀胱之间应存在子宫肌层的缺失，并增加如下诊断标准：①在三维多普勒超声中，CSP 的妊娠囊血流灌注良好，而流产的妊娠囊存在血流灌注缺失；②"滑动器官征"阴性：当阴道内探头轻轻加压时，妊娠囊在子宫内口水平的位置无移动，但此项检查有导致大出血与子宫破裂的危险，应该慎重。

由于三维超声能通过不同切面观察孕囊与剖宫产瘢痕位置关系，特别是与孕囊附着处肌层关系，相比与二维超声，三维多普勒超声检查能够立体的，多方位的观察滋养层周围血管的血流情况，提高 CSP 的诊断准确性（图 13-8A，B，彩图见插页）。

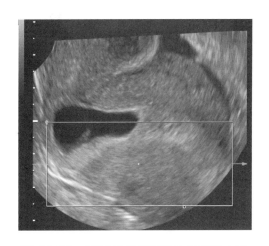 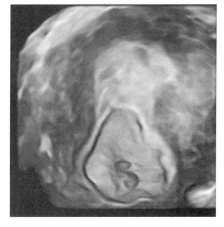

图 13-8A　CSP 三维切割线位于宫腔水平　　　图 13-8B　三维超声成像后显示宫腔下段膨大，见胚囊

2. 剖宫产瘢痕处妊娠的分型　对于剖宫产切口瘢痕处妊娠目前没有统一的分型标准。

2000 年，Vial 等根据胚囊着床后生长形式及结果不同，提出分成两种类型：一种称为内生型，是孕囊向宫腔或峡部生长，有继续妊娠至中、晚期的可能，但存在着因前置胎盘及胎盘植入导致子宫破裂及大出血的危险。另一种称为外生型，是绒毛深深地植入瘢痕裂隙，孕囊在子宫肌层或浆膜层生长，孕早期即发生出血甚至子宫破裂，危险性极大。

总结剖宫产切口瘢痕处妊娠超声分类，主要分为孕囊型和非孕囊型。

（1）孕囊型典型超声图像特征：孕囊均位于子宫峡部前壁瘢痕处，孕囊形态可欠规则，靠近瘢痕处较狭长，有的可见到卵黄囊，有的胚芽、胎心搏动都可见（图13-9A，B，彩图见插页）。孕囊与膀胱壁之间子宫肌层变薄或该处正常子宫肌层不连续。孕囊较大时部分可位于宫腔。CDFI：孕囊旁可见丰富血流，显示滋养血管来自切口肌层。

（2）包块型超声图像特征：子宫下段切口处见杂乱回声团块（图13-10，彩图见插页），正常子宫肌层菲薄或消失，切口与肌层分界不清，回声紊乱，内可见丰富的血流，阻力降低。

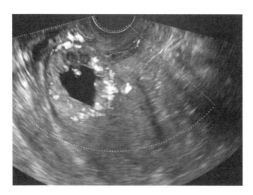
图13-9A　CSP胚囊存活型

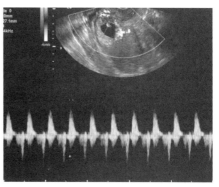
图13-9B　胎心率

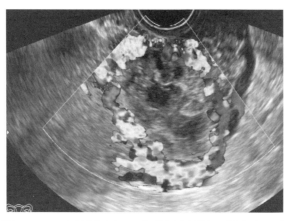
图13-10　包块型CSP，杂乱回声团块，见丰富血流

进一步对孕囊型分为3个亚型,对临床治疗方案的选择有重要指导意义。

①妊娠囊位于切口处，此型妊娠囊和膀胱之间有肌层回声，切口处可探及滋

养层血流频谱，血流不丰富；这种类型临床常选择在短期内手术，效果较好。

②妊娠囊陷入前壁切口内，此型妊娠囊与膀胱之间肌层菲薄，血流丰富，不宜在近期手术，以药物治疗为主。

③妊娠囊自切口向膀胱突起，此型妊娠囊与膀胱之间肌层回声完全消失，仅覆盖浆膜层。血流异常丰富，容易出现大出血，因此选用子宫动脉栓塞后再给予药物治疗较为合适。

3. 超声不能明确诊断 CSP 者随访　对于部分患者，其胚囊位置位于近峡部，但却未陷入峡部，剖宫产瘢痕处妊娠的诊断不能明确也不能排除，此时需要 1~2 周后的超声随访，如果向肌层生长，且血流信号丰富来自前壁肌层，则 CSP 诊断成立，如果向宫腔生长，且下段前壁肌层血流不丰富，则可基本排除 CSP，但如果向宫腔生长，下段前壁肌层血流信号丰富，仍需要结合临床，密切随访。

（潘永苗）

四、瘢痕子宫妊娠的磁共振成像（MRI）检查

剖宫产术后子宫瘢痕妊娠（CSP）是指孕囊、绒毛或胎盘着床于既往的剖宫产子宫切口处，与肌层粘连植入，可造成子宫出血、破裂，是一种罕见的异位妊娠。Vial 等将 CSP 分为 2 种类型：一种是孕囊种植在子宫切口瘢痕处，向子宫峡部或宫腔生长（即为内生型），可能妊娠至活产，但大大增加了种植部位大出血风险；另一种是孕囊种植在有缺陷的剖宫产子宫切口瘢痕深部，深入肌层，朝向膀胱及腹腔生长（即为外生型），在妊娠早期即可导致子宫破裂或大出血，因此，早期影像学诊断有助于指导临床的治疗，是决定预后的关键。超声检查是 CSP 影像学诊断首选的检查方法，但 MRI 的临床应用价值逐渐被认识，MRI 检查具有组织分辨率高和多方位、多序列成像的特点，相对于超声检查，MRI 检查更加清晰，能够显示更多细节，可作为 CSP 的重要的补充检查方法。

（一）剖宫产瘢痕及愈合不良的 MRI 表现

CSP 是剖宫产远期并发症之一，可能与剖宫产术中损伤子宫内膜基底层，形成与宫腔相通的裂隙或窦道，受精卵通过裂隙或窦道侵入子宫切口瘢痕处，并向肌层内种植。剖宫产切口为子宫峡部的横行切口，矢状位可以清晰显示瘢痕，愈合良好的瘢痕在 MRI 图像上主要显示典型的纤维组织信号，表现为局部子宫肌层连续性中断，在 T_1WI 和 T_2WI 上均呈横行条形低信号，局部子宫前壁可见凹陷（图 13-11）。剖宫产瘢痕愈合不良在 MRI 上表现为憩室或龛影，与宫腔相通，形态多样(图 13-12，图 13-13)，在 T_1WI 上大多呈低信号，也可呈高信号，其原因与月经来潮而积血有关；在 T_2WI 上呈高信号。

（二）MRI 对 CSP 的诊断价值

MR 成像对软组织有良好的分辨率，可以清楚分辨子宫内膜、宫腔、剖宫产子宫瘢痕与妊娠囊的关系，明确妊娠囊部位、子宫肌层的厚度及绒毛是否侵入、

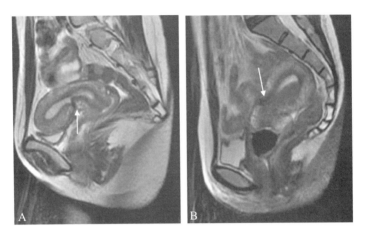

图 13-11 矢状位 T₂WI 示子宫峡部前壁肌层信号连续性中断，呈横行条状低信号（箭头）

A. 30 岁，剖宫产后 5 年，子宫前倾位；B. 33 岁，剖宫产后 8 年，子宫后倾位

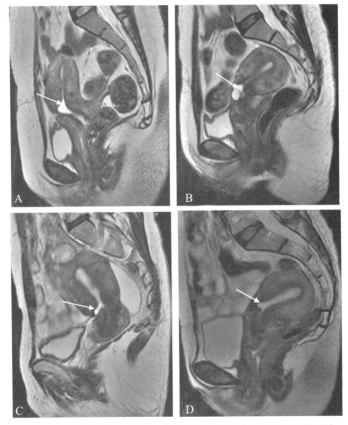

图 13-12 矢状位 T₂WI， 剖宫产瘢痕愈合不良，憩室形成

A. 30 岁，剖宫产后 2 年；B. 38 岁，剖宫产后 12 年；C. 41 岁，2 次剖宫产，第二次剖宫产后 12 年；D. 38 岁，剖宫产后 10 年

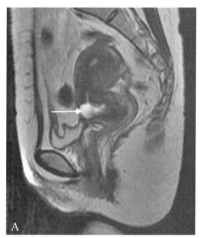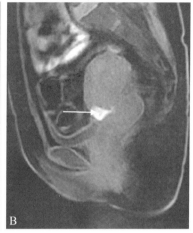

图 13-13 35 岁， 剖宫产后 10 年，瘢痕愈合不良，憩室形成

A. 矢状位 T_2WI 示不规则高信号憩室；B. 矢状位 T_1WI 示憩室内积血，呈高信号

侵入的厚度等，并能通过 MRI 图像观察到胚囊内部结构，有学者通过 MRI 图像观察到异位妊娠的特异性表现-出血块内部的树状结构，这是超声检查所不能发现的。MRI 检查可清晰显示妊娠囊在子宫前壁着床的位置及分型，病灶与周围组织的关系，周围血供的情况，包括胎盘内或外、新鲜或陈旧性出血，加之 MRI 检查对血流特别敏感的特点，这些可以为 CSP 患者提供重要的治疗参考信息，且 MRI 图像信息更为直观。还有学者认为，MRI 除了具有更好的软组织对比度，还具有非电解特性，对 CSP 破裂造成的继发腹腔妊娠的诊断比超声更准确，在与先兆流产鉴别时超声有时需用探头加压，而这一行为可能加重阴道出血，并导致孕囊及子宫破裂，而 MRI 可以鉴别孕囊和血块，清晰显示孕囊的情况，较超声更安全。

（三）CSP 的 MRI 表现特点

国内外有关 CSP 影像诊断的标准的报道大多如下：①宫内无妊娠囊；②宫颈管内无妊娠囊；③妊娠囊生长在子宫峡部前壁；④膀胱和妊娠囊之间肌壁薄弱。但有研究认为，宫颈管内无妊娠物是和宫颈妊娠鉴别诊断的要点，但宫腔内不一定无妊娠物，认为妊娠囊（孕囊）是否位于宫腔不应作为诊断的标准，位于瘢痕处的孕囊一端可向宫腔延伸，可能是宫腔方向阻力较小，随着妊娠月份增大向宫腔延伸。目前虽然尚无 CSP 统一的 MRI 诊断标准，但均认为矢状位是 MRI 观察 CSP 的最佳方位，尤其在矢状位 T_2WI 上能清楚显示剖宫产瘢痕、孕囊、脱膜及肌层厚度等，而 T_1WI 图像可见 确定宫腔内是否有积血；但子宫最薄处肌壁厚度的测量受患者本身的子宫位置、受检时膀胱充盈程度影响，数值会略有差值，在检查时可以进行预扫描，子宫前倾位需充盈膀胱扫描，子宫后屈位则需排尿后扫描。

☆☆☆

有学者认为对于 CSP 的诊断，孕囊是否位于肌层或者侵入肌层生长才是 CSP 诊断的关键。孕囊的 MRI 表现，有研究根据孕囊的性质分为①囊状孕囊：孕囊在 T_1WI 上表现为边界不清圆形、椭圆形低信号影，在 T_2WI 上表现为边界清楚囊状高信号影(图 13-14)，可见薄层囊壁，但囊壁与宫腔高信号存在容积效应，往往显示欠佳，压脂增强孕囊表现最佳，孕囊壁可见环形薄壁强化，显示方位以矢状位最直观清晰（图 13-15）。部分孕囊内及宫腔内可见出血，出血量不等，宫腔积血较明显，在 T_1WI 上为高信号，在 T_2WI 上呈等、低信号，信号表现与出血时间有关(图 13-14)。孕囊位于子宫下段前壁，位于子宫肌层或向子宫肌层浸润同时向宫腔内生长，局部子宫前壁明显变薄，部分孕囊可向膀胱方向突出于子宫轮廓外。②包块型孕囊：表现为不规则包块影，在 T_1WI 上呈等信号中夹杂局限性高信号，在 T_2WI 上呈等、高混杂信号，包块向宫腔内生长并向子宫前壁肌层浸润生长，通常包块内及宫腔内可见少量积血，包块型往往是清宫不全或不全流产的结果，增强后团块影血供非常丰富，表现为包块内树枝状或乳头状突起明显强化（图 13-16），这些强化的结构可能是残余的胎盘组织中的纤维蛋白和绒毛结构。对于囊性孕囊型，孕囊与瘢痕的关系是诊断 CSP 的关键，而对于包块型孕囊，发现孕囊对子宫肌层的植入是诊断 CSP 的关键。也有学者将 CSP 的 MRI 表现特点分为两类：不均匀混杂信号和囊性信号，囊性信号提示孕囊有或无活性；不均匀混杂信号则提示孕囊的退变，其原因不明，这可能是自然出血或药物流产后的变化有关，MRI 表现多样，典型的表现为等高混杂信号，也可因人工流产不全或稽留流产而表现为低或稍低信号（图 13-17），有时与子宫肌瘤或滋养细胞肿瘤难以区分（图 13-18）。

近来，有研究根据剖宫产子宫瘢痕的特征和孕囊的生长方式将 CSP 的 MRI 分类分为 3 种类型（图 13-19）。

①Ⅰ型：孕囊完全或大部分位于剖宫产瘢痕处肌层，瘢痕肌层变薄(图 13-20)；②Ⅱ型：孕囊部分位于剖宫产瘢痕上方的下段宫腔内，部分伸入或黏附于剖宫产瘢痕处，瘢痕肌层变薄（图 13-21）；③Ⅲ型：孕囊主要位于峡部宫腔内，而剖宫产瘢痕处肌层局部凹陷或壁龛（图 13-22）。大多数 CSP 的瘢痕处肌壁表现为菲薄的憩室影，大部分憩室并不突出于子宫轮廓外，憩室的最小厚度在 2mm 以内。Ⅰ型 CSP 和Ⅱ型 CSP 主要不同点在于孕囊的生长方式。Ⅲ型 CSP 的瘢痕肌壁最小厚度较Ⅰ型和Ⅱ型 CSP 的瘢痕肌层均厚，但无显著差异。

根据孕囊内容物的有或无和内容物的形态，孕囊分为 3 种类型。①囊状孕囊：孕囊内无明显的内容物(图 13-14)；②胚囊：孕囊内容物较小且形态规则，如卵黄囊或胚芽，增强后均匀强化（图 13-20）；③混合孕囊：孕囊内容物较大，表现为不规则混杂信号肿块（图 13-16，图 13-23），增强后不均匀强化。孕囊的生长方式有两种，即向子宫峡部瘢痕肌层浸润和向宫腔内生长；孕囊植入处肌层薄弱，孕囊与瘢痕处肌层之间的脱膜在绒毛的侵入方面起重要作用。

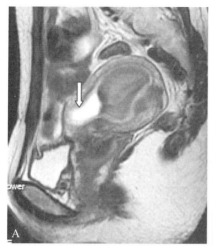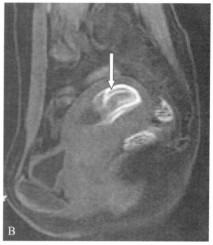

图 13-14　27 岁，停经 40d

A．矢状位 T_2WI 示高信号囊性孕囊（箭头），大部分位于子宫前壁瘢痕内；B．矢状位 T_1WI 平扫示宫腔积血，呈高等信号（箭头）

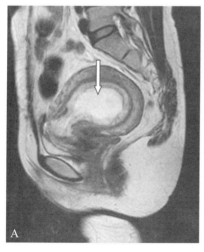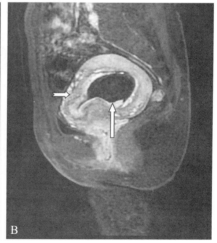

图 13-15　39 岁，停经 60d

A．矢状位 T_2WI 示囊性孕囊（箭头），大部分位于宫腔内，部分脱膜及少许孕囊位于子宫峡部瘢痕内；B．矢状位 T_1WI 增强，孕囊壁强化（长箭），子宫前壁血供丰富（短箭）

（四）MRI 对 CSP 治疗方法的指导作用

MRI 图像能为观察 CSP 的组织特征提供详细的资料，可清晰显示孕囊在子宫前壁着床的位置及分型、病灶与周围组织的关系、周围血供情况，可作为评估预后的有力指标，为临床治疗方案的选择提供重要的参考价值，对孕囊局限凸向宫腔的患者可采用宫腔镜或 B 超引导下清宫手术；对孕囊植入肌层较深、主要向外

☆ ☆ ☆ ☆

突出、邻近膀胱受压或病灶大、周围血流丰富的患者可先行子宫动脉栓塞术或腹腔镜下子宫动脉阻断术以减少术中出血量，再行宫腔镜妊娠病灶切除术；对盆腔粘连严重或子宫破裂可行开腹病灶切除及子宫修补术。

总之，剖宫产术后子宫瘢痕妊娠 MRI 表现具有一定特点，对临床早期明确诊断及治疗具有重要价值。

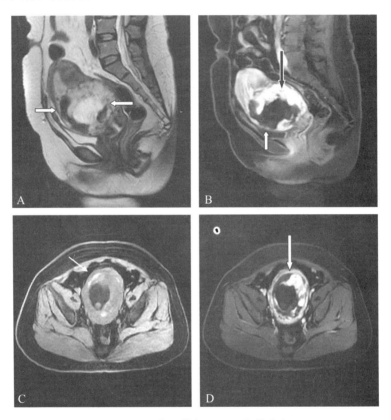

图 13-16　35 岁，停经 82d，阴道出血 15d

A. 矢状位 T$_2$WI 是子宫下段宫腔及前壁肌层内混杂信号包块（箭头）；B. 矢状位 T$_1$WI 增强扫描示子宫下段前壁肌层菲薄，包块向子宫前壁肌层浸润已达浆膜层（白箭），包块内见乳头状突起明显强化（黑箭）；C. 横断面 T$_1$WI 平示包块内少量积血，呈高信号；D. 横断位 T$_1$WI 增强扫描乳头状突起明显强化（白箭）

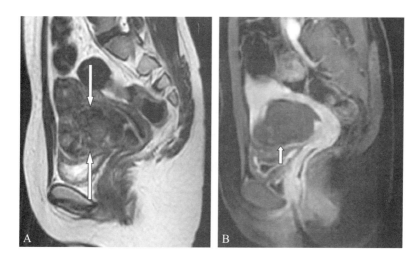

图 13-17　31 岁，人工流产术后 1 个月余，阴道出血 3d

A．矢状位 T_2WI 示子宫前峡部及前壁不规则稍低信号包块（箭），内夹杂少许稍高信号；B．矢状位 T_1WI 增强示强化不明显，子宫下段前壁肌层明显变薄（箭）。宫腔镜下钳刮发现不规则机化血凝块及妊娠残留物，病理为血凝块中少许坏变胎盘组织，临床诊断为瘢痕妊娠人工流产不全

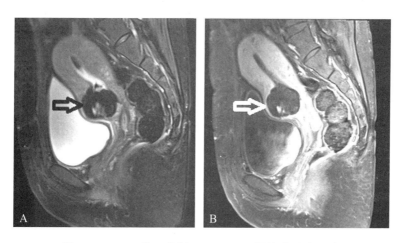

图 13-18　37 岁，停经 50d，CSP 误诊为子宫肌瘤

A．矢状位 T_2WI 脂肪抑制示子宫峡部前壁低信号肿块（箭），边界清楚，内见斑片状稍高信号；B．矢状位 T_1WI 增强扫描示轻度不均匀强化（箭）[引用于 Q Wuang et al. International Journal of Gynecology and Obstetrics，2014（127）：145.]

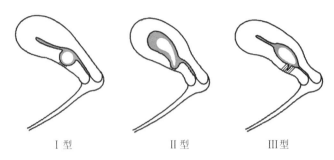

Ⅰ型　　　　　　　Ⅱ型　　　　　　　Ⅲ型

图 13-19　CSP 分型在矢状位 T₂WI 上的图解

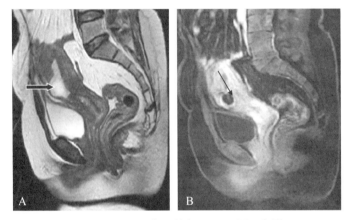

图 13-20　38 岁，停经 44d，CSP Ⅰ型

A．矢状位 T₂WI 示孕囊较小，完全位于子宫前峡部瘢痕内（箭）；B．矢状位 T₁WI 增强示囊壁强化及孕囊内条状强化胚芽影（箭）

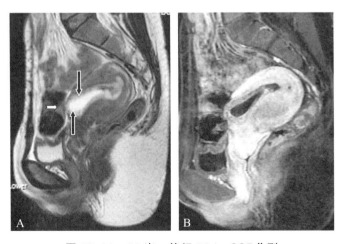

图 13-21　28 岁，停经 50d，CSP Ⅱ型

A．矢状位 T₂WI 示孕囊呈囊性，部分位于瘢痕处，部分位于宫腔内，子宫峡部前壁局部肌层明显变薄，约 1mm(箭)；B．矢状位 T₁WI 增强孕囊壁部分强化

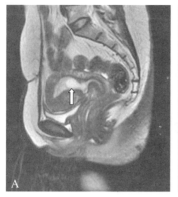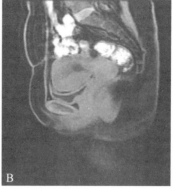

图 13-22　27 岁，停经 45d，CSPⅢ型

A．矢状位 T_2WI，孕囊位于子宫峡部宫腔紧贴前壁瘢痕（箭），脱膜楔形凹入前壁瘢痕处；B．矢状位 T_1WI

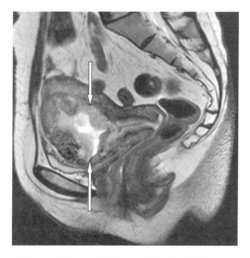

图 13-23　41 岁，停经 14 周，阴道出血 1 周，矢状位 T_2WI 是宫腔中下段及前峡部不规则混杂信号肿块（箭），且前壁肌层可见低信号血管流空影，提示血供

（楼芬兰）

五、剖宫产瘢痕妊娠的 CT 诊断

剖宫产瘢痕妊娠（cesarean scar pregnancy，CSP）是一种较为少见的异位妊娠类型，是剖宫产的远期并发症之一，占剖宫产后异位妊娠的 6.17%。随着近年来我国剖宫产率的居高不下，CSP 的发生率也逐年上升。由于 CSP 的预后较为凶险，因此早期诊断并准确判断疾病类型及病灶供血就显得非常重要，对指导后续治疗方案也有着积极意义。CT 检查在 CSP 的早期诊断中尤其判断病灶的植入及其供血情况有较大价值，可以为临床治疗方案的选择及预后做出客观有效的评估。

　　阴道超声检查是目前公认的首选方法，但有资料显示 CSP 的首次误诊率仍高达 76%，彩色多普勒超声也被认为是判断胚囊周围供血情况的有效手段，但在实际操作中超声检查往往受到操作医师水平影响，对胚囊植入情况及血供判断存有一定主观性，而 CT 增强检查可以避免因医师操作水平差异而引起的主观判断差异，从而客观地评价胚囊植入及供血情况，尤其对血供的观察更为直观。根据不同的 CT 表现判断其植入及血供情况，全面有效地进行术前评估，从而指导临床确定个性化的治疗方案。

　　（一）检查方法

　　1. 患者须经超声初步诊断为 CSP，并要求终止妊娠者，并本人签署 CT 检查同意书。

　　2. 行盆腔 3～5mm 层厚平扫加三期增强扫描，采用高压注射器以 2～3ml/s 速率静脉注入含碘对比剂（多采用非离子型对比剂）80～90ml，分别于注入对比剂 40s(动脉期)、70s（静脉期）、200s（延迟期）扫描。并将延迟期图像进行多平面三维重建。

　　（二）CT 表现及类型

　　目前临床分型主要依据 2012 年中华医学会中国计划生育分会提出的分法：分为内生型和外生型。而 CT 分型是对临床分型的进一步细化，并直观提供病灶血供信息，从而指导和帮助临床选择诊治方案

　　1. **植入型**　即胚囊种植于切口瘢痕内，又根据其生长不同分为腔内型、壁间型及壁外型。

　　（1）腔内型：表现孕囊基本位于宫腔内，与子宫下段前壁瘢痕处密切相连。增强后孕囊外围呈环状连续或不连续强化。强化环较细，形似"金边样"胚囊。植入部的肌层内可见"胡椒盐样"点状强化征（图 13-24A，B）。

　　（2）壁间型：孕囊位于子宫峡部肌壁间，平扫见不规则稍低密度团块影，增强后病灶呈不规则条片状、斑点状、血管湖状强化。孕囊外围可呈环状强化，强化环较粗（图 13-24C，D，E，F）。

　　（3）壁外型：孕囊位于宫腔外，穿破子宫浆膜层，破入腹腔，引起盆腔出血或盆腔积液。孕囊呈不规则、不均匀强化。

　　2. **单纯型**　即孕囊位于宫腔下段向宫腔内生长，子宫肌壁完整，距离子宫前壁浆膜层＞5mm，增强后孕囊轻度或无强化。附着部子宫下段前壁肌层内亦无"胡椒盐样"强化征象。

　　动脉晚期增强扫描是观察孕囊血供情况的最好时相，孕囊外周"金边样"连续或不连续的环状强化是植入型 CSP 的重要征象，子宫下段前壁肌层内"胡椒盐样"强化征则是孕囊周围血供异常丰富的表现。CT 多层面重建技术是分型的有效手段。临床多以植入型为主，其中腔内型和壁间型最多见，腔外型少见，而壁间型的血供最为丰富。单纯型孕囊附着于子宫下段前壁瘢痕处，可能因瘢痕部位

蜕膜仍完整，尚未植入瘢痕组织，因此血供如正常孕囊。目前 CTA 技术运用已较为成熟，通过 CTA 技术可以进一步明确病灶局部的血供来源、分布情况，为子宫动脉栓塞治疗提供路径及术前指导和术中参考。

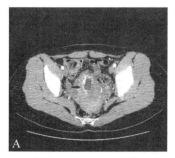

图 13-24A　孕囊基本位于宫腔内，与子宫下段前壁瘢痕处密切相连

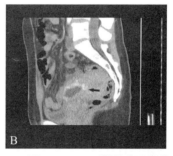

图 13-24B　增强后孕囊外围环状强化，形似"金边样"

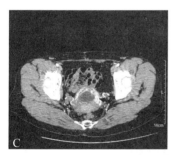

图 13-24C　孕囊位于子宫峡部肌壁间，呈粗环状强化环

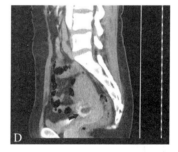

图 13-24D　三维重建肌壁间见孕囊粗环状强化

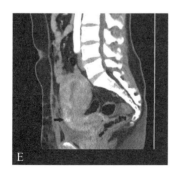

图 13-24E　孕囊位于子宫峡部肌壁间，增强后病灶不规则片状、斑点强化

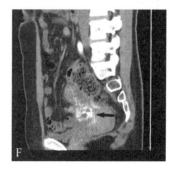

图 13-24F　肌壁间病灶呈"血管湖"状强化

（潘芝梅）

六、宫腔镜

宫腔镜也是检查和治疗 CSP 的方法之一，宫腔镜下可以观察到子宫颈管内无妊娠物，颈管外口和颈管通道形态正常，颈管内口形态失常，内口处可见有妊娠物附着和血管充盈分布增加，子宫前壁下段瘢痕处可见占位性囊状块物或绒毛状物或团块物，或有时可见完整的胚囊和胚胎，可观察到胚囊种植于子宫瘢痕处，种植部位血管丰富和具体分布状况，对 II 型 CSP 可见瘢痕裂隙，甚至裂隙内胚囊种植。子宫体腔内无孕囊亦无水泡状物附着，仅见增厚的子宫内膜，输卵管开口可见，对已经有出血的流产型的 CSP，宫腔内可见血凝块或内膜局部剥离出血。由于超声检查的广泛和早期应用，宫腔镜一般不作为单纯检查诊断 CSP 的方法，在无前期预处理直接宫腔镜检查有出血和子宫穿孔的风险，通常检查或治疗在 B 超引导下或腹腔镜监视下进行。

宫腔镜下剖宫产后瘢痕妊娠：子宫颈管内无妊娠物，颈管外口和颈管通道形态正常，颈管内口处妊娠物附着和血管充盈，子宫前壁下段瘢痕处见完整的胚囊和胚胎（图 13-25A，彩图见插页），绒毛状物（图 13-25B，彩图见插页），胚囊种植于子宫瘢痕处，种植部位血管丰富,子宫体腔内无孕囊亦无水泡状物附着，仅见增厚的子宫内膜。

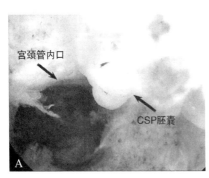

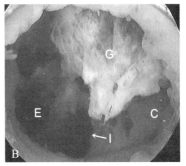

图 13-25A　子宫前壁六段瘢痕处见完整的胚囊和胚胎

图 13-25B　绒毛状物

（潘永苗）

七、腹腔镜

一般也不作为早期 CSP 检查手段，有时妊娠包块小，子宫外膨出不明显，寻找包块困难，膀胱损伤概率大，一般包块＞2～3cm，可行腹腔镜检查及治疗。腹腔镜下可观察到子宫常大或略大，子宫前峡部膨大，膀胱后子宫切口瘢痕处丘状凸起或包块凸起或膨大处呈紫/红色，血管分布丰富，双侧输卵管和卵巢外观正常（图 13-26，彩图见插页）。

☆ ☆ ☆ ☆

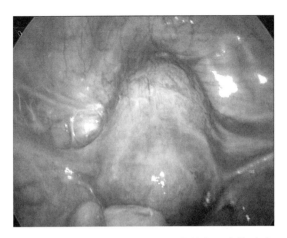

图 13-26　腹腔镜下典型的剖宫产后瘢痕妊娠病灶（子宫体略大，子宫前壁下段峡部膨大，膀胱后子宫切口瘢痕处膨大包块凸起明显，表面呈紫红色，血管分布丰富，双侧输卵管和卵巢外观正常）

（潘永苗）

八、子宫输卵管碘油造影术

剖宫产术后子宫切口愈合大多为良好，但随着剖宫产率升高，各地且有不同程度的失控，掌握剖宫产指征不严，社会因素和孕妇要求剖宫产术，基层社区医院也有开展剖宫产术等因素，又有受孕妇全身、局部、产科因素等影响，设备条件和技术等参差不齐等因素影响，难免有剖宫产子宫切口有愈合不良，甚至形成憩室样改变及相应的临床症状和（或）体征。现今均主要靠 B 超检查，为无创伤和可重复性。有条件或病情需要也可做磁共振（MRI）检查协助诊断。

但在 20 世纪 70 年代，A 型超声不能满足临床需求，B 型超声尚无时，对疑有剖宫产子宫切口愈合不良，或需了解子宫瘢痕愈合情况时，当时主要靠子宫输卵管碘油造影，即在剖宫产术后≥6 个月选择月经后 3～7d，无阴道、盆腔明显炎症情况下做碘试验无过敏者，即可做此造影术。主要先观察宫腔形态是否正常，然后重点观察子宫前壁原子宫瘢痕处，有无造影剂溢入切口处的子宫肌层，溢入深浅、范围大小、形状，为直线状还是细线弯曲状，或有无袋状、囊状或壁龛状，尤其在侧位片上更为明显。通常子宫切口瘢痕愈合良好者，基本见有正常的宫腔形态，仅在宫腔或颈管可见平滑象，或稍轻微的缺损；愈合不良者则可见如上述的各种缺损图像。

不论有过 1 次剖宫产或有过 2 次剖宫产，凡有月经混乱，月经持续日期长，不规则阴道出血，或术后伴有下腹疼痛，妇科检查子宫下部有压痛等均应检查子宫切口愈合情况，尤其想再次生育者，更应在孕前检查和确定子宫切口愈合情况为妥。

现在此方法观察剖宫产子宫瘢痕切口愈合情况均用 B 超替代。

（石一复）

第五节　剖宫产瘢痕妊娠的鉴别诊断

一、先兆流产

（一）定义

先兆流产指妊娠 28 周前，先出现少量的阴道出血、随后出现阵发性下腹痛或腰背痛或下腹坠胀感，妇科检查阴道内可见暗红颜色或白带血丝，宫口未开，未见宫颈口流液，无妊娠物排出或宫颈口妊娠物嵌顿，子宫大小与停经周数相符。通常经休息及治疗后阴道出血停止，腹痛等症状消失，可继续妊娠。

（二）病因

1. 胚胎因素　染色体异常：胚胎或胎儿染色体异常是早期流产最主要的原因。染色体异常包括数量异常及结构异常两大类。研究结果显示，早期自然流产中，染色体异常者占 50%～60%。夫妻中任何一方染色体异常，都有可能传至子代，导致流产或者反复自然流产。妊娠早期药物、感染、射线等因素也可造成胚胎染色体异常。如染色体异常胚胎大多经历先兆流产后最终发展成难免流产。

2. 母亲因素

（1）全身性疾病：孕妇全身感染时高热可诱发子宫收缩引起自然流产；某些已知病原体感染如弓形虫、巨细胞病毒与自然流产有关；孕妇心力衰竭、严重贫血、高血压、慢性肝肾疾病、血栓性疾病以及严重营养不良等缺血缺氧性疾病亦可导致流产。

（2）生殖道异常：生殖道先天性子宫畸形、子宫黏膜下肌瘤、子宫腺肌病、宫腔粘连等，可影响胚胎发育导致流产。宫颈部分或全部切除、宫颈内口松弛和宫颈裂伤等可以导致宫颈功能不全而发生中、晚期的流产。

（3）生殖道局部感染：如单纯疱疹、衣原体、人型支原体、解脲支原体、链球菌等感染，与自然流产有关。

（4）内分泌异常：孕妇黄体功能不足、甲状腺功能低下、糖尿病血糖控制不良等，均可导致流产。

（5）免疫功能异常：包括自身免疫功能异常和同种免疫功能异常，如抗磷脂抗体综合征、系统性红斑狼疮等疾病可成为流产的原因。

（6）严重营养缺乏：孕妇营养不良，也是流产的原因之一。如部分孕妇患有严重的妊娠剧吐，以致营养极度匮乏，影响胚胎发育，容易发生流产。

（7）强烈应激：严重的躯体或心理不良刺激均可导致流产，前者如挤压腹部或快速撞击，甚至手术、性交过度等，后者如过度恐惧、忧伤、愤怒等，容易引起子宫收缩，发生流产。

（8）不良习惯：如吸烟、酗酒、过量饮用咖啡或使用海洛因等毒品。

（三）环境因素

过多接触药物与某些化学物质，如奎宁、一氧化碳、铝、磷、汞、苯等，容易导致流产。长时间、过度接触放射线、电磁波等也容易流产。

（四）病史特点

1．一般均有停经史 询问月经史，末次月经，明确停经时期。

2．阴道出血 通常量少、颜色暗红或白带带血丝，出现时间较早，持续时间短。无阴道排液，有无妊娠物排出。

3．腹痛 多表现为骨盆内，下腹部轻度、阵发性的隐痛，常伴腰背部酸痛、坠胀感。当阴道出血症状出现后，多数患者几小时或者几天后就会开始出现上述症状。

4．其他 部分患者可能有不良妊娠史；家族史中母亲、姐妹有先兆流产、自然流产病史。

（五）全身及妇科检查

1．全身检查 主要测量体温、脉搏、呼吸、血压，了解有无贫血和感染征象。检查腹部或下腹部肌紧张、压痛和反跳痛情况。大部分先兆流产通常无明显的阳性体征。

2．妇科查体 可见阴道少量暗红血液，宫颈口未开，无妊娠物排出，子宫大小与停经时间相符。检查操作应轻柔，注意双侧附件区有无包块，有无压痛。

（六）辅助诊断

根据病史、临床表现即可诊断，有时需结合妇科检查、B 超、血 hCG 等辅助检查才能明确诊断，主要的辅助诊断方法是 B 超及血 hCG 水平的检测。

1．妊娠试验

（1）尿液人绒毛膜促性腺激素（hCG）检测：通常为阳性。

（2）血 hCG 水平：正常早期妊娠时血 hCG 水平与孕周符合，并有时间倍增现象，可连续测定血 hCG 以了解胚胎发育情况。如每 48 小时，血 hCG 水平升高不到 65%，甚至日趋下降者，可能提示妊娠预后不良。

2．B 超 连续 B 超监测有重要意义，胚囊着床位置正常，位于子宫腔前壁或后壁或宫底部位，先兆流产一般胚囊和胚芽与孕周相符，如仅见胎囊而迟迟不见胚芽或有胚芽而迟迟不见胎心出现，均可能提示预后不良。若见原始心管搏动后又消失，则发展成难免流产。

3．孕酮水平 有流产先兆症状而且孕酮水平低下或者孕酮升高后又持续降低者预后通常不良。动态监测血清孕酮水平有利于病情监测和治疗效果观察。

4．阴道细胞涂片 如角化细胞超过 30%，预后多为不良。

（七）鉴别诊断要点

剖宫产瘢痕妊娠早期与宫内妊娠极其相似，也可以发生与先兆流产类似的症状如停经、有早孕反应、腹痛和阴道出血等。

但剖宫产瘢痕妊娠 1/3 患者可以没有腹痛症状，部分患者表现为耻骨联合后的隐痛和胀痛，腰背部坠痛和酸胀不明显；阴道出血持续性，暗红或鲜红，多者可持续不断大量出血；妇科检查子宫颈外口可见血迹或流血，子宫颈口未扩张，子宫大小小于停经周数，有时在子宫下段前壁可及触痛性、质地偏软的包块，外边界清与子宫连接。血或尿妊娠试验阳性，血 hCG 值与先兆流产较难区别。

超声为鉴别两者的简便、经济、可靠和重要的检查手段，早期超声显示胚囊着床位置为关键，典型的剖宫产瘢痕妊娠彩色超声显示子宫颈管及宫颈图像正常，子宫体腔内无妊娠囊，妊娠囊位于子宫前壁峡部剖宫产瘢痕处，在妊娠囊与膀胱之间的子宫前壁下段出现肌层缺失或连续性中断；包块外缘距浆膜层较薄，仅 2～5mm，包块内偶见胚芽及心管搏动。附件区未见包块（除外 CSP 破裂），子宫直肠陷凹无游离液体。彩色多普勒超声血流成像在妊娠囊滋养层周边探及丰富的环状彩色血，流血流信号，脉冲显示高速（峰速＞20cm/s）低阻（RI＜0.5）血流信号。可与正常位置宫内妊娠先兆流产鉴别诊断。

因此，对于有剖宫产史的再次妊娠，早期应予超声检查明确胚囊着床位置，排除剖宫产瘢痕妊娠后再予相应的治疗。

（八）处理原则

对早期妊娠特别是停经时间较短的先兆流产患者，主要是观察继续妊娠的可能性。治疗除卧床休息，保持情绪稳定，严禁性生活，需补充足够的营养，避免接触有毒有害物理化学物质，给予更多的精神支持。

积极寻找病因予以对因治疗，如黄体功能不全导致孕妇孕激素水平低，可用孕激素支持治疗，黄体酮有维持胚胎发育、抑制子宫平滑肌收缩、降低子宫紧张度的作用。在孕中、晚期可用镇静药和 β 受体阻滞药，以减少精神刺激和抑制宫缩。另外，口服维生素 E 也有益于维持胚胎的发育。中医认为先兆流产主要是冲任不固，不能摄血养胎所致，治疗具有一定的疗效。若治疗后阴道出血停止、腹痛消失、B 超证实胚胎存活，可继续维持妊娠。若临床症状加重，B 超发现胚胎发育不良，血 hCG 持续不升或下降，表明流产不可避免，应及时终止妊娠。对宫颈功能不全除上述治疗外可在 14～18 孕周预防性宫颈环扎术。

（潘永苗）

二、不全流产

（一）定义

不全流产通常由难免流产发展而来，部分妊娠物（胎儿或者连同部分胎盘）已排出或嵌顿于宫颈口或滞留于子宫腔下段，或整个胎盘或部分胎盘仍附着在子宫壁上，子宫不能很好收缩，患者感到腹部剧痛及腰部酸痛，阴道出血多，甚至休克。残留的胎盘反复出血，容易诱发感染。

（二）病因

导致不全流产的原因很多，临床上常见的有胚胎因素、母亲因素、全身性疾病、生殖道异常、生殖道局部感染、内分泌异常、免疫功能异常、严重营养缺乏、环境因素等，具体见先兆流产章节。

（三）病史特点

1.　有停经史　停经时间长短不一，询问月经史、末次月经，明确停经时间。

2.　阴道出血　通常开始量较少，颜色暗红或鲜红，随后出现阴道排液和流血明显增多，颜色鲜红，阴道大量出血时甚至发生休克。阴道有可有部分妊娠物排出。

3.　腹痛　多表现为下腹部阵发性的腹痛，程度中等或剧烈，甚至伴恶心、呕吐症状，有组织物排出后腹痛可部分减轻，随后腹痛又加重。

4.　其他　部分患者通常因先兆流产保胎治疗，也有不良妊娠史。

（四）全身检查及妇科检查

1.　测量体温、脉搏、呼吸、血压，患者通常痛苦貌，持续出血时间长引起贫血，患者有面色苍白、头昏乏力等表现，部分出现发热等感染征象。大量出血引起休克的，出现心率加快，血压下降，出冷汗，少尿、晕厥，甚至昏迷。

2.　妇科查体可见阴道较多量出血，持续性或不规律性出血，宫颈口已开或部分开，部分妊娠物排出于阴道内，或妊娠堵塞在子宫颈口，子宫大小通常小于停经周数，检查时子宫可有压痛，检查双侧附件区有无包块，多无压痛。

（五）辅助诊断

根据病史、临床表现即可诊断，结合妇科检查、B 超、血 hCG 等能明确诊断。

1.　妊娠试验

（1）尿液人绒毛膜促性腺激素（hCG）检测：通常为阳性。

（2）血 hCG 和孕酮水平：发生不全流产者，血 hCG 和孕酮可较前一次明显下降。

（3）血常规：见红细胞和血红蛋白减少。

2.　B 超检查　子宫内没有完整的胚胎外形，没有胎心搏动，显示宫腔内暗区和边界不规则的块状物，宫颈口可张开，有时见宫颈口内有组织物。胎盘完全与子宫剥离后宫腔内包块无环状血流。

（六）鉴别诊断要点

不全流产和剖宫产瘢痕妊娠出血时两者有相似症状，患者均有明显停经史，阴道出血量多少不定，出血量多时均可出现阴道大量出血，甚至失血性休克，可有部分组织物经阴道排出。当剖宫产瘢痕妊娠误诊为不全流产而进行盲目清宫时可造成灾难性后果，故应予以鉴别。

1.　对无剖宫产病史患者可在病史询问中予排除剖宫产瘢痕妊娠。

2.　对有剖宫产病史已经发生不全流产者，需追查更早期超声检查图片和结果，明确是否存在瘢痕妊娠。

3. 不全流产患者腹痛程度明显强于瘢痕妊娠（除外 CSP 破裂）。但胚囊排出后出血明显减少，腹痛可明显减轻或消失。

4. 妇科检查不全流产宫颈口经常扩张，组织物堵塞在宫颈口多见；而瘢痕妊娠宫颈基本正常，宫颈口扩张少见。

5. 当不全流产妊娠物滞留在子宫下段位置时，易与瘢痕妊娠混淆。

6. 超声检查不全流产患者宫腔内妊娠物或血液暗区，与子宫多不相连，无环状血流，部分胎盘仍附着在子宫壁上时也可见血流信号；且峡部无明显膨大，子宫峡部前壁肌层连续。而瘢痕妊娠组织块物位于子宫下段，于子宫下段前壁瘢痕处与块状组织物相连，并在下段部位可见丰富的血流信号，Ⅱ型在子宫下段前壁可显示向腹腔内突出的包块。子宫峡部前壁肌层连续性中断或破坏。

7. 未经处理的瘢痕妊娠血 hCG 下降通常不明显，而且可以继续上升。

（七）处理原则

不全流产未合并感染者，应立即清理宫腔。阴道大量流血伴休克者，应同时输血输液，并给予抗生素预防感染。应仔细检查宫腔刮出组织，必要时送病理检查及细菌培养。

（潘永苗）

三、宫颈妊娠

（一）定义

宫颈妊娠是指受精卵在宫颈管内着床和发育的异位妊娠。宫颈妊娠极为罕见，发病率约 0.05‰，常不能得到及时准确的诊断，易误诊，处理不善，可发生难以控制的大出血及休克和孕产妇死亡。

（二）病因

1. 子宫内膜缺陷是引起宫颈妊娠的主要病因，如人工流产、刮宫术、放置宫内节育器、剖宫产术及慢性子宫内膜炎等破坏子宫内膜甚至造成宫腔粘连，着床期子宫内膜发育不良和受限，使正常位置内膜不适合胚胎的种植而孕卵游走着床在宫颈管黏膜处。由上述子宫的创伤所致宫颈内口松弛使宫颈妊娠的可能性增加。

2. 子宫先天发育不良、内分泌失调、子宫畸形或子宫肌瘤，特别是黏膜下肌瘤造成宫腔变形影响孕卵在宫腔内着床。受精卵运行速度过快，在子宫内膜着床窗口期前进入宫颈管而在颈管内种植；或因子宫内膜尚未完全成熟，与孕卵种植窗口不同步，使孕卵游走着床而种植在宫颈管。

3. 辅助生育技术的应用：宫颈管内操作及多个胚胎移植是体外受精-胚胎移植后引起宫颈妊娠的高危性因素。

（三）病史特点

1. 宫颈妊娠多见于经产妇或有宫腔操作史患者。

2. 有停经史，停经时间长短不一，但很少超过 20 周。

3. 阴道出血为患者主要主诉和首发症状，出血时间长短不一，出血量多少不定，从少量不规则出血到迅猛大量出血，有时大量阴道出血即可导致失血性休克，甚至死亡。常规子宫收缩药应用通常无效。

4. 腹痛少见，通常为无痛性阴道出血。

（四）全身及妇科检查

未出血前全身可无阳性体征，一旦大出血则可表现出血性休克临床表现。

妇科检查：阴道内可见少量血性分泌物，早期宫颈略大变软或饱满，充血呈紫色，妊娠继续，随后可宫颈增大增粗，呈圆锥或圆桶状，宫颈外口可略开，宫颈四边较薄，有时可见组织物堵塞，子宫体正常大小，质地略硬，子宫下段质地较软，整个子宫可呈葫芦样，双附件无特殊改变，检查时切忌手指探查宫颈管内组织，否则有导致大出血风险。

（五）辅助检查

1. 腹部或阴道 B 超检查　可显示子宫正常大或略大，子宫腔内空虚，宫颈内口闭合，与宫体相连呈现葫芦状，孕囊或妊娠产物位于膨大的子宫颈管内，与子宫颈有血流相连通，子宫血管扩张及宫颈血管形成丰富，血流阻力指数低。

2. 血 hCG 测定　血 hCG 升高，但宫颈妊娠时由于血供相对较差，48h 血 hCG 滴度上升未能翻倍，动态监测可观察疗效和判断治疗预后。

3. 磁共振（MRI）　可以清晰显示宫颈管内胚囊大小、种植位置、胎盘植入深度、宫颈管壁厚度以及与阴道穹窿组织、膀胱壁和阴道直肠的关系。

（六）鉴别诊断要点

宫颈妊娠和剖宫产瘢痕妊娠均可表现为停经后阴道出血，且多为无痛性阴道出血，阴道出血多少不定，可阴道大量出血甚至失血性休克，超声下可显示子宫下段或宫颈内包块，症状相似。处理方案上均不能盲目清宫手术。故应予鉴别诊断。

1. 停经史　CSP 一般停经时间在 7~15 周，而宫颈妊娠停经时间可能更长。

2. 阴道出血　宫颈妊娠间歇性大量出血可较 CSP 出血更为汹涌，CSP 以阴道不规则出血多见，在未破裂或未预处理清宫时大量出血较少见。

3. 妇产科检查　两者有明显差别，宫颈妊娠宫颈有特殊性改变有助鉴别诊断。

4. 超声检查或 MIR 检查　两者超声和 MIR 检查有特殊改变，可明确诊断；但 CSP 发生不全流产，部分妊娠物嵌顿在宫颈管内时，两者易混淆，但超声可显示宫颈管内无丰富血流和组织物与宫颈管壁无血流相连可予鉴别。

5. 其他　同时发生宫颈妊娠和剖宫产瘢痕妊娠实为极其罕见。

（七）治疗原则

宫颈妊娠治疗需根据患者停经时间长短、症状，特别是出血症状和宫颈妊娠

☆☆☆☆

物大小、局部血流丰富程度、生育功能要求和当地医疗资源条件综合评估后，决定治疗方案。

1. 手术治疗　宫颈妊娠流产术、经腹宫颈切开取胚后缝合术、宫腔镜下胚胎去除术，术前一般杀胚胎，MTX 等药物预处理或子宫动脉栓塞术后进行手术相对比较安全。根治性手术，采用子宫全切除术。

2. 药物治疗　最常用的药物为 MTX，可采用全身或局部药物治疗。

（潘永苗）

四、滋养细胞肿瘤

（一）定义

滋养细胞肿瘤是一组来源于胎盘滋养细胞的肿瘤，包括侵蚀性葡萄胎、绒毛膜癌和胎盘部位滋养细胞肿瘤（gestational trophoblastic neoplasia，GTN）。侵蚀性葡萄胎和绒毛膜癌在临床表现、诊断方法和治疗原则上基本相似，故一并叙述。

侵蚀性葡萄胎是妊娠滋养细胞肿瘤的一种，继发于葡萄胎后，多数在葡萄胎清除术后 6 个月发生。葡萄样组织侵入肌层或转移至子宫外，最常见的转移部位是肺和阴道，少数转移到脑，临床发生阴道大出血、腹腔内出血、咯血或脑转移症状，呈危重病情。

绒毛膜癌为一种恶性度极高的妊娠滋养细胞肿瘤，约 60% 继发于葡萄胎或侵蚀性葡萄胎术后，另外 30% 可来自各种流产及 10% 来自于足月妊娠产后或异位妊娠。多发在生育年龄妇女。癌组织除侵蚀子宫肌层外还可转移到全身各处，最常见为肺、阴道、脑、肝、肾等部位。病理检查显微镜下无绒毛结构，仅见高度增生之滋养细胞伴核分裂相伴出血坏死。患者常死于大出血或全身转移衰竭，随着诊断技术和化疗的发展，绒毛膜癌病死率已经大大降低。

（二）病因

绒毛滋养细胞都有侵蚀母体的能力，在正常情况下，母体组织可对抗它的侵蚀，但成为葡萄胎后滋养细胞的侵蚀力增强，其中 5%～10% 葡萄胎可以发生恶变。恶变原因不清，可能与营养不良、种族、遗传、免疫机制有关。近代细胞遗传学提出完全空卵受精学说。即完全葡萄胎来自父方，精子染色体发生内在复制，而不完全性葡萄胎通常是三倍体，其中完全性葡萄胎恶变率高于不完全性葡萄胎。另外，葡萄胎患者年龄大，子宫增长大于妊娠月份，以小水泡为主，hCG 高恶变概率增加。

各种妊娠后发生绒毛膜癌至今原因不清。可能与营养、种族、遗传、免疫失调、病毒感染有关。滋养细胞在一定条件下由隐匿型非增殖细胞进入到增殖状态，形成肿瘤。年龄大，与前次妊娠间隔时间长，hCG 水平极高，肿瘤病灶大，有肝、肾、脑转移，或曾行过化疗者均为绒毛膜癌高危因素。

（三）病史特点

1. **有葡萄胎清宫病史，或流产、足月分娩病史**

2. **阴道出血** 不规则阴道出血为最常见症状，呈持续或间断，流血量多少不定，有时也可短时间内大量出血，甚至休克。阴道出血可在几次正常月经后闭经，再出现不规则出血。长期阴道出血可出现头晕、乏力等贫血症状。

3. **腹痛** 葡萄胎组织或绒毛膜癌组织侵入肌层靠近浆膜面时局部出现压痛，组织穿破子宫肌层形成盆腔、腹腔内出血，或阔韧带内转移时可出现急性腹痛，并出现腹膜刺激症状。

4. **假孕症状** 由于 hCG 持续作用，以及雌、孕激素的作用，可出现外阴着色，生殖道变软，乳房增大、乳头乳晕着色等类似妊娠症状。

5. **转移灶症状** 肺转移时可出现咳嗽，咯血，严重时可胸闷、气急、呼吸困难、心力衰竭；肺转移时可出现急性肺栓塞，引起肺动脉高压及呼吸循环障碍。阴道转移结节可出现阴道出血，脑转移后早期由于局部缺血可引起一过性失语、失明，几秒种后立即恢复。小动脉内瘤栓形成，出现头痛、偏瘫、呕吐、平衡失调症状，发生脑疝出现昏迷、抽搐，死亡。肝转移可出现肝区疼痛、黄疸。癌组织穿透子宫，形成腹腔内转移及出血，导致腹痛，转移灶破裂可出现致命性的腹腔内出血。肝、肾、消化道转移，破裂出血可引起转移处的相应症状，阴道转移结节多发生于阴道前壁，破裂可出血阴道大出血。

（四）全身及妇科检查

当长时间阴道出血、阴道大出血或腹腔内出血时，可出现贫血症状和体征，穿破子宫时可发生大量内出血，可出现休克症状。当出现转移病灶时可表现相应体征。

妇科检查：外阴可着色，阴道有时可见转移结节，结节多位于阴道前壁或尿道口，呈紫蓝色结节，直径大小在 2～3cm，结节表面出血破溃，继发感染。宫颈转移结节一般少见。子宫稍大而软，病灶靠近浆膜层时子宫表面不平，有压痛，根据子宫病灶位置不同，子宫可呈不均匀性增大。当转移灶穿破子宫肌层形成阔韧带内血肿时，可在宫旁扪及不规则包块，有压痛。双侧卵巢可及囊肿，一般直径＜8cm。

（五）辅助检查

1. **hCG 测定** 是妊娠滋养细胞肿瘤的主要诊断依据。血 hCG＞100mU/ml 或尿 hCG＞25mU/ml 为阳性。正常葡萄胎刮宫术后出现以下情况之一，在排除妊娠物残留或再次妊娠后可以诊断为妊娠滋养细胞肿瘤：①hCG 持续高水平不下降，在葡萄胎清宫术后第 1 日，4 日，7 日，21 日测定 4 次 hCG 维持在高水平（升高 10%），或持续更长时间；②hCG 测定 3 次（即第 1 日，第 3 日，第 7 日）上升（10%），并至少持续 2 周或更长时间。

流产、足月分娩和异位妊娠后 hCG 一般在 4 周左右降至正常水平，如果超过

☆ ☆ ☆ ☆

4 周后 hCG 仍然持续在高水平，或曾经下降后又上升，并排除妊娠物残留或再次妊娠，可诊断为妊娠滋养细胞肿瘤。

2．B 超检查　是诊断子宫原发病灶的最常用方法，可在子宫肌层内显示高回声团块，边界清但无完整包膜；或显示肌层内回声不均区域，边界不清无包膜；或显示子宫弥漫性增高回声，局部见不规则低回声或无回声区。同时显示病灶丰富的血流信号和低阻力血流频谱。也可显示宫旁的不规则低回声区或包块，伴丰富血流和低阻力血流频谱。

3．X 线胸片　为滋养细胞肿瘤的常规检查，典型的肿瘤病灶 X 线胸片可见转移灶阴影，多为散在多发，呈棉球团状或团块状阴影。开始病灶可表现为肺纹理增粗，逐渐发展成为小片状。

4．CT 或 MRI　CT 检查可以较早发现肺部小结节病灶，对脑部和肝转移病灶也有较高的诊断价值；MRI 对肝、腹腔脏器、子宫和宫旁病灶有较高诊断价值。

5．病理检查　阴道转移结节处活体或盆腔内脱落物镜下见绒毛结构及滋养细胞不同程度增生诊断为侵蚀性葡萄胎。绒毛膜癌则在刮出物或转移病灶物病理检查为高度增生的滋养细胞伴出血坏死，无正常绒毛组织。

（六）鉴别诊断要点

两者均有停经病史、阴道出血、hCG 升高；但当 CSP 有子宫前壁局部出血并形成包块和宫腔内出血并淤积宫腔内时，易与滋养细胞肿瘤混淆。临床不乏将 CSP 误诊为滋养细胞肿瘤而进行不必要的化疗病例，故应予鉴别诊断。

1．停经史　CSP 一般均有明确的停经病史，而滋养细胞肿瘤通常继发于葡萄胎清宫术后或流产史后短暂停经史。

2．手术史　CSP 有明确的剖宫产史，滋养细胞肿瘤可发生于有或无剖宫产病史。当无剖宫产史者则可排除 CSP。

3．CSP 清宫术后大部分或多或少可检查到绒毛组织，则可排除绒毛膜癌

4．B 超检查或 MRI 检查　CSP 患者早期行超声检查并有典型图像特征者诊断多无误。但 Ⅱ 型 CSP，且早期未做明确诊断，包块内胚胎停止发育、胚囊破裂未见加之出血形成呈蜂窝状不均质回声包块，易误诊为绒毛膜癌子宫肌层浸润病灶。但 CSP 病灶仅限于子宫下段前壁、峡部扩张和膨大，子宫前壁峡部肌层连续性中断，病灶多向膀胱子宫返折腹膜处突出，边界清晰。血流丰富程度一般较绒毛膜癌低，病灶也非呈子宫其他位置的弥漫性发展。

5．HCG 水平　绒毛膜癌明显增高，而 CSP 可增高但较绒毛膜癌为低。

6．远处转移　CSP 无转移病灶，而滋养细胞肿瘤可出现转移病灶。

7．组织物检查　CSP 可见到绒毛组织，而绒毛膜癌无绒毛组织，葡萄胎后检查到绒毛组织则为侵蚀性葡萄胎。

（七）治疗原则

滋养细胞病肿瘤采用以化疗为主，手术和放疗为辅的综合治疗。

五、峡部妊娠

（一）定义

峡部妊娠泛指孕卵着床于子宫峡部包括子宫前壁、侧壁或后壁的宫内妊娠。广义的峡部妊娠包括剖宫产后瘢痕妊娠。

峡部妊娠由于胚囊种植在子宫下段峡部，子宫该部位肌肉层相对薄弱，收缩力远远小于子宫肌壁其他部位，因此，发生流产时容易出血或出血难止。在行人工流产术也容易发生子宫穿孔和人工流产出血增多。

（二）病因

1. 子宫内膜病理缺陷　如人工流产、刮宫术、放置宫内节育器、剖宫产术及慢性子宫内膜炎等破坏子宫腔上部内膜或宫腔上部宫腔粘连，正常位置着床期子宫内膜发育不良和受限，使正常位置内膜不宜胚胎的种植导致孕卵向下游走着床在子宫峡部内膜处。

2. 子宫内膜发育不同步　受精卵运行速度与正常子宫内膜发育不同步，子宫内膜着床窗口期落后于胚囊发育，囊胚进入子宫腔内时子宫内膜尚未完全成熟至种植窗口期，与孕卵种植窗口不同步而使囊胚继续向下游走直至最后着床在子宫峡部内膜处。

3. 子宫腔异常　子宫先天发育不良、子宫畸形或子宫肌瘤特别是黏膜下肌瘤造成宫腔变形影响孕卵在宫腔内正常部位着床。

4. 辅助生育技术的应用　宫腔内操作及多个胚胎移植是体外受精-胚胎移植后容易引起子宫峡部妊娠原因之一。

（三）病史特点

类似于一般早孕的症状和体征。

1. 有停经史　询问月经史，末次月经，明确停经时期。
2. 早孕反应　可以有恶心、晨吐或不明显的早孕反应。
3. 阴道出血，腹痛　当发生先兆流产或难免流产时可出现相应症状。
4. 有无剖宫产病史　无剖宫产排除 CSP，有剖宫产病史高度警惕 CSP。
5. 妊娠继续发展　至中、晚期多发生前置胎盘，而出现阴道出血等症状。

（四）全身及妇科检查

1. 全身检查　通常无阳性体征。
2. 妇科查体　可见宫颈着色，子宫峡部软，膨大，子宫大小与停经时间相符或偏小。双侧附件区无包块，无压痛。

（五）辅助诊断

1. 妊娠试验

（1）尿液人绒毛膜促性腺激素（hCG）检测：阳性。

（2）血 hCG 水平：正常早期妊娠时血 hCG 水平与孕周符合，并有时间倍增现象，可连续测定血 hCG 以了解胚胎发育情况。

2．B 超　B 超监测有重要意义，经阴道或经腹部彩色多普勒可明确胚囊着床位置，绒毛种植在子宫前壁、后壁或侧壁，胚囊大小不等，子宫下段连续，可出现丰富的血流信号。宫颈管存在，宫颈内口闭合，宫腔上 1/2 空虚。可以明确诊断。

（六）鉴别诊断要点

无剖宫产病史则排除 CSP，有剖宫产病史的峡部妊娠需高度警惕并区分是否为 CSP。

1．两者均可有停经、早孕反应病史；发生先兆流产均可出现阴道不规则出血伴或不伴腹痛，但峡部妊娠先兆流产多伴腹痛。

2．早期超声检查为主要鉴别手段，无剖宫产病史，峡部妊娠胚囊向宫腔内生长，峡部肌层连续性无中断，子宫形态基本正常。

即使有剖宫产史时，超声显示胚胎种植在子宫后壁，胎盘未盖过宫颈内口，子宫前壁无绒毛血流，可排除 CSP。当孕卵种植在子宫前壁，且位置偏低，接近前壁下段瘢痕处时，与 I 型 CSP 较难鉴别，若超声能明确提示瘢痕处无绒毛血流，瘢痕连续性完整，基本可排除 CSP，但随着妊娠进展可发展成凶险性前置胎盘。必要时可采用 MRI 检查鉴别诊断。

（七）处理原则

峡部妊娠终止与 CSP 基本类似，通常需要药物预处理如 MTX 治疗或子宫动脉栓塞后清宫手术；也可药物处理后宫腔镜下手术处理。

部分要求继续妊娠患者，多发展成前置胎盘，处理同前置胎盘。

（潘永苗）

六、子宫憩室妊娠

（一）定义

子宫憩室妊娠指一种孕卵种植在子宫憩室部位的特殊部位妊娠。

（二）病因

子宫憩室多为子宫先天性畸形，开口位于子宫腔内，可以在子宫腔四周腔壁上，直径 1～2mm，呈卵圆形或椭圆形，深度 0.5～10mm，憩室内可有子宫内膜生长，生长内膜与子宫腔其他部位内膜同步或不同步。孕卵种植在子宫憩室十分罕见，根据憩室的大小、憩室壁的厚薄以及憩室的深度不同，孕卵种植后可以继续妊娠发育为正常宫内妊娠，也可能发生流产或破裂。

（三）病史特点

类似于一般早孕的症状和体征。发生流产时与宫内妊娠流产相同；但憩室位于子宫下段前壁时需与 CSP 鉴别。

1．孕前超声检查　可提示存在子宫憩室有助诊断。

2．有停经史　根据末次月经，明确停经时期。

3．早孕反应　可以有恶心、晨吐或不明显的早孕反应。

4．阴道出血，腹痛　当发生先兆流产或难免流产时可出现宫内妊娠流产的相应症状。

5．有无剖宫产病史　无剖宫产排除 CSP，有剖宫产病史，且剖宫产后再次怀孕前已经明确存在剖宫产后瘢痕憩室，本次为憩室部位妊娠则诊断为 CSP。

6．子宫前壁峡部憩室妊娠破裂　可类似于 CSP 破裂的出血和腹痛症状和体征。

（四）全身及妇科检查

1．全身检查　通常无阳性体征。

2．妇科查体　可见宫颈着色，子宫峡部软，子宫大小与停经时间相符。双侧附件区无包块，无压痛。

（五）辅助诊断

1．妊娠试验

（1）尿液人绒毛膜促性腺激素（hCG）检测阳性。

（2）血 hCG 水平：正常早期妊娠时血 hCG 水平与孕周符合，并有时间倍增现象，可连续测定血 hCG 以了解胚胎发育情况。

2．B 超　B 超监测有重要意义，经阴道或经腹部彩色多普勒可明确胚囊着床位置、胚囊大小、子宫下段厚度，可以明确诊断。

（六）鉴别诊断要点

1．明确有无剖宫产病史，无剖宫产病史排除 CSP。

2．有剖宫产病史，早期症状和体征类似，需早期超声鉴别诊断，子宫憩室妊娠时，子宫下段峡部肌层完整，无连续性中断，胚囊及大部分位于子宫腔前壁或后壁，并向宫腔内生长发育，子宫瘢痕部位无绒毛性状血流改变。

3．发生流产后鉴别同先兆流产或难免流产。

（七）治疗原则

正常部位的子宫憩室妊娠一般可以妊娠继续，但要警惕胎盘粘连或植入。发生流产时处理同宫内妊娠流产。

（潘永苗）

第六节　剖宫产瘢痕妊娠的治疗

剖宫产后子宫瘢痕妊娠（CSP）是剖宫产术后出现的较多的并发症之一，由于胚胎着床于子宫瘢痕处，随着胚胎继续发育，胎盘绒毛可以植入甚至穿透子宫肌层，常至中、晚期发生子宫破裂及严重出血等并发症危及孕妇生命。因此，CSP 若未能及时诊断治疗，可能发生严重出血或子宫破裂，甚至最终选择切除子宫以

☆☆☆☆☆

抢救患者生命。近 20 年，由于对 CSP 的不断研究和临床经验积累，对 CSP 的治疗治疗原则基本形成共识，但对个体而言没有明确的统一的治疗方案，需要结合患者具体病情和医疗资源采用个体化的策略和方案治疗。

1. *治疗原则*　尽早发现，尽早治疗，一经确诊应尽快终止妊娠，减少并发症。

2. *治疗目标*　及时终止妊娠、有效去除病灶、保障患者安全；切勿盲目刮宫。

根据患者阴道出血严重程度，孕周大小、超声分型，子宫肌层缺损程度，血 hCG 水平，生育要求，医院诊疗条件和治疗经验等综合提出个体化的综合治疗方案，治疗前应与患者及其家属充分沟通、充分告知疾病和各种治疗方法的利弊和风险，并签署知情同意书。

3. *治疗方法*　主要有以甲氨蝶呤（MTX）为代表的药物治疗，腹腔镜、宫腔镜或宫腹腔镜联合治疗，经腹或经阴道的手术切除术、负压吸引术等，而子宫动脉栓塞术后清宫或手术治疗则作为一种新型的治疗方法，被广泛应用，并可以显著提高 CSP 的治疗效率和安全性。目前采用的各类治疗方法，其主要目的是在安全有效清除病灶后，尽量保留女性的生育功能，为下一次妊娠提供可能。而子宫次全切术或子宫全切术是对产生严重并发症的 CSP 患者为抢救其生命而进行的主要手术治疗方法。

一、选择性子宫动脉栓塞（UAE）后清宫术

1979 年，Brown 首先报道用于治疗产科出血性疾病，能迅速、有效止血。并取得满意效果。通常于右股动脉穿刺，选择双侧子宫动脉插管造影，通常典型的可见子宫局部充血增大，子宫动脉纤曲充盈，血流丰富，血管包围病灶，用新鲜明胶海绵颗粒或条块栓塞子宫动脉后可显示血流阻断，病灶血流明显减少（如图 13-27），栓塞前局部血管内注入 MTX 药物（每侧 30mg）。术前或术后肌内注射适量的甲氨蝶呤，可加强治疗效果。

一般子宫动脉栓塞后 24～72h 在 B 超监视下行清宫手术，手术成功率可达 95%以上。刮宫前超声检查胚囊着床处血流情况，术中尽量清除胚囊绒毛。由于此方法不但可以迅速控制 CSP 引起的大量阴道出血，降低子宫动脉血压，减慢血流，利于血栓形成，减少出血，同时使胚胎缺血、缺氧、坏死，子宫动脉局部注射 MTX 后，子宫局部药物浓度高（可较全身用药高 2～22 倍），杀胚胎作用明显增强。此时清宫术中大出血的风险大大降低，但局部血流仍较丰富者，仍应做好抢救准备。此方法已被首先推荐和广泛应用，是一种行之有效治疗方法，几乎适用于所有的 CSP 患者。据 Feng Qi 报道，对一组 50 例 CSP 病例采用 UAE+MTX 和 UAE 两种方法治疗结果显示，成功率 77.3%和 89.3%，平均出血量分别为（80.25 ± 113.92）ml 和（32.04 ±21.41）ml。治疗结果满意。

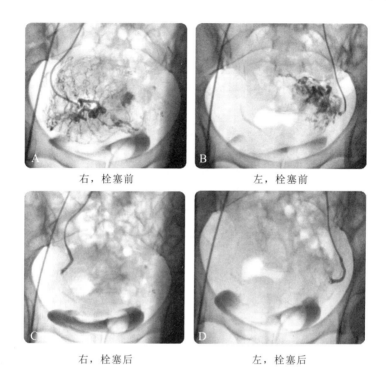

右，栓塞前	左，栓塞前
右，栓塞后	左，栓塞后

图 13-27　子宫动脉栓塞前后 CSP 病灶血流分布明显减少

二、药物治疗后行清宫术

　　超声的广泛应用为早期诊断 CSP 提供了可能，也为药物治疗提供了机会。MTX 是治疗 CSP 最常用的药物。适合一般情况良好，血流动力学稳定，孕龄＜8周，B 超提示胚囊与膀胱壁间的子宫肌层连续性好，厚度＞2 mm，血清β-hCG＜5000U/L，主要为内生型 CSP 患者。药物治疗后联合超声引导下清宫术是一种较安全、有效、适用于基层医院的治疗方法。由于 CSP 是一种特殊的异位妊娠，药物治疗后血β-hCG 水平下降较缓慢，病灶缩小或消失也需要较长时间，并且有治疗失败的可能。还有再次大出血的可能。因此，在药物治疗中必须采用阴道彩色多普勒超声监测胚囊或包块大小及包块周围血流信号的变化，动态监测血 hCG 水平，如包块明显缩小，血流明显减少甚至消失提示治疗有效，因此，一般需要待血清β-hCG 下降到一定水平(＜1000U/L 或更低)，超声显示局部无明显血流后，在超声引导下进行清宫术较为安全,清宫时必须做好出血和子宫穿孔的急救准备。

　　甲氨蝶呤给药方式多样，主要有以下几种。

　　1. 全身给药　剂量按体重如 1mg/kg，或体表面积如 50mg/m²，单次或多次肌内注射。每周重复 1 次。杨洋等采用 MTX 肌内注射配伍米非司酮片口服，在血β-hCG 下降至 1000mU/ml 以下时，在 B 超引导下行清宫术，术后均未出现大出血现象，术后 1 个月随访， β -hCG 均恢复正常，3 个月内月经恢复正常。

2．MTX 全身性序贯疗法

（1）第 1，3，5，7 天各予 MTX 1mg/kg 或 50mg/m^2 肌内注射。

（2）第 2，4，6，8 天各予四氢叶酸 0.1mg/kg。

8d 为 1 个疗程，MTX 可用 1～3 个疗程。

3．局部应用　超声引导下胚囊内局部注射 MTX 治疗也为有效的治疗方法，超声引导下以 16～20 号穿刺针或取卵针行胚囊内或包块内穿刺抽吸后注射 MTX 药物。剂量为 5～60mg。Yamaguchi 等认为，MTX 在 B 超引导下经阴道直接注射至妊娠部位，即局部用药可作为药物治疗 CSP 的首选方法。其对 12 例患者治疗中，将妊娠囊中羊水抽出，MTX 注射入妊娠囊中，子宫肌肉层中注射垂体后叶素等，在子宫病灶周围使用抗炎药物。观察病灶体积，血清 β -hCG 的水平和血流，发现 β -hCG 水平逐渐下降，其中第 1 周下降最快，降至正常水平平均需要（39.1 ±10.1）d。妊娠物减小至消失平均需要（24.6±14.1）d。Jennifer 报道对符合药物治疗条件的 7 例患者经病灶局部注射 MTX 治疗均获得成功。

4．全身与局部联合治疗　全身用药联合局部用药可提高治疗成功率，成功率可达 70%～80%。可采用全身 MTX 肌内注射+经阴道穿刺（TVS）胚囊抽吸+局部 MTX 注射；也可采用局部 KCl+TVS 胚囊抽吸和（或）局部 MTX 注射（此方法可用于 IVF 后宫内双胎妊娠保留正常位置胚胎患者）。

甲氨蝶呤治疗虽然有效，但 hCG 的下降相对缓慢，疗程长，治疗期间随时可能发生严重子宫出血，因此，必须在严密观察下进行治疗，如血 hCG 下降不明显或持续在平台，病灶高速低阻血流信号持续存在，包块持续增大均提示治疗反应差，应增加药物治疗次数或剂量，或改变治疗方法，可采用病灶切除的手术。

三、经腹局部病灶切除术

进腹手术治疗是一种相对安全、有效治疗方法，一般可保留子宫。对早期 CSP 采用楔形切除瘢痕及妊娠物，同时术中行子宫局部修补术，该方法适用所有具备进腹手术条件的医院，该方法具有切除病灶和子宫瘢痕，修补子宫原来瘢痕缺陷，保留子宫和减少再次发生瘢痕妊娠的机会。对那些病灶大、血流丰富、肌层薄，手术前结扎髂内动脉或子宫动脉栓塞术后或局部注射垂体后叶素等可明显减少手术中出血的风险。对全身或局部或全身联合局部药物治疗无效，或药物治疗过程中出现包块破裂、包块明显增大、hCG 持续不降或反上升、出血明显多不能迅速有效止血等患者均可考虑采用进腹部病灶切除手术治疗，以免延误治疗出现严重的并发症。

对妊娠至中、晚期妊娠 CSP 破裂大出血，则多采用进腹紧急抢救手术治疗，剖宫取胎，根据失血情况、子宫破裂程度、有无生育要求等做保留子宫或子宫切除术。

四、经阴道病灶切除术

对那些病情稳定，孕周较小，病灶较小，血流不丰富，盆腔粘连不明显的早期子宫瘢痕妊娠也可采用经阴道的子宫局部病灶切除术，同时手术中修整缝合子宫局部切口，但此手术需要一定的经阴道手术技巧和经验，同时需做好进腹手术的准备。对局部病灶大、血流丰富或已经有较多活动性出血和血流动力学不稳定患者，或在经阴道手术中解剖结构不清、出血多无法及时止血等患者及时改进腹手术为宜。

五、宫腔镜和病灶切除术

宫腔镜作为一种微创技术。近年也被用于治疗 CSP，宫腔镜下可直视子宫内口形态失常，可见占位性囊块状物或绒毛状物或团块物的位置和局部表面血管分布，手术中可进行直接电凝血管止血和电切切除妊娠物。主要适用于 I 型和部分早期未破裂 II 型，同时孕周较小，血流动力学稳定，具有良好的腔镜设备和熟练的手术技能以及经腹手术条件的医院。但在无前期药物或栓塞等预处理情况下，直接宫腔检查和手术有随时大出血可能，故一般宫腔镜不作为单独诊断性检查和治疗。通常在药物治疗或子宫动脉栓塞后，并且在腹部超声或腹腔镜监视下进行手术相对较安全和有效。

Hua li 等对 21 例 CSP 分别进行了宫腔镜手术治疗，其中 17 例宫腔镜一次成功，2 例失败后改为进腹病灶切除，2 例宫、腹腔镜联合手术成功，平均手术时间约 51.4min，平均出血量为 48.1ml；国内吕净上等对 21 例直径≤2.5cm，I 型 CSP 宫腔镜治疗术中平均出血量为 49.8ml，手术时间平均 33min，血 hCG 转正常时间平均 21.2d。Wang 等在腹部 B 超的协助下，通过宫腔镜进行妊娠组织的清除术，术中静脉滴注缩宫素，术后在宫腔内放置带球囊的导管进行压迫止血，对于妊娠囊靠近宫腔者具有良好效果，手术时间短，出血少，β-hCG 下降快。

但是，由于宫腔镜手术虽然可以治疗部分 CSP，但手术中切除病灶处妊娠物后，目前在术中无法修复缝合切口处的缺损，并且病灶切除中可能增加原来瘢痕部位的损伤，手术后切口处病损需瘢痕性自给性修复，这给日后再次发生 CSP 带来隐患。因此需要引起重视，需要宫腔镜治疗 CSP 及日后再次妊娠结局的大样本资料积累。

（潘永苗）

宫腔镜治疗 CSP 的价值：CSP 并非所有患者都能采用宫腔镜治疗，其治疗效果差，宫腔镜手术治疗可能出现术中、术后出血多，血清β-hCG 下降缓慢，术后局部包块吸收时间长，需要二次处理的比例高等情况。尤其是外生型 CSP，即妊娠囊位于瘢痕深部，向子宫肌层生长或向子宫肌层及宫腔同时生长。妊娠囊植入深，与瘢痕及相邻子宫肌层粘连较严重。

☆ ☆ ☆ ☆

临床甚至会出现较小的妊娠囊，完全生长于瘢痕处的子宫肌层内，还有部分较大的妊娠囊突出于子宫轮廓外，甚至部分较大妊娠囊突出子宫轮廓外甚至压迫膀胱。妊娠囊的植入可造成外生型 CSP 局部肌层缺损及破坏严重。

如果借助宫腔镜处理，术中无法通过结扎血管来进行有效止血，仅能依靠宫腔镜下电凝创面，术中出血较多，未能清除组织和术后局部包块吸收等主要问题。此外，外生型 CSP 妊娠囊向外凸起明显，子宫壁病灶肌层甚为菲薄，病灶与膀胱距离近，因术中出血的干扰，影响视野和操作，宫腔镜电切术难以彻底切除植入肌层的绒毛组织。又有操作机械、非弧形或可弯曲等，对肌层内病灶难以彻底处理。也有报道将病灶周围的正常组织损毁，反在局部造成新的创伤。

最近国内也有报道，即使宫腔镜手术切除外生型 CSP 病灶，但切口瘢痕的厚度与术前相比没有改变，甚至更薄，不利从根本上解除 CSP 发生的病因，再次妊娠仍有复发性 CSP（RCSP）的可能。手术以开腹、腹腔镜或经阴道彻底清除病灶、缝合等处理相对为好。所以随剖宫产后再生二孩的增多，剖宫产瘢痕妊娠也逐渐增多，对临床低年资医师或对宫腔镜技术不熟练者，切勿盲目选用宫腔镜处理。

（石一复）

六、腹腔镜治疗 CSP

腹腔镜治疗 CSP 是一种较为理想的方法，其安全性和治疗的有效性均可得到一定保证，适用于外生（Ⅱ）型、孕周较小（7～11 周），病灶相对较大、病灶表面肌层薄、有穿透浆膜层风险未破裂者。采用该法的优点可以将妊娠组织在镜头直视下将其完全清除干净，缩短治疗时间，并在腹腔镜手术中，可直观看到病灶并能有效重建修复子宫下段切口，这对患者未来的再生育至关重要。手术中先阻断子宫动脉或子宫动脉栓塞后手术或术中注射垂体后叶素可明显减少术中出血的风险。腹腔镜下可见很薄的子宫肌层下的妊娠物，将垂体加压素稀释成每毫升 1U后，5～10ml 的垂体加压素稀释液多点注射至子宫肌层，当发现子宫肌层变白时，对妊娠物凸出之处进行横向切开，暴露暗红色的妊娠囊，而后切除病灶，修正切口缘，用 2-0 的肠线缝合。Wang 等认为妊娠囊种植较深的 CSP 患者经阴道超声及 MRI 确诊后，应优先考虑采用腹腔镜进行治疗，因为在术中可直观看到子宫同膀胱的位置关系、妊娠物的种植部位及形态，可彻底清除病灶，对于粘连部位可进行分离，术中出血少，术后恢复快，可在短时间内使得 β-hCG 下降，治疗效果好。国内王光伟等外生型 32 例 CSP 均顺利完成腹腔镜病灶剔除术，平均手术时间（100±21）min、术中出血量仅（19±6）ml，血清 hCG 降至正常时间（3.5±0.6）d。提示腹腔镜 CSP 病灶剔除术治疗具有出血少、恢复快等优点，同时可修复子宫瘢痕、减少再发风险、保留患者生育能力，尤其适用于治疗外生型 CSP。

七、负压吸宫或刮宫术

对明确诊断的 CSP 患者不提倡甚至禁止单独使用负压吸宫或刮宫术。盲目的清宫手术常常可导致难以控制的出血，使一个貌似普通的人工流产或清宫转为紧张的急救手术而产生不良后果，对误诊为先兆流产或难免流产而进行直接清宫手术患者，国内报道将有 40%～72%发生清宫时的大出血。因此，对于 CSP 不可轻易做清宫手术。目前对 CSP 患者通常需在经全身或局部药物（MTX）治疗或子宫动脉栓塞术后清宫是较为安全的治疗策略。文献报道通过全身或局部或全身联合局部 MTX 治疗后再清宫手术成功率在 50%～100%。对那些孕周小、胚囊较小、绒毛种植较浅、局部血流不丰富、Ⅰ型未破裂型，子宫前壁肌层厚度≥2～5mm 以上、血 β-hCG 水平较低（＜1000U/L）、血流动力学稳定者，可以考虑在 B 超引导下由经验丰富的医师直接行清宫术。但手术必须在具有输血和急诊开腹手术条件的医院手术室内进行，术前应备有急救方案，如备血、宫腔纱布填塞、Foley 尿管(18F)局部压迫止血设备和预案，以便处理手术时的难以用一般子宫收缩药控制的出血。

八、子宫次全切除或全子宫切除术

是对于没有生育要求、药物治疗包块局部和全身用药治疗无效、病灶大、血流丰富且切除困难；或包块破裂、短时间大出血；或误诊为正常妊娠或先兆流产、难免流产、葡萄胎等清宫术时大出血者，为挽救患者生命，限于条件，无其他办法可行而采取的紧急措施。采用子宫次全切除手术时，必须注意 CSP 病灶的完整切除，以免残留滋养叶病灶的再次出血和二次手术带来的不必要麻烦，必要时可采用子宫全切除术。

九、期待治疗

原则上对已经明确诊断的剖宫产后子宫瘢痕妊娠禁止期待治疗，这在国内目前已经形成共识和基本原则。对Ⅱ型 CSP 随着妊娠进展终究会发生子宫破裂和威胁生命的出血等严重的并发症，抢救不及时甚至危及患者生命；而对于Ⅰ型 CSP 虽然可能妊娠可以继续发展到一定阶段，但妊娠发展到什么时期较难予以准确评估，发展至中、晚期妊娠几乎无一例外发展成凶险性前置胎盘，且胎盘植入和穿透的风险远远大于一般前置胎盘，继续妊娠过程中随时发生子宫破裂的风险而危及患者生命，孕妇自身生育力的保存更是远远低于早期妊娠时的及早处理。已有 CSP 或再次发生 CSP 达妊娠晚期发生子宫破裂、孕妇死亡的报道，如 Herman(1995 年)，期待至 35 周发生子宫破裂，Smith（2007 年）期待至孕 20 周子宫破裂。故应引以为戒和引起足够的警觉和重视。

（潘永苗）

☆ ☆ ☆ ☆ ☆

十、HIFU 治疗瘢痕妊娠

　　HIFU 治疗瘢痕妊娠就是利用超声波聚焦到妊娠组织的位置，该波产生的能量使妊娠组织发生凝固性坏死，直至超声监测下胎儿心搏停止或蜕膜组织和滋养层回声增强，阻断胚胎血流，再行负压吸引术，可减少出血，降低手术难度和风险。Zhu 等人回顾性分析了 HIFU 联合宫腔镜下吸宫术治疗 CSP 的临床疗效。通过对 53 例 CSP 患者进行 HIFU 治疗，术后 1～5d 行宫腔镜引导下吸宫术，结果显示：HIFU 治疗后行宫腔镜指导下吸宫术，平均出血量约 20ml，恢复正常月经的时间约（35.1±8.1）d，血 β-hCG 恢复正常的时间为（27.5±6.4）d，住院天数为（7.8±1.5）d，结论：HIFU 联合宫腔镜引导下吸宫术治疗 CSP 安全、有效。

　　目前 HIFU 治疗 CSP 的许多问题尚需进一步解决，如：HIFU 治疗 CSP 对孕囊大小的要求，HIFU 术后是否需甲氨蝶呤等杀胚药物联合治疗？HIFU 术后行宫腔镜下吸宫术的时机？HIFU 术后血 β-hCG 下降程度对宫腔镜术中出血量的影响等。

（石一复）

十一、聚桂醇治疗

　　1944 年，由 Orach 最先提出泡沫硬化剂（聚桂醇）的治疗概念，主要应用于食管-胃底静脉曲张、下肢静脉曲张、内痔、囊肿性疾病的硬化治疗，也有用于子宫肌瘤硬化的报道。在静脉旁、血管腔内局部注射聚桂醇注射液后，可直接损伤血管内皮，促进血栓形成，黏附于注射部位血管内，继而产生炎性病变和组织纤维化，纤维化条索代替病理性血管，导致病理性血管永久性闭塞，从而达到硬化目的。

　　鉴于此作用机制，2012 年，浙江萧山医院将聚桂醇应用于剖宫产子宫瘢痕妊娠的治疗，通过在子宫瘢痕部位注射聚桂醇使病理性血管硬化闭塞，再清除宫腔内容物，大大减少了术中的出血风险。该方法及有关论文曾在《中国计划生育和妇产科》和《实用妇产科杂志》上发表，均有编者按对该方法做了介绍和推荐。

　　浙江萧山医院妇产科采用超声介入下经腹或阴道穹窿部在病灶周围注入硬化剂后再刮取妊娠物处理剖宫产瘢痕妊娠的方法，取得简便、实用、有效、安全、价廉且一次性成功的效果。该方法是基层医院对剖宫产瘢痕妊娠的创新性治疗方法，值得推广。聚桂醇硬化剂在消化科应用多年来未见明显不良反应，且子宫肌层组织结构等远优于食管及胃壁组织，本文也证实了其使用的安全性，可供各级医院参考。

　　首先是明确诊断，常用的有超声或磁共振，其中超声是诊断本病简单而可靠的方法，尤其超声造影不仅可以明确切口部位血供的分布，更可清晰显示肌层受累的程度，同时能对比注射聚桂醇后切口部位的血供改变（图 13-28，图 13-29）。按照妊娠物累及肌层的程度将剖宫产子宫瘢痕妊娠分为 4 级。0 级：绒毛覆盖子宫切口处，未累及肌层，与肌层分界清楚；1 级：累及肌层，未及肌层 1/2；2 级：

累及肌层，达到或超过肌层 1/2，未累及浆膜层；3 级：肌层消失，孕囊突向浆膜层，并向膀胱方向凸起。所有生命体征稳定，超声诊断为剖宫产子宫瘢痕妊娠，且前次剖宫产为子宫下段剖宫产，分级诊断符合 0～2 级的剖宫产子宫瘢痕早期妊娠（孕周＜12 周）患者均适合本法治疗。

正在大出血的患者由于造影剂沿着创面泄漏无法准确显影切口部位，不适合本法治疗。超声分级诊断 3 级的患者在妊娠物清除术中无法将妊娠物完全清除，而且出现子宫瘢痕部位破裂概率极高，亦不适合本法治疗。

1. 术前准备　妇科检查、血清 β-hCG 及血常规、尿常规、凝血功能、肝肾功能检查及心电图检查。

2. 术前签署知情同意书　应告知：①剖宫产子宫瘢痕妊娠的风险；②传统的治疗方式及其局限性；③本次治疗的目的是作为妊娠物清除术前的预处理，旨在减少妊娠物清除术中的出血风险；④术中由于妊娠物植入肌层的深度不一，聚桂醇注射治疗中可能存在子宫瘢痕部位破裂，膀胱、肠管等周边脏器的副损伤等；⑤术中迷走神经兴奋导致恶心、呕吐、血压下降等情况；⑥术后出现发热、恶心、呕吐等药物过敏反应；⑦本次治疗失败需要子宫动脉栓塞、手术切除/修补子宫瘢痕等可能。

3. 术前超声造影定位　患者排空膀胱，取简易膀胱截石位。使用百胜 MyLab 90 彩色多普勒超声诊断仪，经阴道探头频率 3～9 MHz，配备造影匹配成像技术。应用 Bracco 公司的超声造影剂六氟化硫微泡粉针（合资）/59mg，使用前在造影剂 59mg 中注入 5ml 生理盐水充分振荡摇匀，选用相应探头及超声造影条件，以显示切口瘢痕妊娠的病灶作为造影时观察的切面，启动造影模式，机械指数 0.08。经肘静脉于 5s 内快速推注造影剂 1.2 ml，采集自造影剂开始推注至基本消退的连续动态图像，将造影的全过程记录于仪器硬盘中以备脱机分析。

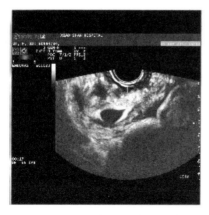
图 13-28　介入术前超声造影，瘢痕切口部位绒毛强化明显

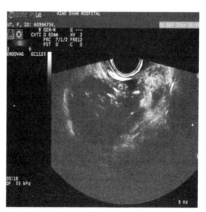
图 13-29　介入术后超声造影，瘢痕部位绒毛强化基本消失

☆ ☆ ☆ ☆

4.聚桂醇注射治疗 超声介入下注射聚桂醇治疗剖宫产子宫瘢痕妊娠,安全、有效、操作简便,患者接受性强、易于掌握,适合各级医院开展,不失为治疗剖宫产子宫瘢痕妊娠的又一新的方式。本法2012年由浙江萧山医院妇科首创,至今该医院用此方法成功治疗剖宫产子宫瘢痕妊娠患者百余例,也逐步在国内推广,效果显著。术中平均出血10ml,平均住院时间2.7d,平均治疗费用3660元。

注射途径可分为经阴道穿刺注射和经腹壁穿刺注射。

(1)经阴道穿刺注射聚桂醇:取简易膀胱截石位,排空膀胱,常规消毒会阴,铺巾,经阴道超声引导,固定穿刺架,选择穿刺路径,置入21G一次性穿刺针,经阴道前穹窿到达子宫切口周边血流丰富肌层部位,取出针芯,使用2ml注射器抽取聚桂醇注射液,连接穿刺针,回抽无血液,脉冲式缓慢注射。如血流分布面积广,则重新置入针芯,稍回退穿刺针,行多点注射,直到超声下见到孕囊环状或片状强化,周边血流稀少。术毕,消毒阴道。患者步行返回病房。

(2)经腹壁穿刺注射聚桂醇:取平卧位,排空膀胱,常规消毒下腹部,铺巾,腹部超声探头定位子宫切口瘢痕部位,观察血流情况。避开膀胱,选择离子宫切口瘢痕最近的腹壁处作为腹壁穿刺点,1%利多卡因注射液在腹壁穿刺点形成皮丘,尖刀片切开0.2cm切口,置入21G一次性穿刺针,取子宫切口周边血流丰富处作为子宫肌层穿刺点,取出针芯,使用2ml注射器抽取聚桂醇注射液,连接穿刺针,回抽无血液,脉冲式缓慢注射。如血流分布面积广,则重新置入针芯,稍回退穿刺针,行多点注射,直到超声下见到孕囊环状或片状强化,周边血流稀少。术毕,消毒腹壁穿刺点,粘贴一次性敷贴。患者步行返回病房。

由于聚桂醇有局部镇痛作用,术中患者无明显疼痛感觉,无须特殊镇痛处理。术前术后无须饮食改变,无须使用抗生素。术后观察患者腹痛、阴道出血以及发热、胃肠道症状。

常规当日下午行聚桂醇注射,选择次日上午在B超监护下行妊娠物清除术。术前开通静脉通路,常规扩张宫颈口,卵圆钳钳夹出前峡部妊娠物,宫腔内常规吸刮,术毕宫颈注射缩宫素针10U,前峡部钳出物常规送病理检查,观察24h无明显阴道出血,出院。

术后医嘱广谱抗生素口服3d预防感染;术后当天给予屈螺酮炔雌醇片(每片含屈螺酮3mg和炔雌醇0.03mg)每日1片,共21d或周期疗法(补佳乐片1mg,每日1次;共21d,后10d加用地屈孕酮片10mg,每日2次,口服)修复子宫内膜。

近期随访(术后3个月内)血清β-hCG降至正常时间约22d,术后1个月内均能恢复月经,无一例出现发热、恶心、呕吐等过敏症状,与普通人工流产术后各项恢复指标比较无差异。远期随访(术后2年内)发现可再次宫内妊娠行常规人工流产术,与瘢痕子宫早孕流产患者比较无明显差异。

聚桂醇注射液的安全性已被国际医疗界公认,是德国迄今为止唯一被批准用于硬化治疗的药物，并已经在其他欧洲国家应用。美国食品药品管理局也于 2010 年 3 月批准聚桂醇上市。通过大样品临床验证及上万例病例观察，聚桂醇临床应用安全性极高，未出现因产品导致的医疗不良事件。

（石一复）

附：国内外有关剖宫产瘢痕妊娠主要治疗方案汇集

CSP 治疗取决于孕周、阴道流血多少、血清 β-hCG 值、包块大小、腹痛程度、有无并发症、影像学图像、CSP 类型、医疗条件、设备、治疗经验、技术水平、经济条件等而定，至今国内外尚无统一的规范和指南。现在各地和各家均是多种方法的联合，如在组合、排列、先后顺序不一；比较混乱，各说优越，难以规范；也有按照上级医生指示，下级照办；病例不等，无统一标准，尚无共识。

一、期待疗法

CSP 确诊后应考虑立即终止妊娠，此为处理原则，切莫有侥幸心理而期待观察，期望有奇迹出现。因为 CSP 随时有大出血、子宫切除，甚至威胁生命的危险隐患，各国各地均有惨痛的教训。至目前为止，CSP 能至晚期妊娠胎儿存活者国际上仅有个别数例，且也是历经长期出血量不等的不规则阴道出血，常住院，冒着生命危险的个别案例，耗费大量人力、物力资源，实不提倡，即使现代新生儿监护室设备和技术进步，但常为低体重儿、极低体重儿、早产等，婴儿体质也不佳。

所以对 CSP 来说"期待疗法"只是该病治疗史上短暂和初期对本病不认识的一种尝试，实不可取。可现今还有个别医师不坚持医疗原则，片面满足和讨好患者/家属要求（实为以大出血、牺牲子宫乃至死亡的无理要求），结果是不时有出血、腹痛和危险的情况下，期待数周最终酿成悲剧和医疗纠纷等发生。

期待疗法也有期待观察，不用任何药物的等待观察其自然变化；另为采用药物等在治疗下察其变化后再考虑下一步处理。

二、药物治疗

主要使用 MTX，常用剂量和方法如下。

（1）单次全身剂量：50mg/m^2，肌内注射或静脉注射。

（2）局部用药：50mg/m^2。

（3）囊内注射：先抽孕囊内液体，然后孕囊内注射 MTX。

（4）也有直接病灶及周围肌层注射。

（5）MTX 子宫动脉灌注 50~100mg/m^2，再联合子宫动脉栓塞或再在 48h 内清宫术。

药物治疗适用于生命体征平稳，孕周<8 周，无大量阴道出血，无明显腹痛，血清 β-hCG<20 000U/L，孕囊直径<3cm，内生型无破裂的 CSP。

药物单独使用外常作为清宫术或联合其他治疗（如栓塞、灌注、刮宫、手

☆ ☆ ☆ ☆

术前的准备有减少术中出血的作用）。用于有关治疗前的 MTX 治疗方法或前期处理。

单纯药物治疗住院时间长，β-hCG 下降缓慢，包块吸收时间长，仍有大出血甚至子宫切除的并发症。

国内还有：天花粉、氯化钾注射，加用米非司酮等报道，但均采用 MTX 为首选，效果和作用相对肯定，其他药物仅为试用不宜推广。

药物治疗无效标准：持续存在胎儿心搏，胚囊增大，血清 β-hCG 不下降甚至反而增高，或呈持续平台状态。

三、子宫动脉栓塞治疗

常用于急性大出血的 CSP 患者，在手术治疗前行子宫动脉栓塞有预防大出血作用。一般用明胶海绵颗粒栓塞子宫动脉，阻断病灶血供；联合 MTX 灌注可增加局部病灶药物浓度，加速妊娠组织坏死。

栓塞治疗以被大多数临床医师作为治疗 CSP 的主要方法，但栓塞治疗的不良反应医师应认识，也应与患者和家属沟通。但在抢救大出血和威胁生命时则应抓住主要矛盾。栓塞治疗后出现疼痛，影响卵巢功能、子宫内膜容受性，甚至个别发生子宫膀胱瘘等均有可能。

四、手术治疗

1. 清宫术（或称刮宫术） 直接盲目清宫可导致严重大出血，子宫破裂，子宫穿孔，子宫切除，甚至死亡等并发症，应作为治疗 CSP 的禁忌。必须分别在药物治疗、子宫动脉栓塞、MTX 灌注、超声监护下或内镜监护下、硬化剂注射后才宜进行清宫术。

主要适用于 I 型 CSP，未破裂型、孕周≤7 周、肌层厚≥3.5mm 及血流动力学稳定，同时具备开腹手术条件，经全身/局部 MTX 控制后，血清 β-hCG 接近正常者。即使有上述处理后清宫术时仍需注意大出血的可能，做好相应防范措施。清宫术后也仍需密切注意阴道出血情况，也有报道清宫术后用 Foley 气囊导尿管压迫止血或宫颈环扎术止血等。

2. 宫腔镜手术 属于微创手术，适用于 I 型 CSP，孕周较小，血流动力学稳定，在全身和局部 MTX 控制后，有良好的宫腔镜设备，备有开腹手术条件，人员技术水平、手术技能熟练。

原先的报道认为宫腔镜手术是治疗 CSP 的有效方法，但此后临床处理中发现宫腔镜处理仅适用于病灶向宫腔方向的内生型病例，且也以病情稳定、经药物或栓塞治疗后较为安全。对病灶在基层、范围较大外生型的 CSP 并不理想和适宜。宫腔镜手术也不能修补剖宫产瘢痕处的缺陷，对病灶大、深入基层或外生型者若因操作不当或缺乏经验易致子宫穿孔或大出血。此外，宫腔镜手术治疗 CSP 在腹腔镜监视下或两者联合处理较为安全。也有采用超声监视下宫腔镜手术，但超声监视下风险仍较大。

3．腹腔镜手术　适用于未破裂型、孕周 7～10 周、体积直径 3cm 及血流动力学稳定。应有良好的腹腔镜设备，熟练的手术技巧，必要时仍有中转开腹手术条件。腹腔镜手术可协助诊断同时切除瘢痕妊娠和做修补术，先结扎子宫动脉或局部注射垂体后叶素以减少术中出血。

一般腹腔镜不作为早期检查手段，因早期包块小，不明显，找包块有一定难度，膀胱损伤概率大。典型者子宫正常大或略大，子宫前的峡部膨大，膀胱后子宫切口瘢痕处丘状突起，丘状膨大处表面呈红色或紫色，双侧附件外观正常。

腹腔镜手术适用于外生型的 CSP 治疗，治疗后可减少阴道出血症状和降低再次发生 CSP 的可能。

术前宜行药物或栓塞治疗后进行为宜。

4．机器人辅助的腹腔镜手术　因设备、人力因素不宜普遍推行。实际仍属腹腔镜手术，术前也宜行药物或栓塞治疗等前期处理，否则也有术中大出血、膀胱损伤等可能。

5．阴道手术　牵拉宫颈前唇，宫颈外口上方 2cm 处切开宫颈阴道黏膜，分离至膀胱腹膜反折，将其切开进入腹腔，暴露剖宫产瘢痕处妊娠包块，切开包块吸出或钳夹出妊娠组织，修整，对合缝合。

6．开腹手术　无腹腔镜或腹腔镜操作不熟练者可对患者行直接开腹手术，但术前也应先用药物或栓塞控制出血。也有因药物治疗包块不缩小，β-hCG 下降不明显，也有药物治疗、宫腔镜、腹腔镜治疗大出血而中转开腹手术和（或）病变切除。

7．子宫切除　抢救性命，控制大出血时使用。

五、硬化剂局部注射后清宫术

国内浙江省萧山医院妇产科从内科治疗上消化道出血使用聚桂醇硬化剂运用到 CSP 治疗上，在超声引导下在 CSP 病灶周围注射，使血管硬化，24h 后再行清宫术，对内生型 CSP 治疗有创新，值得推广（详见本书 CSP 治疗章节）。此法较使用 MTX 的多种方法，子宫动脉栓塞、宫腔镜、腹腔镜等治疗（治疗前用药，治疗后再清宫、手术等）出血少，经济、住院短、恢复快。此为治疗 CSP 方法上的革新，属新生事物，目前已在国内多种杂志发表介绍，但尚未被广大妇产科医师所知晓。

六、辅助治疗

1．主要是 Foley 气囊导尿管的应用，宫腔内放置可作为预防和控制大出血的辅助治疗 CSP 的方法，术后留置有压迫止血作用，急性出血 CSP 者如肌层未完全断裂者放置后利于再行腹腔镜下病灶切除和缝合修补，尤其对外生型向子宫浆膜层者使视野清晰。

2．宫颈环扎术也可用于止血治疗，但与病灶部位有关。

3．气囊起压迫止血作用，常用局部经相关治疗后的辅助治疗，但疗效并非十

☆ ☆ ☆ ☆

分肯定。

4．CSP 误诊和漏诊者按早孕人工流产清宫，发生大出血时切忌用电烧灼，此法无效且易致出血增多，子宫穿孔和膀胱损伤等发生。

七、HIFU 治疗瘢痕妊娠

八、展望和期待

从再生医学和干细胞学说以及其临床其他方面的实践，已取得成功的启发，今后有望剖宫产子宫切口处愈合不良者用此法再生修复，以减少此类患者的临床症状，增加受孕率，减少大出血和子宫切除的危险，同时减少 CSP 的发生。

（石一复）

第 14 章
剖宫产瘢痕子宫妊娠的围生问题

第一节 瘢痕子宫妊娠合并前置胎盘

胎盘的正常附着位置在子宫体部的前壁、后壁或侧壁，远离宫颈内口。妊娠28周后，若胎盘仍附着于子宫下段，其下缘达到或覆盖子宫颈内口，位置低于胎先露部，称为前置胎盘。前置胎盘是妊娠晚期出血的主要原因之一，也是妊娠晚期严重并发症之一。随着我国生育"二孩"政策实施和前几年剖宫产率的升高，瘢痕子宫妊娠合并前置胎盘的发生率也相应上升，其常并发胎盘植入，可发生严重的产科出血、休克及 DIC 等，增加子宫切除率，甚至危及母儿生命。

一、瘢痕子宫妊娠合并前置胎盘的分类

根据胎盘边缘与宫颈内口的关系，将前置胎盘分为 4 种类型：完全性前置胎盘、部分性前置胎盘、边缘性前置胎盘、低置胎盘。

1. 完全性前置胎盘 或称中央性前置胎盘，胎盘组织完全覆盖宫颈内口。

2. 部分性前置胎盘 胎盘组织部分覆盖宫颈内口。

3. 边缘性前置胎盘 胎盘附着于子宫下段，下缘达到宫颈内口，但未超越宫颈内口。

4. 低置胎盘 胎盘位于子宫下段，胎盘边缘距宫颈内口的距离<20mm（国际上尚未统一，多数定义为距离<20mm）。此距离对临床分娩方式的选择有指导意义。也有文献认为，当胎盘边缘距离宫颈内口 20～35mm 时称为低置胎盘；将胎盘边缘距宫颈内口的距离<20mm，而未达到宫颈内口时定义为边缘性前置胎盘。由于低置胎盘可导致临床上的胎位异常、产前产后出血，对母儿造成危害，临床上应予以重视。前置胎盘的程度可随妊娠及产程的进展而发生变化。诊断时期不同，分类也不同。建议以临床处理前的最后 1 次检查来确定其分类。

二、瘢痕子宫妊娠合并前置胎盘的诊断

1. 临床表现

（1）症状：典型症状为妊娠晚期或临产时突然出现无诱因、无痛性的反复阴

道出血。阴道出血发生孕周、反复发生的次数、出血量的多少一般与前置胎盘的类型有关。完全性前置胎盘初次出血的时间早，大多在妊娠中期末，反复出血的次数多，出血量也较多；边缘性前置胎盘出血多发生在妊娠晚期或临产后，出血量较少。部分性前置胎盘的初次出血时间和出血量介于两者之间。

（2）体征：孕妇全身情况与出血量及出血速度成正比。反复出血可呈贫血貌，急性大量出血可致失血性休克。腹部检查：子宫大小与妊娠周数相符，子宫软且无压痛。胎位清楚，胎先露大多高浮或伴有胎位异常。如前置胎盘诊断明确，不建议行阴道检查。禁止肛检。

2. 辅助检查

（1）超声检查：超声检查确定胎盘位置是最简单、最安全及最有价值的胎盘定位法。可清楚显示子宫壁、宫颈及胎盘的关系，诊断前置胎盘的准确率在95%以上。中华医学会妇产科学分会产科学组《前置胎盘的临床诊断与处理指南》推荐使用经阴道超声进行检查，认为其准确性明显高于经腹超声，并具有安全性（证据等级：Ⅱ-2A）。若超声提示胎盘内多个不规则的无回声区伴丰富血流信号和（或）膀胱壁连续性的中断，或胎盘和子宫分界不清，均提示胎盘植入可能。

（2）磁共振检查（MRI）：MRI可用于确诊前置胎盘。凶险型前置胎盘容易发生胎盘植入，若怀疑合并胎盘植入者可选择MRI检查。MRI能更清楚地显示胎盘侵入肌层的深度、局部吻合血管分布及宫旁侵犯情况，可提供准确的局部解剖层次，并指导手术路径。

三、瘢痕子宫妊娠合并前置胎盘的随访

妊娠中期胎盘前置状态常因胎盘"移行"而发生变化，最终的诊断取决于孕晚期胎盘边缘与宫颈内口的关系。随访主要通过超声检查进行。

孕中期瘢痕子宫的胎盘前置状态者，约50%持续至分娩，应加强孕期随访。建议所有在孕20周时超声发现胎盘前置状态者行超声随访，并根据情况增加超声随访次数。无症状的中央型前置胎盘或胎盘植入时30～32周复查超声，无症状的部分性前置胎盘32～36周复查超声，无症状的边缘性前置胎盘36周复查超声。

四、瘢痕子宫妊娠合并前置胎盘的治疗

原则为失血补血与止血、抑制宫缩、预防感染、适时终止妊娠。根据失血量、有无休克、前置胎盘类型、妊娠周数、胎儿是否存活、是否临产等决定。

（一）期待治疗

目的是在保证孕母安全的前提下，尽可能延长孕周，以提高围生儿存活率。适用于妊娠<36周，一般情况良好，生命体征平稳，没有明显宫缩，胎儿存活，阴道出血不多或无产前出血者。若无阴道出血，孕34周前可以不必住院，但需定期随访。一旦出现阴道出血或出现宫缩，强调住院治疗。期待疗法应在备血、有

急诊手术条件下进行，并连续监测超声，若阴道出血增多，应立即终止妊娠。

1. **一般处理**　阴道出血期间绝对卧床，建议侧卧位，定时吸氧。禁止性生活、阴道检查、肛门检查、灌肠及任何刺激。进行血常规、凝血功能检测并备血。监护胎儿情况，包括胎心率、胎动计数、胎儿电子监护及胎儿生长发育情况。血止后可适当活动，保持大便通畅，尽量避免屏气用腹压。

2. **纠正贫血**　目标是维持血红蛋白含量在 110g/L 以上，红细胞比容在 0.30 以上。根据贫血程度补充铁剂，或少量多次输血，需维持正常血容量，改善胎儿宫内环境。

3. **抑制宫缩**　在期待治疗过程中，如出现宫缩，可致胎盘剥离而引起出血增多，或出现瘢痕子宫破裂，可酌情选用宫缩抑制药，防止因宫缩引起的进一步出血，并为促胎肺成熟治疗创造条件。

4. **促胎肺成熟**　若妊娠＜34 周，根据临床症状估计近日终止妊娠，建议促胎肺成熟治疗。具体可参考早产的相关章节。

5. **预防感染**　建议预防性使用抗生素。

（二）终止妊娠

瘢痕子宫妊娠合并前置胎盘终止妊娠的方式建议剖宫产手术。

1. **紧急剖宫产**　无论孕周大小，若出现大出血甚至休克，为挽救孕妇生命，应立即终止妊娠。在期待治疗过程中，若胎儿已存活，一旦出现胎儿窘迫或宫缩不可抑制等产科指征，可行急诊剖宫产手术。

2. **择期剖宫产**　为目前处理前置胎盘的首选，对于无症状的前置胎盘，尽量延长孕周至足月后终止妊娠；无症状的完全性前置胎盘可在孕 37 周；边缘性前置胎盘满 38 周可考虑终止妊娠；部分性前置胎盘应根据胎盘遮盖宫颈内口情况适时终止妊娠。前置胎盘合并胎盘植入者可于妊娠 36 周后终止妊娠。

子宫切口的选择视胎盘位置而定，原则上应尽量避开胎盘。对于后壁前置胎盘可选择子宫下段横切口。对前壁胎盘，根据产前超声胎盘定位及胎位，剖宫产切口应尽量避开胎盘，灵活选择子宫切口。

胎儿娩出后，立即子宫肌壁注射宫缩药，如缩宫素、前列腺素制剂等，待子宫收缩后徒手剥离胎盘。但切忌盲目徒手剥离胎盘，需仔细检查，一旦诊断为完全植入性前置胎盘时，及时切除子宫能快速有效地止血。但是否切除子宫应根据患者的情况做具体分析，如胎盘植入面积大、子宫壁薄、胎盘穿透、子宫收缩差、短时间内大量出血（数分钟内出血＞2000ml）及非手术治疗失败者可考虑切除子宫。切除子宫是经各种非手术治疗无效而不得已采取的措施，如何把握恰当的时机非常重要，既不轻率又不能因为保留子宫而使病情发展到不可逆。

（三）转诊及转运

若阴道反复出血或大出血而当地无条件处理，在立即消毒下阴道填塞纱布、腹部加压包扎止血，输液、输血的条件下，迅速转送至有条件的就近医院治疗。

五、前置胎盘合并植入

若妊娠中期超声检查发现胎盘接近或覆盖宫颈内口时，称为胎盘前置状态。根据疾病的凶险程度，前置胎盘可分为凶险性和非凶险性。1993 年，Chapttopadhyay 等首次将剖宫产后再次妊娠为前置胎盘者定义为凶险型前置胎盘。近年来，更多学者认为凶险型前置胎盘应定义为既往剖宫产史孕妇，此次妊娠为前置胎盘且胎盘附着于子宫瘢痕处，伴或不伴有胎盘植入。

前置胎盘合并胎盘植入的发生率为 1%～5%，并随着剖宫产次数增多而明显增高。

（一）诊断

1. 临床表现　前置胎盘合并胎盘植入的诊断主要根据临床表现及术中所见。对于无产前出血的前置胎盘，更要考虑胎盘植入的可能性，不能放松对前置胎盘凶险性的警惕。术中发现胎盘与宫壁无间隙，或胎盘附着处持续大量出血，应及时做出判断。

2. 超声诊断　胎盘内多个不规则的无回声区伴丰富血流信号和(或)膀胱壁连续性的中断，强烈提示胎盘植入可能。其他具有提示意义和诊断参考价值的超声征象包括子宫肌层变薄（厚度<1mm），胎盘和子宫分界不清。

3. MRI 诊断　MRI 对诊断胎盘植入有很大的帮助，能更清楚地显示胎盘侵入肌层的深度、局部吻合血管分布及宫旁侵犯情况，可提供准确的局部解剖层次，指导手术路径。

（二）治疗

1. 剖宫产手术前评估

（1）根据胎盘位置及植入情况制订合理的手术方案。

（2）术前充分告知手术风险，并签好了宫切除知情同意书。

（3）充分备血。

（4）联合麻醉科、ICU 及新生儿科共同救治。

（5）确保手术期间的止血药物和用品。

2. 手术时机　无症状的前置胎盘合并胎盘植入者推荐妊娠 36 周后行手术。伴有反复出血症状的前置胎盘合并胎盘植入者促胎肺成熟后提前终止妊娠。

3. 手术方式　建议择期剖宫产终止妊娠。后壁胎盘或前侧壁胎盘植入者，可行子宫下段剖宫产术；前壁胎盘植入者，行子宫体部剖宫产术。胎儿娩出后，依据出血量、植入的程度、患者是否有生育要求及病情决定处理方式，主要包括子宫切除术及非手术治疗。

（1）子宫切除术

①适应证：胎盘植入面积大、子宫壁薄、胎盘穿透、子宫收缩差、短时间内大量出血（数分钟内出血>2000ml）及非手术治疗失败者。有文献报道，立即切

除子宫的患者死亡率为 5.6%～6.6%，试图保留子宫的患者死亡率为 12.5%～28.3%。无生育要求可作为子宫切除术的参考指征。

②子宫切除术类型：推荐子宫全切除术。胎儿娩出后不剥离胎盘直接缝合切口后行子宫全切除术。对多次剖宫产的产妇，因子宫与膀胱常粘连紧密，术中容易损伤膀胱及输尿管。年轻龄妇女切除子宫应该慎重，保留子宫不仅保留生育功能，更有利于内分泌调节。

（2）非手术治疗：对生命体征平稳、出血量不多、植入范围小者行非手术治疗。包括保守性手术、药物治疗、栓塞治疗。

①保守性手术：局部缝扎止血，可采用局部"8"字形、间断环状缝合或 B-Lynch 法缝合、压迫止血。为减少因强行剥离胎盘而产生的出血，剖宫产时可将胎盘部分或全部留在宫腔内，术后可配合甲氨蝶呤等药物治疗或子宫动脉栓塞治疗。产后应密切随访，抗生素预防感染，加强子宫收缩，观察阴道出血情况、有无感染征象等。

②药物治疗：治疗胎盘植入的药物有甲氨蝶呤、米非司酮等。给药途径和用药剂量根据胎盘植入的部位、深浅和面积大小而异。

③栓塞治疗：预防性结扎或阻塞盆腔血管对减少胎盘植入患者术中出血情况具有一定的作用。

（陈丹青）

第二节　瘢痕子宫合并多胎妊娠

近年来由于国家计划生育政策的调整和剖宫产率升高，以及促排卵药物及辅助生育技术的应用，瘢痕子宫合并多胎妊娠的发生率有上升趋势。多胎妊娠对母儿均有不良影响。孕期保健内容特别要注意妊娠期高血压疾病、早产、双胎输血综合征及子宫瘢痕愈合情况等。总的来说要达到以下目的：预防早产和及时发现不利于胎儿生存或生长发育的母体并发症。瘢痕子宫双胎妊娠时胎儿并发症与非瘢痕子宫妊娠类同。

一、瘢痕子宫双胎妊娠胚胎死亡与流产

与瘢痕子宫单胎妊娠相比较，双胎妊娠流产率为其 3 倍。单合子双胎的流产率高于双合子双胎。单绒毛膜型双胎的流产率比双绒毛膜高。双胎胚胎死亡可发生在受精后的任何时候，尤以胚胎发育早期发生最多。瘢痕子宫妊娠若胚胎着床在子宫下段瘢痕附近，局部血供不良，增加胚胎死亡与流产风险。此外，瘢痕子宫双胎早期妊娠时丢失的原因包括基因异常、感染、激素失调、着床部位瘢痕血供受阻等。中期妊娠双胎死亡率为 3%～7%，主要原因有先天性畸形、胎儿生长受限和染色体异常或双胎输血综合征。其他如胎盘附着位置异常或胎盘早剥及孕

☆ ☆ ☆ ☆

期高血压疾病或妊娠期糖尿病均有可能导致胎儿死亡。

二、瘢痕子宫双胎妊娠之一胎儿死亡

随着 B 超广泛应用，双胎妊娠在妊娠早期可得到诊断，与此同时也常发现多胎妊娠中一个胎儿死亡。如发生在妊娠早期，子宫内可见两个不相等胎囊，在正常胎囊旁见一变性塌陷的胎囊，内无胎芽及胎心搏动，其发生率与非瘢痕子宫相同，约 20%。此时胚胎死亡后可完全被吸收，对存活胎儿及母亲影响极少，无须特殊处理。

妊娠中晚期一胎儿死亡，可见颅骨变形塌陷缩小，胎儿萎缩，内脏结构不清楚，而另一胎儿则可继续发育，发生率 0.5%～6.8%。其中单卵双胎较双卵双胎高 2.5 倍，主要原因有双胎输血综合征、胎儿畸形、胎盘附着部位异常及脐带因素等。对孕妇凝血功能的影响不如单胎妊娠死亡那么严重，母体弥散性血管内凝血（DIC）发生率不高。确诊后应对孕妇及另一活胎儿严密监护，定期 B 超检查以了解羊水量、中枢神经系统及肾情况。每 1～2 周行 NST 及生物物理评分，了解胎儿在宫内安危。每周测定母体凝血功能，一旦发现异常及时处理或终止妊娠。妊娠满 34 周后，根据胎儿成熟度或给予促胎儿肺成熟治疗后，可考虑终止妊娠。

三、瘢痕子宫双胎妊娠孕期保健

（一）营养

双胎妊娠与单胎妊娠相比，对热量、蛋白质、必需脂肪酸、矿物质及维生素等必然有更高的要求，例如单胎妊娠所需的热量在妊娠后期比非孕期增加 300～450kCal/d，双胎妊娠则在此基础上再增加 300kCal/d，每天应补充铁 60～100mg。与营养有关的孕妇体重增加也应予以重视。孕 32 周后胎儿生长发育快，摄取营养多，此时更易发生贫血。据统计：此时双胎孕妇的血容量平均增加 50%～60%，较单胎孕妇多增加 10%，致使血浆稀释幅度明显加大。约有 40%的双胎孕妇发生明显贫血。预防和治疗贫血有利于胎儿发育和孕妇的健康，亦为产后哺乳及应付瘢痕子宫剖宫产时产后出血奠定良好基础。

（二）瘢痕子宫双胎妊娠早产

早产是双胎新生儿死亡及新生儿患病的主要原因。尤其瘢痕子宫双胎妊娠子宫膨隆张力高，下段瘢痕菲薄，增加不全子宫破裂和早产风险。非瘢痕子宫妊娠约有 50%的双胎在妊娠 36 周前早产娩出，而瘢痕子宫双胎妊娠先兆早产时由于担心瘢痕破裂，终止妊娠孕周会根据瘢痕厚度适当提前。

1. 瘢痕子宫双胎妊娠早产的诊断

（1）早产临产：凡妊娠满 28 周至＜37 周，出现规律宫缩（指每 20 分钟 4 次或每 60 分钟内 8 次），同时宫颈管进行性缩短，伴有宫颈扩张或胎先露下降。

（2）先兆早产：凡妊娠满 28 周至＜37 周，孕妇虽有上述规律宫缩，但宫颈尚未扩张，而经阴道超声测得 CL≤20mm，则诊断为先兆早产。

2. 瘢痕子宫双胎早产的治疗

（1）休息：过度体力活动应予限制，但不必卧床休息，因为卧床休息并不减少早产发生率。单胎妊娠早产发生率与站立位工作时间相关，双胎妊娠建议减少工作时间，甚至休息。

（2）宫颈环扎：预防性宫颈环扎术并不能减少双胎早产发生率及围生儿死亡率，但如果合并宫颈功能不全者，可作为治疗性宫颈环扎术。瘢痕子宫双胎妊娠行宫颈环扎手术后，若出现规律宫缩时要及时拆除缝线，以防止瘢痕破裂。

（3）宫缩抑制药

①目的：防止即刻早产，为完成促胎肺成熟治疗，以及转运孕妇到有早产儿抢救条件的医院分娩赢得时间。

②适应证：宫缩抑制药只应用于延长孕周对母儿有益者，虽然 90%有先兆早产症状的单胎孕妇不会在 7d 内分娩，其中 75%的单胎孕妇会足月分娩。但是瘢痕子宫双胎妊娠时早产风险明显上升。因此，在有监测条件的医疗机构，对有规律宫缩的瘢痕子宫双胎妊娠孕妇可根据宫颈长度及子宫瘢痕厚度确定是否应用宫缩抑制药，并根据动态监测宫颈长度和子宫瘢痕厚度变化的结果用药。在保证子宫瘢痕不破裂的情况下尽可能延长孕周，减少早产儿风险。

（4）宫缩抑制药种类

①钙通道阻滞药：当前用于抑制宫缩的钙通道阻滞药是硝苯地平，其作用机制是抑制钙离子通过平滑肌细胞膜上的钙通道重吸收，从而抑制子宫平滑肌兴奋性收缩。硝苯地平能降低 7d 内发生早产的 24%，孕 34 周前发生早产的 17%；减少呼吸窘迫综合征 37%，坏死性小肠炎 79%，脑室周围出血 41%。荟萃分析显示，硝苯地平对延长孕周至 37 周后分娩的作用优于其他宫缩抑制药。但对使用剂量尚无一致看法。英国皇家妇产科协会指南推荐硝苯地平起始剂量 20mg，口服，然后每次 10～20mg，每天 3～4 次，根据宫缩情况调整，可持续 48h。

②前列腺素抑制药：用于抑制宫缩的前列腺素抑制药是吲哚美辛，是非选择环氧合酶抑制药，通过抑制环氧合酶减少花生四烯酸转化为前列腺素，从而抑制子宫收缩。

用法：主要用于妊娠 32 周前的早产，吲哚美辛起始剂量为 50～100mg，经阴道或直肠给药，也可口服，然后每 6 小时 25mg，可维持 48h。

不良反应：母体不良反应主要为恶心、胃酸反流、胃部烧灼感和胃炎等；胎儿不良反应在妊娠 32 周前使用或使用时间不超过 48h 则较小，否则可引起胎儿动脉导管提前关闭，也可因减少胎儿肾血流量而使羊水量减少。

禁忌证：孕妇血小板功能不良、出血性疾病、肝功能不良、胃溃疡、有对阿司匹林过敏的哮喘病史。

③β₂肾上腺素受体兴奋药：用于抑制宫缩的 β₂肾上腺素受体兴奋药主要是

☆ ☆ ☆ ☆ ☆

利托君，其能与子宫平滑肌细胞膜的 β_2 肾上腺素受体结合，使细胞内环磷腺苷水平升高，抑制肌球蛋白轻链激酶活化从而抑制平滑肌收缩。

荟萃分析显示，利托君可降低 48h 内发生早产的 37%，7d 内发生早产的 33%，但不一定能降低新生儿呼吸窘迫综合征发病率和围生儿死亡率。

不良反应：主要有恶心、头痛、鼻塞、低血钾、心动过速、胸痛、气短、高血糖、肺水肿，偶有心肌缺血等。

用药禁忌证：心脏病、心律失常、糖尿病控制不满意、甲状腺功能亢进者。2012 年 ACOG 早产处理指南推荐以上 3 种药物为抑制早产宫缩的一线药物。

④缩宫素受体抑制药：主要是阿托西班，是一种选择性缩宫素受体拮抗药，作用机制是竞争性结合子宫平滑肌及蜕膜的缩宫素受体，使缩宫素兴奋子宫平滑肌的作用削弱。

用法：起始剂量为 6.75mg，静脉滴注 1min，继之 18mg/h 维持 3h，接着 6mg/h 持续 45h。

不良反应：轻微。

用药禁忌证：无明确禁忌。

⑤硫酸镁的应用：既往推荐妊娠 32 周前早产者常规应用硫酸镁作为胎儿中枢神经系统保护药治疗。循证医学研究指出，硫酸镁不但降低早产儿的脑瘫风险，而且能减轻妊娠 32 周早产儿的脑瘫程度。

最近美国 FDA 警告，长期应用硫酸镁可引起胎儿骨骼脱钙，造成新生儿骨折，将硫酸镁从妊娠期用药安全性分类中的 A 类降为 D 类。但 ACOG 及母胎医学协会最近发表的共识，仍然推荐对产前子痫和子痫患者、<32 孕周的早产应用硫酸镁。

硫酸镁使用时机和使用剂量尚无一致意见，加拿大妇产科协会指南推荐孕 32 周前的早产临产，宫口扩张后用药，负荷剂量 4.0g 静脉滴注 30min 滴完，然后以 1g//h 维持至分娩。ACOG 指南无明确剂量推荐，但建议应用硫酸镁时间不超过 48h。

禁忌证：孕妇患肌无力、肾衰竭。

（5）糖皮质激素促胎肺成熟：主要药物是倍他米松和地塞米松，两者效果相当。所有妊娠 28～34^{+6} 周的先兆早产应当给予 1 个疗程的糖皮质激素。倍他米松 12mg 肌内注射，24h 重复 1 次，共 2 次；地塞米松 6mg 肌内注射，12h 重复 1 次，共 4 次。若早产临产来不及完成完整疗程也应给药。

四、瘢痕子宫双胎妊娠分娩方式

瘢痕子宫双胎临产及分娩时并发症较单胎多，诸如早产、子宫收缩乏力、胎盘早剥、产后出血等。故宜特别谨慎。瘢痕子宫双胎足月妊娠时由于子宫瘢痕菲薄，大多采用剖宫产终止妊娠。双胎瘢痕子宫妊娠剖宫产时有某些特点。术时平卧位易压迫下腔静脉造成血液回流障碍而致血压下降，孕妇体位可略转向左侧卧位。瘢痕子宫双胎妊娠早产时剖宫产术不是绝对指征，如双头位或头-臀位，但是产程中要加强胎心监护和产程管理以及孕妇生命体征的监测。同时试产过程中分娩镇痛以硬脊膜外阻滞麻醉镇痛相对安全；瘢痕子宫双胎妊娠早产阴道分娩时不提倡常规会阴侧切，也不支持没有指征的产钳应用。但是瘢痕子宫双胎妊娠发生早产时，应根据当地医院新生儿治疗条件权衡再次剖宫产利弊，因地制宜选择分娩方式。

（陈丹青）

第三节　瘢痕子宫妊娠产房管理

相对于有计划的重复剖宫产，阴道分娩有许多优点。尽可能地避免腹部重大手术，对胎儿及母体都要安全得多。减少了感染及其他手术并发症的风险，如产后出血、母体输血、损伤母体膀胱及肠管等；减少了子宫切除的概率；可缩短产后恢复时间；减少了多次剖宫产可能带来的胎盘位置的异常（如前置胎盘、胎盘植入）；减少了住院时间及降低了住院费用；有利于母乳喂养；降低了新生儿呼吸困难的风险。对于剖宫产后再次妊娠，一旦分娩过程不顺利，需要进行急诊剖宫产手术，有子宫切口处瘢痕裂开或破裂的风险，从而增加了孕产妇和围生儿的死亡风险。阴道试产失败可以引起子宫破裂，或盆底功能障碍。因此，产房管理是决定瘢痕子宫试产成功以及保证母儿良好结局的关键。

一、咨询

拟采取剖宫产后再次妊娠阴道分娩的妇女进入产程以后进行咨询非常重要，对于这一类妇女应该鼓励和支持。她们应该被充分告知阴道分娩过程中的利与弊，她们也应该了解在此过程中相对于急诊剖宫产会增加子宫破裂的风险。虽然产时胎儿死亡的发生是罕见的，但相对于急诊剖宫产而言，在阴道分娩过程中胎儿死亡的发病率仍有升高。

二、签署知情同意书

准备阴道试产的孕妇都应该签署知情同意书。医生和相关医疗机构已经有将剖宫产术后再次妊娠阴道试产利与弊的内容书写完整的知情同意书。知情同意书上应该保证患者已经被充分告知有子宫破裂及母体和新生儿存在潜在危险的相关风险，并认真记录、存档相关文件。有大约 1%的机会发生子宫破裂，即使医护人员及抢救措施都到位，也不能保证在子宫破裂时能及时将新生儿娩出。一旦发生子宫破裂，婴儿死亡或永久性脑损伤的发生率为 10%～25%。子宫破裂也可能导致膀胱的损伤。可能需要输血、子宫切除甚至母体死亡。患者可以选择在分娩前或分娩时任何时间放弃阴道试产而选择剖宫产术终止妊娠。

三、镇痛

硬膜外麻醉镇痛对分娩是安全的。硬膜外麻醉分娩镇痛是否可能掩盖子宫破裂所致的疼痛尚未证实。少于10%的妇女会出现瘢痕分离所致的疼痛和出血，胎心率的减慢是子宫破裂最可能的征象。与采用其他麻醉镇痛分娩的妇女相比，硬膜外麻醉使剖宫产后再次妊娠阴道分娩的成功可能更高。

四、产前准备

如果患者同意阴道试产，所在的医疗机构应该有能进行急诊手术所必需的血库、手术团队和设备、麻醉、新生儿抢救设施等。

1. 试产前医护人员应该进一步审核并确认相关的医疗文书和医疗设施。

2. 如果患者的试产风险增加或患者选择放弃试产，应及时记录于医疗文书内。

3. 急诊剖宫产的设施应准备好，医生、护士、麻醉师等急诊手术人员应保证能随时通知到场进行急诊剖宫产手术。

试产前应给患者做血液及生化分析检查，试产中评估子宫瘢痕处的可能发展：如子宫造影检查、子宫超声检查等，了解子宫瘢痕处的组织缺损情况和子宫瘢痕处的肌层厚度等。

五、产时管理

每15分钟应记录1次患者的生命体征变化，如脉搏、血压，母体下腹部子宫瘢痕所对应处有无子宫压痛。最好连续进行体外胎心率的监测。通过物理方式或药物方式帮助患者宫颈成熟及扩张，物理方式有宫颈管导管置入。这种方法通常用于宫口未开患者，一旦宫颈口开放导管将自行脱落。导管放置应通过宫颈内口，并固定在患者大腿处，使之有向下的牵引力，导管前部的囊腔内充入生理盐水，放置于子宫壁与胎膜之间。药物扩张宫颈有前列腺素和缩宫素，对于有剖宫产史的妇女，尽量避免使用前列腺素类药物。有报道显示，对于有剖宫产史的妇女使用前列腺素类药物促进宫缩，发生子宫破裂的风险比没有使用前列腺素类药物的妇女要高得多。因此，用药之前应对患者充分评估权衡利弊。缩宫素的使用应根据患者当时情况由医生判断，使用最低剂量的缩宫素对加速产程可能有帮助。

六、分娩期管理

产程中必须使用全程专人管理，严密监测产程，并画产程图，严密注视异常腹型或出血情况，瘢痕子宫阴道分娩第一产程经过与非瘢痕子宫分娩无区别。可以通过产钳或胎头吸引器等方式加速第二产程，禁止外力施加腹压，可以通过产钳或胎头吸引器等方式加速第二产程。如果患者出现子宫破裂的征象，如胎心减速、孕妇心动过速、低血压、阴道出血等，需要立即进行子宫探查。一旦确诊子宫破裂，则需立即进行剖腹探查。因此，妇产科医师应时刻保持警惕，尽早检测到子宫瘢痕破裂的相关征象。

在分娩过程中可能发生子宫瘢痕破裂的征象如下。

1. 宫缩时出现耻骨下疼痛或下腹部疼痛。

2. 出现轻度的阴道出血或血尿。

3. 有膀胱里急后重感或出现尿频。

4. 不明原因的产妇心动过速。

5. 产妇低血压。

6. 产时监护尤为重要，产程中将胎心监护作为最重要的观察指标，使用胎心监护仪全程监护胎心变化，动态评估，对于可疑病理性图形要提高警惕，及时判断，果断处置，适时采取阴道器械助产或剖宫产术结束分娩。

7. 子宫瘢痕处压痛。

8. 胸部疼痛或肩部疼痛，或突然出现呼吸急促。

总之，在试产过程中，如果产程进展顺利，则如同一般产程处理，一旦出现异常情况，在母体和胎儿条件允许情况下立即转入手术室。

（陈丹青）

第四节　瘢痕子宫妊娠合并胎膜早破

随着剖宫产率上升和国家全面"二孩"政策的实行，瘢痕子宫再次妊娠成为产科学界最为关注的话题。瘢痕子宫合并胎膜早破也成为了临床较常见的并发症。关于瘢痕子宫合并胎膜早破的处理目前并没有系统的研究。瘢痕子宫合并胎膜早破的处理既要考虑因瘢痕子宫可能引起的子宫破裂、大出血、胎死宫内等，也要考虑胎膜早破引起的早产、脐带脱垂、感染、围生儿死亡等不良结局，同时亦增加孕产妇感染率及围生儿病死率，临床上处理较困难。胎膜破裂发生在临产前称为胎膜早破（premature rupture of membranes，PROM），根据不同孕周，孕满 28 周而不满 37 周称为未足月胎膜早破（preterm premature rupture of membranes，PPROM），孕满 37 周称为足月胎膜早破（term premature rupture of membranes，TPROM）。

未足月胎膜早破（PPROM）根据治疗手段不同又可具体分为＜28 周，28～34 周，34～36 周。据统计，PPROM 导致早产发生率为 30%～40%，且孕龄越小，破膜时间越早，早产儿病死率越高；同时亦增加孕产妇感染率及围生儿病死率。故对于临床收治的瘢痕子宫合并 PPROM 孕妇，一方面应尽量延长孕龄，减少新生儿因发育不成熟而导致的各种严重并发症，降低围生儿病死率；另一方面随着破膜时间延长，所致上行性感染概率明显增加，可造成母儿不良结局，故应予相应的抗感染治疗，同时还应关注瘢痕子宫破裂等情况。目前，对瘢痕子宫合并 PPROM 的治疗可分为期待疗法和终止妊娠。期待疗法适用孕龄的选择，迄今，

☆☆☆☆☆

国际上尚无统一标准。目前国内对于孕龄＜28孕周者，若缺乏有效治疗，且不足以使新生儿存活者，应放弃非手术治疗及时终止妊娠；若孕龄＞34孕周且胎肺已成熟，可考虑引产或行剖宫产终止妊娠；若孕龄＞28周而≤34孕周，则应选择期待疗法，此时随孕龄增加，新生儿病死率显著减少。期待疗法主要包括一般治疗、预防性抗感染、抑制宫缩、促胎肺成熟。也有文献报道因羊水过少行羊膜腔灌注术（amnioinfusion,AI）以及重新封闭胎膜破口的羊膜腔封闭疗法。

一、一般治疗

瘢痕子宫合并PPROM的一般治疗是指孕妇绝对卧床,保持头低臀高位或左侧卧位，尽量使羊水重新聚集、胎膜重新封闭，同时保持外阴清洁。因多次阴道检查可缩短破膜至分娩的潜伏期，故应尽量减少阴道检查次数。若孕妇处于产程活跃期或将立即终止妊娠也可行阴道指检。若符合阴道试产指征者如下。

1. 需完善 B 超检查和产科检查，了解子宫切口的愈合情况、胎儿大小、胎盘位置等情况。

2. 向患者及其家属充分交代病情并签手术同意书、备血和做好随时腹部手术的准备。

3. 术中严密观察，注意引产孕妇的生命体征及一般情况，特别注意子宫收缩强度、宫口扩张速度及先露下降情况等；注意子宫形状及有无压痛，尤其子宫下段有无固定压痛，及时发现先兆子宫破裂和子宫破裂。

4. 分娩后除仔细检查胎盘、胎膜是否完整，还应详细检查宫腔是否完整，子宫壁特别是瘢痕处有无缺损。

5. 发现子宫破裂和先兆子宫破裂及其他异常情况，随时手术。在病情监测过程中如出现绒毛膜羊膜炎、胎儿宫内窘迫、胎盘早剥征象时，无论孕龄大小均应及时行剖宫产终止妊娠。

二、预防性抗感染

迄今为止，PPROM 的病因尚未完全阐明，多数学者认为其与宫内感染、吸烟、胎盘早剥、前次 PPROM 史、胎位不正、多胎妊娠、既往宫颈手术史或胎膜破裂史等有关。感染是胎膜早破主要的危险因素，其中细菌感染约占90%，以葡萄球菌、大肠埃希菌和肺炎克雷伯杆菌为主。超过60%的胎膜早破与感染及炎症反应相关。合理使用抗菌药物不仅能降低孕产妇及围生儿感染率，延长孕龄，还可减少新生儿的各种并发症，改善新生儿结局。文献报道，对 PPROM 孕妇应根据阴道分泌物培养结果及药物敏感试验结果选择抗菌药物种类，对于阴道分泌物培养结果呈阴性或尚无结果前，应选择广谱抗菌药物。目前国际上普遍认为，应在破膜12h后开始给药，以静脉给药为主，且连续给药不超过 7d。常用抗菌药物为青霉素，对青霉素有变态反应者可使用红霉素或克林霉素。目前国际上对

PPROM 预防性使用抗菌药物的应用时长尚无统一定论。迄今为止，尚无文献报道延长抗菌药物治疗时间对母婴结局更有利，反而有文献报道，延长抗菌药物治疗时间会增加抗菌药物抵抗的新生儿败血症风险。另有学者建议，PPROM 孕妇还应行会阴或肛门 B 族乙型溶血性链球菌培养，即使之前已行广谱抗菌药物治疗，如果培养结果呈阳性，应继续行抗菌药物治疗，防止垂直传播。

三、抑制宫缩

1. 宫缩抑制药的使用　宫缩抑制药可分为预防性和治疗性使用。预防性使用宫缩抑制药主要是因为胎膜早破后，早产很难避免，而预防性使用宫缩抑制药可显著延长孕龄，降低早产发生率。治疗性使用宫缩抑制药是指 PPROM 孕妇出现宫缩后才开始使用。使用宫缩抑制药可能使分娩延迟 24~48h，但暂无充足证据表明使用宫缩抑制剂能改善母婴结局。现代循证医学对宫缩抑制药应用于 PPROM 的效果已有更全面的认识，认为宫缩抑制药只能暂时抑制宫缩 10~48h。另有文献报道，宫缩抑制药并不能有效降低 PPROM 所致早产发生率及新生儿死亡率，且在延长孕龄的同时，有发生孕产妇生殖道上行性感染、胎儿宫内窘迫的可能。

2. 宫缩抑制药的种类　目前宫缩抑制药可分为 6 大类：硫酸镁、β 受体激动药、钙离子通道阻滞药、缩宫素受体拮抗药、前列腺素合成酶抑制药及一氧化氮供体，其中，硫酸镁和 β 受体激动药是目前国内临床上最常使用的药物。

硫酸镁的效果受宫口扩张程度限制，若宫口扩张<1cm，硫酸镁抑制宫缩成功率可达 96%，宫口>2.5cm 时仅为 25%。由于硫酸镁的有效浓度与中毒浓度很接近，所以在使用过程中应严密监测孕妇血清 Mg^{2+} 浓度，避免发生硫酸镁过量所致的中毒现象，一般认为 24h 用量不能超过 30g。

最近美国 FDA 警告，长期应用硫酸镁可引起胎儿骨骼脱钙，造成新生儿骨折，将硫酸镁从妊娠期用药安全性分类中的 A 类降为 D 类；但 ACOG 及其母胎医学协会最近发表的共识，仍然推荐对产前子痫和子痫患者、<32 孕周的早产应用硫酸镁。临床上常用的 β 受体激动药为盐酸利托君，又称为羟氨苄羟麻黄碱（商品名为安宝），是唯一被美国食品与药品管理局（Food and Drug Administration，FDA）批准用于抑制宫缩的药物。

缩宫素受体拮抗药的代表药物为阿托西班（商品名为依保），于 2006 年在国内上市，与 β 受体激动药相比，其所致不良反应较其他宫缩抑制药明显减少，但其价格较昂贵，且在使用前应严格掌握其适应证及禁忌证。

近年来有学者提出，前列腺素合成酶抑制药（吲哚美辛）、一氧化氮供体、钙离子通道阻滞药（硝苯地平）也可用于抑制宫缩，并取得了一定疗效。文献报道，绝大多数 PPROM 孕妇治疗性使用宫缩抑制药并不能很好地起到延迟分娩的作用，相反有相当多的证据表明，宫缩抑制药对母婴均有潜在危险，而预防性使用宫缩抑制药的疗效尚不确切，尚有待进一步研究证实。国内学者普遍认为，如无宫缩不必使用宫缩抑制药，如有宫缩而孕龄<34孕周，无临床感染征象可短期应用。

四、促胎肺成熟

早产儿肺发育不成熟是影响其呼吸功能的一个重要因素，应用促胎肺成熟药物可明显改善其预后。国内外学者普遍认为，孕龄为24～34周有早产风险的孕妇应使用促胎肺成熟药物；孕龄>34孕周的孕妇新生儿呼吸窘迫综合征发生率较低，故不宜常规使用促胎肺成熟药物，除非有胎肺不成熟的证据。目前临床上应用的促胎肺成熟药物主要有糖皮质激素、肺表面活性物质。

近年来国内外文献报道，糖皮质激素的应用在改善早产儿预后中至关重要，且最佳作用时间为分娩前24h至7d。若在用药后24h内即分娩仍可降低呼吸窘迫综合征、早产儿脑室内出血发生率和新生儿病死率。因此，建议即使在24h内可能临产的孕龄<34孕周的PPROM孕妇，也应给予糖皮质激素促胎肺成熟。临床上应用较多的是地塞米松和倍他米松。

目前国内广泛采用1994年美国国立卫生研究院（National Institutes of Health，NIH）推荐的单程疗法作为标准疗法，即对孕龄为24～34周且于7d内可能发生早产者可应用糖皮质激素，用法为肌内注射倍他米松每次12mg，每日1次，用2d或肌内注射地塞米松，每次6mg，每12小时注射1次，共4次。

五、羊膜腔灌注术

羊膜腔灌注术是20世纪80年代开展的一项技术，通过羊膜腔内输液（滴注生理盐水或林格液体）可以补充羊水量或缓释羊水粪染等，从而降低围生儿并发症。PPROM孕妇的残余羊水量较正常孕妇减少，发生不良结局的可能性较大，围生儿病死率较高。国内外均有文献报道，羊膜腔灌注用于治疗PPROM的疗效可观，对操作技术要求不高。目前主要经阴道灌注。但羊水灌注并不能从根本上解决羊水持续渗漏的问题，有时需多次操作，虽然在超声监测下进行的准确性高，可降低胎儿损伤发生率，但反复多次操作有增加羊膜腔感染的风险。

六、分娩方式选择

对于瘢痕子宫足月妊娠胎膜早破者，尽早终止妊娠，以免增加子宫破裂、大出血、胎死宫内、脐带脱垂、感染、围生儿死亡等不良结局，同时降低孕产妇感染率及围生儿病死率，关于终止妊娠方式，因瘢痕子宫可考虑以剖宫产终止。

1. 但是在一定情况下可考虑阴道试产，选择符合以下条件的患者应给予阴道试产。

（1）前次剖宫产为子宫下段横切口，无晚期产后出血、感染；B超提示子宫下段延续好，无缺陷，瘢痕厚度达0.3cm以上。

（2）此次妊娠距上次剖宫产间隔2年以上。

（3）未出现新的剖宫产指征。

（4）骨盆内外径测量正常，估计胎儿体重 3700g 以下。

（5）无妊娠合并症及并发症。

（6）上次剖宫产指征不复存在。

（7）宫颈成熟良好，无头盆不称。

（8）试产中产程进展顺利。

（9）患者愿意接受试产并了解阴道分娩和再次剖宫产的利弊。

（10）常规行胎儿监护，严密观察，必须有经验的医师守护在旁，做好术前准备。

2. 但是瘢痕子宫足月妊娠下列情况不宜试产

（1）前次剖宫产切口感染、愈合不良、凹凸不平、有压痛，与本次妊娠间隔时间短（2 年以内）。

（2）前次剖宫产指征依然存在。

（3）本次妊娠有剖宫产指征。

（4）孕妇年龄较大（超过 35 岁），无阴道分娩史。

（5）B 超检查子宫切口瘢痕厚度＜0.3cm。

（6）有 2 次以上剖宫产史。剖宫产术后再次妊娠经阴道分娩存在一定的风险。

（陈丹青）

第五节　瘢痕子宫妊娠合并胎盘早剥

胎盘早剥是指妊娠 20 周后或分娩期，正常位置的胎盘在胎儿娩出前，部分或全部从子宫壁剥离，又称为正常种植部位的胎盘早期剥离。胎盘早剥是妊娠期严重并发症，也是产前出血的常见原因。临床表现千变万化，病情发展或快或慢，难以控制，早期诊断困难，若处理不及时可危及母儿生命。瘢痕子宫再次妊娠合并胎盘早剥时，将使情况更加复杂，容易耽搁早期诊断及时处理，增加了母儿的风险。

一、瘢痕子宫妊娠合并胎盘早剥的分级及诊断

胎盘早期剥离的临床表现主要有阴道出血、腹痛压痛，子宫呈板样收缩，胎动减少或消失，胎心率异常或消失。瘢痕子宫妊娠伴有妊娠高血压疾病或慢性高血压者应高度警惕本病的发生，有外伤史者更应注意。对伴有胎膜早破、羊水过多胎膜突然破裂亦应注意。

分级及临床表现：

0 级：一般无临床症状

Ⅰ级：阴道出血，可有子宫压痛和子宫强直性收缩；产妇无休克发生，无胎

☆ ☆ ☆ ☆

儿窘迫发生。临床表现易与先兆早产或临产相混淆，此级虽危害不大，但不除外向Ⅱ级发展的可能，临床处理时应时刻警惕。

Ⅱ级：此级孕妇大部分有胎心率异常。此级随着剥离面积增大，可出现阴道出血伴不规律腹痛，伴子宫张力高，但产妇无休克。如临床问诊或查体不仔细，也易诊断为先兆早产或临产，观察期待过程中容易发生胎儿窘迫或胎死宫内。

Ⅲ级：可能有外出血，子宫强制性收缩明显，触诊呈板状；持续性腹痛，产妇发生失血性休克，胎儿死亡；30%的产妇有凝血功能指标异常。此级症状典型，诊断较为容易。

二、辅助检查

1. 超声检查　不是诊断胎盘早剥的敏感手段，超声检查无异常发现也不能排除胎盘早剥，但可用于前置胎盘的鉴别诊断。另外可以了解胎盘早剥的分型，胎盘剥离的面积，积血量的估计以及胎儿是否存活及其状态。位于子宫前壁的严重胎盘早剥，超声检查可以发现胎盘后方的血肿或胎盘增厚，对诊断有帮助。对于剥离面积小的子宫后壁胎盘早剥，超声诊断价值有限。

2. 胎心监护　对于胎盘早剥的诊断非常重要，无论胎盘位置如何，剥离面积或剥离位置如何，影响胎盘供血，即可出现异常监护图形。胎盘早剥时可出现胎心监护的基线变异消失、变异减速、晚期减速、正弦波形及胎心率缓慢等。

所以胎心监护是胎盘早剥早期诊断的敏感指标，尤其对于未足月的胎盘早剥病例，临床症状体征不典型，终止妊娠的决定难以决策，动态或持续的电子胎心监护是可行和安全的做法。

3. 实验室检查　对于重型胎盘早期剥离患者，应了解其贫血状态及凝血功能状态。以便及时发现DIC，并监测孕妇血色素下降程度及肝肾功能、电解质等。

三、瘢痕子宫妊娠合并胎盘早剥的治疗

瘢痕子宫妊娠胎盘早剥一经诊断，大多数须立即处理。治疗应根据孕周、早剥的严重程度、有无并发症、胎儿宫内状况等决定。病情严重，出现并发症影响母儿安全，需及时终止妊娠；孕周小，病情稳定，早剥面积小且无明显进展，或诊断不明情况下，可在严密观察下期待延长孕周。

（一）纠正休克

迅速建立两条静脉通道，迅速补充血容量，改善血液循环。出血过多，入院时已处于休克状态的孕妇，需立即予面罩吸氧、立即输血。抢救是否成功，关键在于快速补充血容量，使血红蛋白维持在 100g/L，血细胞比容＞0.30、尿量＞30ml/h。

（二）非手术治疗

对于孕 34 周以前 0～Ⅰ级胎盘早剥合并瘢痕子宫妊娠者，且有明确的病因并

☆ ☆ ☆ ☆

去除以后，如没有明显宫缩，且为显性阴道出血、子宫松弛、孕妇及胎儿情况稳定时，可考虑非手术治疗，并需给予皮质类固醇激素促胎肺成熟。非手术治疗过程中，需密切行超声检查、实验室检查，一旦发现阴道出血明显增多、子宫张力高、凝血功能障碍及胎儿窘迫时，应立即终止妊娠。

（三）终止妊娠

1. **阴道分娩**　瘢痕子宫妊娠合并胎盘早剥者阴道分娩需慎重考虑。如胎儿已死亡，在评价孕妇生命体征稳定前提下可考虑阴道分娩。严重的胎盘早剥常致胎儿死亡，且合并凝血功能异常，抢救产妇是治疗的重点，可考虑剖宫产终止妊娠。阴道分娩过程中需密切观察血压、脉搏、宫底高度、宫缩与出血情况，若有异常，及时改变分娩方式。缩宫素的使用要慎重，以防子宫破裂。

2. **剖宫产术分娩**　瘢痕子宫妊娠合并胎盘早剥者若孕 32 周以上，胎儿存活首选剖宫产终止妊娠，或重型隐性胎盘早期剥离，即使胎儿已经死亡，也应建议尽快、果断进行剖宫产术，以降低孕妇风险。胎儿娩出后子宫上注射缩宫素加强宫缩，术中若发现胎盘子宫卒中，其子宫收缩大多良好，用热盐水纱布热敷后，其色泽可以转淡，说明出血已经在吸收，子宫可以保留。同时可以加用前列腺素类药物帮助子宫收缩，预防再次产后出血。

（四）并发症的处理

1. **DIC 与凝血功能障碍**　补充血容量及凝血因子，应在改善休克状态的同时及时终止妊娠，以阻止凝血物质继续进入血管内而发生消耗性凝血障碍；当 DIC 处于血液不凝固而出血不止的纤溶亢进阶段，可应用抗纤溶药物以抑制纤维蛋白溶酶原的激活因子。

2. **产后出血的处理**　胎盘早剥患者容易发生产后出血，胎儿娩出后建议立即给予促宫缩药物，如缩宫素、前列腺素制剂等，另可采用压迫止血、动脉结扎、动脉栓塞等，必要时需切除子宫。

3. **急性肾衰竭**　处理过程中需密切关注尿量，若尿量<30ml/h，应及时补充血容量；若尿量<17ml/h，可给予利尿药（呋塞米、甘露醇等）处理。监测肾功能，维持电解质及酸碱平衡，出现尿毒症时行血液透析治疗。

（陈丹青）

第六节　瘢痕子宫妊娠合并早产

目前我国的早产定义仍为自末次月经第 1 日开始计算，妊娠在满 28 周至不满 37 周间分娩者。此时娩出的新生儿称为早产儿，体重为 1000～2499g。早产儿各器官发育不够健全，出生孕周越小，体重越轻，预后越差。瘢痕子宫再次妊娠时，由于生理、病理及心理等因素导致早产风险增加。

☆☆☆☆☆

一、瘢痕子宫妊娠时早产的预测方法

目前瘢痕子宫妊娠时预测早产的指标与非瘢痕子宫相同，有两个早产预测指标被推荐用于确定患者是否需要预防性应用特殊类型的孕酮或宫颈环扎术。

1. 前次晚期自然流产或早产史：但不包括治疗性晚期流产或早产。

2. 妊娠 24 周前阴道超声测量宫颈管长度 CL＜25mm，强调标准化测量 CL 的方法。

（1）排空膀胱后经阴道超声检查。

（2）探头置于阴道前穹窿，避免过度用力。

（3）标准矢状面，将图像放大到全屏的 75% 以上，测量宫颈内口至外口的直线距离，连续测量 3 次后取其最短值。宫颈漏斗的发生并不能增加预测敏感性。

二、瘢痕子宫妊娠早产的预防

一般预防：

1. **孕前宣教**　避免高龄妊娠；提倡合理的妊娠间隔；避免多胎妊娠；提倡平衡营养摄入，避免体重增加过高过低妊娠；控制好原发病如高血压、糖尿病、甲状腺功能异常、自身免疫性疾病等。停止服用可能致畸的药物，对计划妊娠妇女注意其早产的高危因素，对有高危因素者进行针对性处理。

2. **孕期注意事项**　早孕期超声检查确定胎龄，如果是双胎妊娠应了解绒毛膜性质，如果有条件应测量胎儿颈部透明层厚度，了解胎儿非整倍体染色体异常及部分重要器官畸形的风险。第 1 次产检应详细了解早产高危因素，以便尽可能针对性预防；提倡平衡饮食，合理增加妊娠期体重，避免吸烟、饮酒。

3. **特殊类型孕酮的应用**　目前研究证明，能预防早产的特殊类型孕酮有 3 种：微粒化孕酮胶囊、阴道孕酮凝胶、17α 羟己酸孕酮酯。3 种药物各自的适应证略有不同：

（1）对有晚期流产或早产史的无症状者，不论宫颈长短，均可推荐使用 17α-羟己酸孕酮酯。

（2）对有前次早产史，此次孕 24 周前宫颈缩短，CL＜25mm，可经阴道给予微粒化孕酮胶囊 200mg/d 或孕酮凝胶 90mg/d，至妊娠 34 周；能减少孕 33 周前早产及围生儿病史率。

（3）对无早产史，但孕 24 周前阴道超声发现宫颈缩短，CL＜20mm，推荐使用微粒化孕酮胶囊 200mg/d 阴道给药，或阴道孕酮凝胶 90mg/d，至妊娠 36 周。

4. **宫颈环扎术**　主要用 3 种手术方式：经阴道完成的改良 McDonalds 术式和 Shirodkar 术式，以及经腹完成的（开放性手术或腹腔镜手术）宫颈环扎术，无论哪种手术均力求环扎部位尽可能高位。

研究表明：3 种手术的效果相当，但改良 McDonalds 术式侵入性最小。但有循证医学证据支持，通过宫颈环扎术能减少早产发生率的适应证，仅有如下 2 种。

（1）宫颈功能不全，既往有宫颈功能不全妊娠丢失病史，此次妊娠 12～14 周行宫颈环扎术对预防早产有效。

（2）有前次早产或晚期流产史，此次为单胎妊娠，妊娠 24 周前 CL＜25mm，无早产临产症状，也无绒毛膜羊膜炎、持续阴道出血、胎膜早破、胎儿窘迫、胎儿严重畸形或死胎等宫颈环扎术禁忌证，推荐使用环扎术。

三、瘢痕子宫早产的诊断

1. 早产临产　凡妊娠满 28 周至＜37 周，出现规律宫缩（指每 20 分钟 4 次或每 60 分钟内 8 次），同时宫颈管进行性缩短，伴有宫颈扩张。

2. 先兆早产　凡妊娠满 28～＜37 周，孕妇虽有上述规律宫缩，但宫颈尚未扩张，而经阴道超声测得 CL≤20mm，则诊断为先兆早产。

四、早产的治疗

（一）宫缩抑制药

1. 目的　防止即刻早产，为完成促胎肺成熟治疗，以及转运孕妇到有早产儿抢救条件的医院分娩赢得时间。

2. 适应证　宫缩抑制药只应用于延长孕周对母儿有益者，故死胎、严重胎儿畸形、重度子痫前期、子痫、绒毛膜羊膜炎等不使用宫缩抑制药。因 90% 有先兆早产症状的孕妇不会在 7d 内分娩，其中 75% 的孕妇会足月分娩。因此，在有监测条件的医疗机构，对有规律宫缩的孕妇可根据宫颈长度确定是否应用宫缩抑制药；阴道超声测量 CL＜20mm，用宫缩抑制药，否则可根据动态监测 CL 变化的结果用药。

3. 宫缩抑制药种类

（1）钙通道阻滞药：当前用于抑制宫缩的钙通道是硝苯地平，其作用机制是抑制钙离子通过平滑肌细胞膜上的钙通道重吸收，从而抑制子宫平滑肌兴奋性收缩。硝苯地平能降低 7d 发生了早产的 24%，孕 34 周前发生早产的 17%；减少呼吸窘迫综合征 37%，坏死性小肠炎 79%，脑室周围出血 41%，荟萃分析显示，硝苯地平在延长孕周至 37 周后分娩的作用，可能优于其他宫缩抑制药。

用法：口服，但对使用剂量尚无一致看法。英国皇家妇产科协会指南推荐硝苯地平起始剂量 20mg 口服，然后每次 10～20mg，每天 3～4 次，根据宫缩情况调整，可持续 48h。

（2）前列腺素抑制药：用于抑制宫缩的前列腺素抑制药是吲哚美辛，是非选择环氧化酶抑制药，通过抑制环氧化酶减少花生四烯酸化为前列腺素，从而抑制子宫收缩。用法：主要用于妊娠 32 周前的早产，吲哚美辛起始剂量为 50～100mg 经阴道或直肠给药，也可口服，然后每 6 小时给予 25mg，可维持 48h。

☆ ☆ ☆ ☆ ☆

不良反应：在母体方面主要为恶心、胃酸反流、胃炎等；在胎儿方面，妊娠32周前使用或使用时间不超过48h，则不良反应较小；否则可引起胎儿动脉导管提取关闭，也可因减少胎儿肾血流量而使羊水量减少。

禁忌证：孕妇血小板功能不良、出血性疾病、肝功能不良、胃溃疡、有对阿司匹林过敏的哮喘病史。

（3）β_2 肾上腺素受体兴奋药：用于抑制宫缩的 β_2 肾上腺素受体兴奋药主要是利托君，其能与子宫平滑肌细胞膜的 β_2 肾上腺素受体结合，使细胞内环磷腺苷水平升高，抑制肌球蛋白轻链激酶活化，从而抑制平滑肌收缩。

荟萃分析显示：利托君可降低48h内发生早产的37%，7d内发生早产的33%，但不一定能降低新生儿呼吸窘迫综合征发病率和围生儿病死率。

不良反应：在母体方面主要有恶心、头痛、鼻塞、低血钾、心动过速、胸痛、气短、高血糖、肺水肿、偶有心肌缺血等。

用药禁忌证：心脏病、心律失常、糖尿病控制不满意、甲状腺功能亢进者。2012年ACOG早产处理指南推荐以上3种药物为抑制早产宫缩的一线药物。

（4）宫缩素受体抑制药：主要是阿托西班，是一种选择性缩宫素受体拮抗药，作用机制是竞争性结合子宫平滑肌及蜕膜的缩宫素受体，使缩宫素兴奋子宫平滑肌的作用削弱。

用法：起始剂量为6.75mg静脉滴注1min，继之18mg/h维持3h，接着6mg/h持续45h。

不良反应：轻微，无明确禁忌。

（5）硫酸镁的应用：推荐妊娠32周前早产者常规应用硫酸镁作为胎儿中枢神经系统保护药治疗。循证医学研究指出，硫酸镁不但能降低早产儿的脑瘫风险，而且能减轻妊娠32周早产儿的脑瘫程度。

最近美国FDA警告，长期应用硫酸镁可引起胎儿骨骼脱钙，造成新生儿骨折，将硫酸镁从妊娠期用药安全性分类中的A类降为D类；但ACOG及其母胎医学协会最近发表的共识，仍然推荐对产前子痫和子痫患者、<32孕周的早产应用硫酸镁。硫酸镁使用时机和使用剂量尚无一致意见，加拿大妇产科协会指南推荐孕32周前的早产临产，宫口扩张后用药，负荷剂量4.0g静脉滴注，30min滴完，然后以1g/h维持至分娩。ACOG指南无明确剂量推荐，但建议应用硫酸镁时间不超过48h。

禁忌证：孕妇患肌无力、肾衰竭。

（6）宫缩抑制药给药疗程：宫缩抑制药持续应用48h。因超过48h的维持用药不能明显降低早产率，但明显增加药物的不良反应。故不推荐48h后的持续宫缩抑制药治疗。

（二）糖皮质激素促胎肺成熟

糖皮质激素促胎肺成熟主要药物是倍他米松和地塞米松，两者效果相当。所有妊娠 28～34+6 周的先兆早产应当给予 1 个疗程的糖皮质激素。倍他米松 12mg 肌内注射，24h 重复 1 次，共 2 次；地塞米松 6mg 肌内注射，12h 重复 1 次，共 4 次。若早产临产来不及完成完整疗程也应给药。

五、瘢痕子宫早产分娩方式的处理

瘢痕子宫早产时，尤其是 <32 孕周的极早早产儿需要良好的新生儿救治条件，故对有条件者可转到有早产儿救治能力的医院分娩。瘢痕子宫早产时剖宫产不是绝对指征，但是产程中要加强胎心监护和产程管理以及孕妇生命体征的监测，有利于识别胎儿窘迫和早期发现子宫瘢痕破裂，尽早处理。试产过程中分娩镇痛以硬脊膜外阻滞麻醉镇痛相对安全；瘢痕子宫早产阴道分娩时不提倡常规会阴侧切，也不支持没有指征的产钳应用。对臀位特别是足先露者应根据当地早产儿治疗护理条件权衡再次剖宫产利弊，因地制宜选择分娩方式。

（陈丹青）

第七节　瘢痕子宫妊娠内外科主要合并症的管理

瘢痕子宫再次妊娠时孕妇年纪常常偏大，容易合并内外科基础疾病，增加妊娠和分娩的风险。因此，通过对瘢痕子宫孕妇产前咨询、产前门诊进行系统管理，以期及时发现妊娠合并症，采取相应主动措施，最大限度地降低因妊娠、分娩造成的并发症危及母儿的健康，同时通过产前诊断和监护手段，尽可能减少高危儿的发生率。

一、瘢痕子宫妊娠合并心脏病

瘢痕子宫妊娠合并心脏病时，由于妊娠期心排血量增加，且先于子宫血流量增加。在妊娠 32～34 周心脏排血量增加最多，增加 30%～45%。此后维持在高水平，产后 2～6 周逐渐恢复正常。血容量增加引起心排血量增加和心率加快。心排血量受孕妇体位变化影响极大，约 5% 孕妇可因体位改变使心排血量减少出现不适，如"仰卧位低血压综合征"。因此，产科医生必须熟练掌握瘢痕子宫合并心脏病的病理生理改变和处理。

（一）瘢痕子宫妊娠合并心功能不全

1. 左心功能不全诊断要点

（1）症状：各种程度的呼吸困难、如劳累性呼吸困难、静息时呼吸困难、端坐呼吸、夜间阵发性呼吸困难和急性肺水肿等；咳嗽、咯血或咳粉红色浆液性泡沫样痰；发绀由于缺氧所致，气喘较发绀明显。

（2）体征：左心增大，伴有二尖瓣狭窄时左心房增大，常有心动过速奔马律，心尖部收缩期或舒张期杂音，肺动脉瓣第二音亢进。

（3）肺部检查：肺底部湿啰音，分布可随体位而变化，有时可伴有哮鸣音，肺水肿时可听到两肺广泛湿啰音。

（4）X线检查：表现为肺淤血。整个肺野透亮度减低，肺门影增宽及肺纹理增粗。急性肺水肿时可见浓雾状阴影自肺门伸向周围肺野。

2．右心功能不全诊断要点

（1）症状：尿量减少；肝淤血右季肋部不适、胀痛；食欲缺乏、恶心、呕吐。

（2）体征：心脏大，心前区呈弥漫性搏动，心动过速，三尖瓣区收缩期杂音或舒张期奔马律；颈静脉怒张，肝大、压痛，肝颈回流症阳性，严重肝淤血及缺氧时，可出现黄疸、水肿，多见于身体下垂部位，严重者可出现胸腔积液及腹水，发绀多较气喘明显。

3．心功能不全的治疗

（1）治疗原则：减少肺循环血量和静脉回心血量；增加心排血量，即增加心肌收缩力和减轻心脏前、后负荷；减少血容量；减少肺泡内液体漏出，保证气体交换。

（2）具体措施：

①体位：孕妇取坐位或半坐卧位，两腿下垂，以减少静脉回心血量。

②给氧：高流量给氧（可达 6～8L/min），必要时可面罩加压给氧。

③吗啡：3～5mg 静脉注射，或 5～10mg 皮下或肌内注射，可减少烦躁不安和呼吸困难，并可扩张周围静脉，减少回心血量。

④快速利尿：呋塞米 20mg 快速静脉注射，大量快速利尿后可减少血容量。呋塞米在发生利尿前即有扩张静脉系统，减低左心房压更能迅速减轻呼吸困难。在给药 15～30min 后尿量开始增多，至 60min 达到高峰。

⑤静脉注射氨茶碱：以 0.25g 氨茶碱+50%葡萄糖液 40ml 稀释后缓慢静脉注射，可解除支气管痉挛，减轻呼吸困难并可增强心肌收缩，扩张外周血管减低肺动脉压和左心房压。

⑥血管扩张药的应用：近年来采用硝酸甘油加入生理盐水中微泵静脉推注，开始剂量为 10μg/min，在血压的监测下每 5 分钟增加 5～10μg/min，直至症状缓解或收缩压下降至 12kPa（90mmHg），继而有效剂量维持，待病情稳定后逐渐停用。

⑦强心药的应用：可给予速效洋地黄制剂毛花苷 C 0.4～0.6mg 以 50%葡萄糖液稀释后静脉缓慢注入，以增强心肌收缩力和减慢心率。

（二）瘢痕子宫合并心律失常

瘢痕子宫妊娠合并心律失常孕妇是指心率起源部位、心搏频率、节律以及冲动传导等异常。常用抗心律失常药不仅对孕妇产生明显不良反应，而且可以通过胎盘或母乳分泌对胎儿或新生儿产生不良影响。常见心律失常的治疗包括以下几种。

1. 窦性心动过速　在妊娠期窦性心动过速非常常见，其临床意义在于基本病因，由妊娠生理或心外因素引起的主要治疗病因。

2. 室上性心动过速、期前收缩　包括房性和房室交界性期前收缩，大多无症状不需要治疗。如房性期前收缩诱发阵发性室上性心动过速，则需要治疗。

3. 阵发性室上性心动过速

（1）发作期的处理：刺激迷走神经，对无低血压的患者可采用此法。①用压舌板刺激悬雍垂，诱发恶心呕吐。②深吸气后屏气，用力作呼气动作。③颈动脉窦按摩：患者取仰卧位，先按摩左侧 5～10s，如无效则按摩右侧。切忌两侧同时按摩，以免引起脑缺血。④压迫眼球：患者平卧位闭眼并向下看，用拇指在一侧眶下适度压迫眼球上部，每次 10s。

（2）使用抗心律失常药物：如上述方法无效时，孕妇无心功能障碍，首选抗心律失常药物为维拉帕米，β 受体阻滞药也可使用。有器质性心脏病者的室上性心动过速，首选洋地黄制剂。

4. 快速性室性心律失常

（1）室性期前收缩：可发生在正常人群，随着瘢痕子宫孕妇年龄增加期前收缩发生增高，发生于正常人和无器质性心脏病的期前收缩，大多无临产意义。无器质性心脏病基础的室性期前收缩，大多不需要特殊治疗。有症状者应解除顾虑，由于过度紧张、情绪波动或运动诱发的室性期前收缩，可试用镇静药的 β 受体阻滞药。对频发室性期前收缩，症状明显或伴有器质性心脏病者，宜尽早找出病因及诱导，同时给予相应和对症治疗。

（2）室性心动过速：应紧急处理，争取在短时间内控制发作，在选用药物治疗的同时作同步直流电复律的准备。

利多卡因 50～100mg，静脉注射，1～2min 注完。必要时每 5～10 分钟再给予 50mg，共 2～3 次。

（3）过缓性心律失常

①窦性心动过缓：治疗应针对病因，无症状者可定期随访，密切观察病情。心率缓慢显著或伴有自觉症状者可使用药物或安装人工心脏起搏器。

②房室传导阻滞：Ⅰ～Ⅱ度房室传导阻滞，不影响血流动力学，主要是针对病因治疗。

③高度或Ⅲ度房室传导阻滞，心率过缓伴有血流动力学变化或症状者应给予治疗。

（三）瘢痕子宫妊娠合并亚急性感染性心内膜炎

药物治疗的用药原则是早期、大剂量、联合用药、疗程足够，以提高治愈率。对临床疑似本病者，在连续血培养后立即用青霉素 G 400 万～600 万 U 静脉滴注。该药对多数革兰阳性球菌和杆菌有效。其抗菌作用强，疗效高，毒性低，对孕妇、胎儿和婴儿都较安全。若疗效欠佳时宜改用其他抗生素。此后若血培养阳性时，

☆ ☆ ☆ ☆

可根据细菌对药物的敏感情况，及时适当调整抗生素的种类和剂量。

（四）瘢痕子宫妊娠心脏手术的时机选择

凡有心脏手术指征的瘢痕子宫妇女应尽可能在妊娠前或延期进行，应遵循以下原则。

1. 最好推迟至妊娠第 4 个月后，胎儿器官已发育成熟时进行。

2. 手术时应监测胎心率，估计孕妇子宫血流是否充分。

3. 妊娠期心脏手术应尽可能在常温或稍低温进行。

4. 孕妇的心脏手术应该由经验丰富的医生来实行，以确保手术安全。

（五）瘢痕子宫应避免或终止妊娠的指征

若瘢痕子宫妇女患有下列心血管疾病者为高危人群，应劝其避免或终止妊娠。

1. 各种原因引起的肺动脉高压。

2. 扩张型心肌病伴有充血性心力衰竭。

3. 马方综合征伴主动脉根部扩张。

4. 各种发绀型先天性心脏病。

5. 有症状的梗阻性心脏病。

（六）瘢痕子宫合并心脏病的产科处理

1. **孕期监护**　瘢痕子宫患心脏病的妇女一旦怀孕，应根据病情在孕期不同阶段给予适当的处理，否则会影响孕妇及胎儿健康。首先应加强产前检查，对于心功能Ⅰ级、Ⅱ级的孕妇，至少每 2 周做内科和产科检查 1 次，重点观察心功能状态。如发现心力衰竭先兆，应及时住院治疗。

2. **分娩期监护**　瘢痕子宫妊娠在临产前 2 周入院待产，应充分休息，避免紧张和恐惧，择期施行剖宫产手术。若孕妇心率超过 120 次/分，呼吸超过 24 次/分，而无其他原因者，应考虑为心力衰竭的先兆，可静脉推注速效洋地黄并吸氧。

3. **产褥期监护**　患有心脏病的瘢痕子宫妊娠妇女，妊娠的危害并不因分娩而终止，分娩后的早期由于心排血量迅速增加，可能诱发二尖瓣狭窄患者急性肺水肿。此后由于回心血量增高，可使肺动脉高压，右-左分流增加或心内梗阻性损害加重，而且增加孕妇病死率。因此，对于这类剖宫产手术后患者，在注意输液速度和输液量的前提下，产后 3d 尤其是产后 24h 内需要密切观察产后病情变化，注意有无心力衰竭。并应保证产妇充分休息，尽量避免产后感染，以免诱发感染性心内膜炎的感染源。

二、瘢痕子宫妊娠合并原发性血小板减少性紫癜

原发性血小板减少性紫癜（idiopathic thrombocytopenic purpura，ITP）是一种自身免疫性出血性疾病，因免疫性血小板破坏过多致外周血小板数量减少。临床主要表现为皮肤黏膜出血，严重者可致内脏重要脏器出血，甚至颅内出血而死亡。本病不影响生育功能，因此合并妊娠者并不少见。

（一）临床表现

主要临床表现是皮肤黏膜的出血，轻者仅有四肢及躯干皮肤的出血点、紫癜及瘀斑；严重者可出现消化道、生殖道甚至视网膜出血而致失明或颅内出血而危及生命。

（二）瘢痕子宫妊娠与 ITP 的相互影响

1. 妊娠对 ITP 的影响　妊娠使 ITP 患者出血的概率增加，但一般认为妊娠本身并不影响其病程及预后，故妊娠合并 ITP 患者一般不必终止妊娠，可在内科监护下治疗至足月分娩。

2. ITP 对妊娠的影响　ITP 对妊娠的影响主要是出血问题。由于孕妇体内血小板数较低，再次剖宫产时由于血小板数量减低增加术中出血，产后可致切口出血不止血肿形成。但因子宫收缩乏力所致的产后大出血较少见，这是由于胎儿娩出后子宫强烈收缩，压迫子宫肌纤维间开放的血窦关闭而止血。

（三）ITP 对婴儿的影响

由于抗血小板抗体可以通过胎盘进入胎儿的血循环，破坏胎儿的血小板，导致新生儿血小板减少性紫癜，严重者因颅内出血而危及生命。但是新生儿血小板减少为暂时，随着婴儿体内抗体的逐渐消失而恢复正常。多数于出生后 1 个月，偶尔持续 4～6 个月血小板数目才达到正常，一般不需要特殊治疗可以自愈。

（四）治疗

1. 妊娠期的处理　瘢痕子宫患 ITP 的孕妇，首先要关注终止妊娠还是继续妊娠。当 ITP 发生在妊娠前，而妊娠期未缓解并趋于恶化者；重症 ITP 妊娠的最初 12 周就需要用免疫抑制者，则可考虑终止妊娠。如决定继续妊娠，治疗原则与单纯 ITP 患者相同，要保证胎儿的正常发育。

2. 分娩期的处理　瘢痕子宫合并 ITP 时选择剖宫产结束妊娠更安全。有皮肤黏膜出血的孕妇剖宫产前应充分补充血小板，使血小板升高至 $(50\sim80)\times10^9$/L 以上。浓缩血小板悬液的输注是提高血小板数的有效方法，一般第 1 次输注 8～12U（即 1U 相当于 200ml 新鲜血的血小板）后，于第 3 小时及第 24 小时复查外周血血小板数，依据其数量调整血小板悬液的输注量，达到以上血小板数的水平。剖宫产最危险的是出血，手术过程中一定要注意术野的彻底止血，以防术后渗血不止或血肿形成。胎儿娩出后立即直接在宫体注射宫缩药，以加强子宫的收缩力，减少因胎盘剥离的创面形成，以防止剖宫产出血的危险。

3. 剖宫产的处理　瘢痕子宫 ITP 孕妇剖宫产后出血的概率增加，尤其在分娩后血小板计数较低者，出血的可能性和严重程度较大，此时可输注血小板悬液，或延长肾上腺皮质激素的应用时间，但须注意感染及创口愈合延迟等问题。

三、瘢痕子宫妊娠合并肝炎

肝炎是妊娠期常见的合并症，肝炎的病因很多，病毒性肝炎最常见，还有药

☆☆☆☆☆

物性和自身免疫性肝炎。妊娠合并肝炎患者，新生儿可通过垂直传播被感染，尤其是乙型肝炎的危害最大。

临床特点：常有流行病学特点，有肝炎接触史、输血史、不洁饮食史。

1. 一般症状　不适、乏力、食欲减退等。

（1）流行性感冒症状：如头痛、全身肌肉酸痛、畏寒、发热等。

（2）消化道症状：恶心、呕吐、腹部不适、上腹部疼痛、腹胀便秘等；常伴有黄疸、全身瘙痒等表现。

（3）体格检查：肝脾增大，巩膜、皮肤黄染等。实验室检查有助于鉴别诊断。

2. 处理　妊娠合并肝炎急性期应卧床休息。慢性肝炎及无症状病毒携带者，应适当休息、避免过量活动。禁用对肝有损害的药物。饮食宜高营养、易消化的食物。给予补充大量的维生素和葡萄糖，并给予保肝治疗。妊娠早期急性肝炎经保肝治疗后好转者，可继续妊娠。妊娠中、晚期尽量避免终止妊娠，应加强肝功能监测，同时应加强胎儿的监护。瘢痕子宫择期剖宫产术前要做好输血准备，备新鲜血、凝血因子、血小板等，以防产后出血。

四、瘢痕子宫妊娠合并内外科急腹症

孕期腹痛是产科常见的症状之一，瘢痕子宫孕期由于受胎盘激素的影响体内各系统发生一系列生理变化以适应胎儿生长发育的需要。此外，子宫瘢痕随着子宫增大变得菲薄，此过程中一些病理变化会导致腹痛。表现为持续性腹痛、阵发性腹痛及不规则腹痛。瘢痕子宫妊娠期常见的急腹症如下所述。

（一）瘢痕子宫妊娠合并急性阑尾炎

瘢痕子宫再次妊娠早期及中期发病较多见，既往有阑尾炎病史者，妊娠期因子宫增大，阑尾移位，易引起复发。

1. 临床特点　典型的转移性右下腹痛，开始于上腹部或脐周围，为阵发性不剧烈的疼痛，是一种内脏神经传导性疼痛，孕妇常难辨认准确的部位，大多集中在脐周或心窝部。经过数至十几小时，腹痛转移至右下腹阑尾部位，呈持续性疼痛。这种转移性疼痛是急性阑尾炎的特征；也是区别子宫瘢痕破裂的特点；是炎症进一步发展至阑尾浆膜层形成阑尾周围炎所表现出的躯体疼痛。

瘢痕子宫妊娠中、晚期并发急性阑尾炎的特点如下。

（1）腹部疼痛区域及压痛点常常不在右下腹部而随阑尾位置的改变相应地移到右上腹部或后腰部。

（2）阑尾炎常引起的消化道症状，易被妊娠反应掩盖。妊娠期出现恶心、呕吐，不应随便归因于妊娠反应，尤其伴有腹痛时应考虑急性阑尾炎的可能性。

（3）由于增大的子宫在前方遮挡住病变部位，阑尾炎引起的腹肌紧张、反跳痛等腹膜刺激体征常不十分明显。

（4）妊娠期肾上腺皮质激素增高、降低了组织对炎症的反应而掩盖了早期阑尾感染的症状和体征，可阻碍粘连的形成，也可引起腹腔充血、淋巴回流量和速率增加，使感染更迅速扩展，使阑尾穿孔、坏死和弥漫性腹膜炎发生得早而多。

（5）增大的子宫将大网膜、小网膜推向一侧，使穿孔后的炎症不易局限，或已包围的炎性病灶扩散，都可使病情加重。

（6）炎症的刺激和手术的干扰容易引起流产、早产等并发症。由于以上的特点，有学者报道妊娠晚期发生急性阑尾炎的孕妇病死率明显升高。

2．处理　妊娠早、中期阑尾炎因非手术治疗后容易复发，妊娠晚期由于盆腔器官充血，一旦阑尾急性炎症，易发生坏死穿孔且不易局限而扩散为弥漫性腹膜炎，甚至腹腔脓肿、感染性休克而危及母儿生命，因此，诊断明确时尽早采取剖腹探查手术治疗，并用足量广谱抗生素治疗。根据孕周大小以及早产儿能否成活和孕妇病情决定是否终止妊娠。

（二）瘢痕子宫妊娠合并急性肠梗阻

瘢痕子宫妊娠期肠梗阻的发生以肠粘连引起者为最常见，其次是肠扭转和嵌顿疝。由于前次剖宫产史造成腹腔脏器粘连以及增大子宫的压迫使无症状的肠粘连引起肠腔扭转或闭塞，导致肠梗阻。

1．临床特点　在妊娠第 4 个月、第 5 个月子宫升入腹腔或第 8 个月、第 9 个月胎头下降入盆时，腹腔内空间变化大易发生肠梗阻。也有学者认为妊娠期肠梗阻有 50%发生在妊娠晚期。瘢痕子宫妊娠期肠梗阻的类型多为机械性梗阻，由于梗阻以上部位的肠管蠕动剧烈增强，腹痛发作急剧，多在脐周围，可波及全腹，呈阵发性绞痛，常伴腹胀、恶心及频繁而剧烈的呕吐，后者导致大量水分和电解质丢失。体格检查：妊娠晚期由于子宫增大，腹壁松弛，肠梗阻的体征常不明显。绞痛时伴有肠鸣音并可见肠型及肠蠕动波，听诊时可听到高调肠鸣或气过水声、金属音。

2．处理　瘢痕子宫妊娠时肠梗阻治疗原则是立即纠正水、电解质紊乱，解除梗阻原因，控制感染和毒血症。手术指征为已确诊或疑有肠绞窄，以及单纯性肠梗阻经非手术治疗及严密观察 24～48h 未见好转及完全性肠梗阻。瘢痕子宫妊娠合并肠梗阻多为机械性宜及早进行手术以免发生严重并发症，如妊娠早、中期尽量避免干扰子宫，术后继续行保胎治疗；若妊娠达 34 周以上，估计胎儿已成熟应先做剖宫产取出胎儿使子宫缩小后再探查腹腔，以免操作困难，术中应对肠管进行全面检查。

（三）瘢痕子宫妊娠合并胆结石与胆囊炎

妊娠期血液及胆汁中胆固醇增高，胆固醇与胆盐的比例改变，加之胆囊排空延迟，故易使胆固醇沉积而形成结石，诱发胆囊疾病。

1．临床特点　胆石症与胆囊炎可发生于妊娠各期，但孕晚期比孕早、中期相对较多。右上腹痛为主要症状，多有反复发作病史。胆囊炎初起时有持续性胀痛，急性化脓性时疼痛加重，可伴恶心、呕吐、寒战、发热。胆囊壁坏死或穿孔时疼痛更为剧烈。胆结石引起的典型疼痛为胆绞痛。多在饱餐、脂肪食、过度疲劳后突然发作，逐渐加重至难以忍受的剧痛，使患者坐卧不安，面色苍白、恶心、呕吐，出现发热、黄疸。

体格检查：腹肌紧张，右季肋部有压痛及反跳痛，胆囊炎时墨菲（Murphy）征阳性。B 超检查常可确定诊断。

2. **处理** 妊娠期发作的胆结石和胆囊炎以非手术治疗为主，若非手术治疗无效则采取手术治疗。根据孕周大小决定手术方式，在保证胎儿成活的情况大多同时采用剖宫产手术，以便术后进一步治疗。

（四）瘢痕子宫妊娠合并急性胰腺炎

多见于孕妇有胆道疾病伴有体质肥胖者，常在饮酒及进油腻饮食后突然发病。

1. **临床特点** 突然发作上腹部持续性疼痛，并可向右或左肩放射。一般解痉镇痛药无效。常伴恶心、呕吐、腹胀或轻度黄疸。妊娠晚期因受增大的子宫压迫，胆汁及胰液排出受阻，并倒流入胰腺，导致胰腺局部缺血坏死及酶类物质外溢，因此加重病情，使病死率较非孕期年轻妇女显著增加。体格检查：血清淀粉酶＞500U，但血清淀粉酶在胰腺遭到严重破坏时及发病 3～4d 后反而下降。CT 可提示胰腺体积变化及坏死节段定位。

2. **处理** 一经诊断即应根据病情轻重确定处理原则。早期确诊重症胰腺炎是减低母儿病死率的关键。

（1）非手术治疗：禁食、胃肠减压，保持胃内空虚、减轻腹胀、减少胃酸分泌，给全胃肠动力药可减轻腹胀。补充液体防治休克，解痉镇痛，抑制胰腺外分泌及胰酶抑制药、抗生素应用。

（2）手术治疗：适用于诊断不确定、继发性胰腺感染、合并胆道疾病虽经合理支持治疗而临床症状继续恶化者。应急诊手术或早期手术解除梗阻。

（五）瘢痕子宫妊娠合并胃、十二指肠溃疡、穿孔

妊娠期胃十二指肠溃疡穿孔非常罕见。临床表现为急性弥漫性腹膜炎，该病发病急，变化快，若不及时诊治，会因腹膜炎的发展而危及生命。

1. **临床特点** 多有过去病史及发病诱因，如饮食不当等突然发作剧烈持续性或阵发性上腹痛，如刀割或烧灼样，严重者可导致休克。腹膜刺激症状如腹部压痛、反跳痛及腹肌紧张，腹壁如板状明显，肠鸣音减弱或消失，肺肝界消失，立位 X 线检查见膈下游离气体可以确诊。上述症状受增大的子宫影响而表现为不典型。

2. **处理** 溃疡病治疗的目的是消除病因，解除症状，愈合溃疡，防止复发和避免并发症。妊娠合并溃疡病的治疗与非妊娠期相同，主要是非手术治疗。当消化性溃疡出现合并穿孔，妊娠并非手术禁忌证，尽早手术治疗。

（六）瘢痕子宫妊娠合并急性肾盂肾炎和急性肾盂积水

急性肾盂肾炎多见于妊娠晚期或产褥期，是产科常见并发症之一，妊娠期的

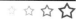

解剖生理变化有利于肾盂肾炎的发生。

1. **临床特点**　急性肾盂肾炎起病急骤，常突然发热、寒战，体温可高达 40℃ 或以上，可引起上腹部疼痛，多为持续性钝痛或胀痛，程度不等并沿输尿管向下腹及会阴部放射。体格检查：肾区有压痛，脊肋角处有叩击痛，偶有腹肌紧张。辅助检查：尿液有聚集成团的脓细胞，细菌培养阳性，血白细胞计数增高。

2. **处理**　瘢痕子宫妊娠合并急性肾盂肾炎均应住院治疗，孕妇应卧床休息，并取卧位，以左侧卧位为主，减少子宫对输尿管的压迫，使尿液引流通畅。应给予有效的抗生素治疗，经尿或血培养发现致病菌和药敏试验指导合理用药。

（陈丹青）

第八节　瘢痕子宫再次妊娠的孕期管理

剖宫产瘢痕子宫再次妊娠孕期管理是指从确诊妊娠开始到产后 42d 之内，以母儿共同安全为监护对象，按照妊娠各期所规定的一些必查和备查项目，进行系统检查、监护和保健指导。及时发现高危情况，及时转诊治疗和住院分娩及产后随访，以确保母婴安全与健康。剖宫产瘢痕子宫孕妇各系统因胎儿生长发育出现一系列相适应的变化，这些变化一旦超越生理范畴或孕妇患病不能适应妊娠的变化，以及孕妇子宫瘢痕随着妊娠月份增大而破裂的风险，则孕妇和胎儿均可以出现病理情况，高危风险增加。通过对瘢痕子宫孕妇及胎儿的妊娠期监护，及早发现并处理并发症，结合孕妇及胎儿的具体情况，确定终止妊娠时间和分娩方式。

妊娠期孕期管理包括对孕妇的定期产前检查和对胎儿的监护，以及胎盘及胎儿成熟度的监测。是贯彻预防为主、及早发现异常现象、保障孕妇和胎儿健康、安全分娩的必要措施。此外，还应对瘢痕子宫孕妇于妊娠期间出现的一些症状予以及时处理，并进行正确的指导，使孕妇正确认识瘢痕子宫再次妊娠和分娩的经过，消除不必要的顾虑，增加体质，预防妊娠期并发症的发生。

一、产前检查的时间

瘢痕子宫再次妊娠时产前检查时间应从确诊早孕时开始，虽然瘢痕子宫有妊娠分娩史，但首次产检时除行双合诊了解软产道及内生殖器外，必须测量血压作为基础血压，检查心肺，测尿蛋白及尿糖。瘢痕子宫再次妊娠时，必须强调停经 2 个月以内 B 超检查，了解胚胎着床位置，尤其是要排除瘢痕部位妊娠。此外，瘢痕子宫再次妊娠往往年龄偏大，以及对有遗传病家族史或不良分娩史者，应行绒毛活检、颈项透明层（nuchal translucency，NT）测定以及血清学筛查，也可在妊娠中期抽取羊水做染色体核型分析，以降低先天缺陷及遗传疾病的出生率。经上述检查未发现异常者，应于 20 周起进行系统产前检查。

二、首次产前检查

应详细询问病史，进行全面的全身检查和必要的辅助检查。

（一）病史

1. 年龄 瘢痕子宫孕妇往往是生育二胎，年龄偏大，特别是 35 岁以上的初孕妇，容易并发妊娠高血压疾病、妊娠期糖尿病和遗传病儿、先天缺陷儿。

2. 职业 接触有毒物质的瘢痕子宫孕妇，应常规做相关的血液检验。

3. 推算预产期 问清末次月经推算预产期。必须指出，瘢痕子宫孕妇记不清末次月经日期或于哺乳期无月经来潮而受孕者，可根据早孕反应开始出现的时间、早孕时 B 超测定胚囊以及胚芽大小、胎动时间、手测子宫底高度、尺测耻上子宫长度加以估计。

4. 月经史及既往孕产史 询问月经初潮年龄，了解月经周期有助于预产期推算。瘢痕子宫妊娠尤其了解上次剖宫产手术指征、手术经过、有无产后出血以及恶露持续时间，并问清前次剖宫产手术指征、剖宫产手术后月经周期和月经量是否改变。并问明末次分娩或流产的日期及处理情况，还应了解新生儿情况。

5. 既往史及手术史 着重了解有无高血压、心脏病、结核病、糖尿病、血液病、肝肾疾病等，还要了解有无药物或食物过敏史，注意其发病时间及治疗情况，并了解做过何种手术。

6. 本次妊娠经过 了解妊娠早期有无早孕反应、病毒感染及用药史；胎动开始的时间；有无阴道出血、腹痛、头痛、心悸、气短、下肢水肿等症状。并初步咨询分娩方式的意愿。

7. 家族史 询问家族有无高血压、糖尿病、结核史、双胎妊娠以及其他遗传病有关的疾病。若有遗传病家族史或内科合并症，应及时进行遗传咨询筛查或会诊，以决定本次妊娠的去留。

（二）全身检查

观察孕妇营养及精神状态；注意步态和身高，身材矮小者常伴有骨盆狭窄导致的剖宫产手术史；注意检查心肺有无病变；检查脊柱及下肢有无畸形；检查乳房大小及有无凹陷；测量血压，孕妇正常时血压不应超过 18.7/12kPa（140/90mmHg），或与基础血压相比不超过 4/2kPa（30/15mmHg）。注意有无水肿，孕妇仅膝以下或踝部水肿经休息后消退，不属于异常；测量体重，于妊娠晚期每周体重增加不应超过 500g，超过多者多有水肿或隐性水肿。

（三）产科检查

产科检查包括腹部检查、骨盆测量、阴道检查及绘制妊娠图。

1. 腹部检查 孕妇排尿后仰卧于检查床上，头部稍垫高，露出腹部，双腿略屈曲分开，使腹肌放松。检查者站在孕妇右侧进行检查。

2. 视诊 注意腹形及大小、腹部手术瘢痕增生及水肿等。腹部过大、宫底过

☆ ☆ ☆ ☆

高者，应想到双胎妊娠、巨大胎儿、羊水过多的可能；腹部过小、宫底过低者，应想到胎儿生长受限、孕周推算错误等；腹部两侧向外膨出、宫底位置较低者，肩先露的可能性大。

3. 触诊　注意腹壁肌的紧张度，有无腹直肌分离，并注意羊水多少及子宫肌敏感程度。用手测宫底高度，用软尺测量耻上子宫长度及腹围值。随后用"四步触诊法"检查子宫大小、胎产式、胎先露、胎方位以及胎先露部是否衔接。经"四步触诊法"绝大多数能判断胎头、胎臀及胎儿四肢的位置。并注意子宫下段瘢痕处是否有压痛和反跳痛。

4. 听诊　胎心在靠近胎背上方的孕妇腹壁上听得最清楚。应注意听有无与心率一致的吹风样脐带杂音。当瘢痕子宫腹壁紧、子宫较敏感、确定胎背有困难时，可借助胎心及胎先露部甚至超声判断胎位。

5. 骨盆测量　虽然在我国瘢痕子宫再次妊娠分娩方式多数选择剖宫产。近几年随着产科治疗的进步，曾行剖宫产者行阴道试产时妊娠妇女和胎儿的安全性越来越高。大多数曾行低位子宫横切剖宫产并且无阴道分娩禁忌证者适合阴道试产（vaginal birth after caesarean section，VBAC）。骨盆大小及其形状对阴道试产成功有直接影响，是决定胎儿能否经阴道分娩的重要因素。包括骨盆外测量和骨盆内测量两种。

6. 阴道检查　瘢痕子宫孕妇于妊娠早期初诊时，均应行双合诊检查，了解软产道以及内生殖器情况。

7. 绘制妊娠图　将检查结果包括血压、体重、子宫高度、腹围、B 型超声测得的胎头双顶径值、尿蛋白、胎位、胎心率等值填写妊娠图中，将每次产前检查时所得的各项数值，分别记录于妊娠图上，绘制成曲线，观察期间动态变化。可以及早发现孕妇和胎儿的异常情况。

8. 辅助检查　除常规检查血常规、血型及尿常规外，还应根据具体情况做下列检查。

（1）肝肾功能、电解质以及心电图、肝炎系列、梅毒及艾滋病等检查项目。

（2）对胎位不清、听不清胎心或子宫下段有压痛等，应行 B 型超声检查。

（3）对有不明原因死胎史、胎儿畸形史和患遗传性疾病病例，应做产前诊断。

（4）对怀疑有下段瘢痕较薄的孕妇需要超声测量瘢痕厚度，明确胎盘位置离宫颈内口距离。

三、复诊产前检查

复诊产前检查时了解前次产前检查后有何不适，以便及早发现高危妊娠。剖宫产瘢痕子宫妊娠复诊的内容如下。

1. 询问前次产前检查之后，有无特殊情况出现，如阴道出血、下腹隐痛不适、胎动异常、头痛、眼花、水肿等。经检查后给予相应治疗。

2．测量体重及血压，检查有无水肿及其他异常，复查有无尿蛋白。

3．复查胎位，听胎心率，并注意胎儿大小，软尺测量子宫高度及腹围，判断是否与妊娠周数相符合。并注意子宫下段瘢痕处是否有压痛。

4．胎儿和宫缩监护及其成熟度的监护，包括确定是否为高危儿、胎儿宫内情况的监测、胎盘功能检查、胎儿成熟度检查。

5．胎儿先天畸形的宫内诊断和胎儿遗传性疾病的宫内诊断。

6．胎儿宫内情况的监护主要内容如下。

（1）妊娠早期：行妇科检查确定子宫大小及是否与妊娠周数相符；B 型超声检查最早在妊娠第 5 周即可见到妊娠囊；妊娠 6 周时可见到胚芽和原始心管搏动；妊娠 9～13^{+6} 周 B 型超声测量胎儿颈项透明层（nuchal translucency, NT）和胎儿发育情况。同时，由于瘢痕子宫再次妊娠，首次 B 超检查时特别要注意胚胎着床位置与瘢痕关系。

（2）妊娠中期：借助手测宫底高度或尺测耻上子宫长度及腹围，协助判断胎儿大小及是否与妊娠周数相符；监测胎心率，应用 B 型超声检测胎头发育、结构异常的筛查与诊断；胎儿染色体异常的筛查与诊断。对于妊娠中期有频繁宫缩的孕妇，B 型超声监测子宫瘢痕厚度。

（3）妊娠晚期：除了正常产科检查以外，还应询问孕妇自觉症状，是否有不规则宫缩和下腹坠胀或刺痛感，监测心率、血压变化和体重变化。

（4）胎动计数：胎动监测是通过孕妇自我评价胎儿宫内情况最简单有效的方法之一。随着孕周增加，胎动逐渐由弱变强，至妊娠足月时胎动又因羊水量减少和空间减少而逐渐减弱。若胎动计数 2h≥6 次为正常，2h＜6 次或减少 50％者提示胎儿缺氧可能。

7．胎儿影像学监测及血流动力学监测主要内容如下。

（1）胎儿影像学监测：B 型超声是目前使用最广泛的胎儿影像学监护仪器，可以观察胎儿大小、胎动以及羊水情况；还可以进行胎儿畸形筛查，发现胎儿神经系统、泌尿系统、消化系统和胎儿体表畸形，且能判定胎位及胎盘位置、胎盘成熟度。对可疑胎儿心脏异常者可应用胎儿超声心动诊断仪对胎儿心脏的结构与功能进行检查。

目前国内大医院采用磁共振评估胎儿发育及先天异常的诊断，已成为产前检查的重要补充手段，为临床医生提供更多更可靠的信息，以决定是否终止妊娠。尤其是瘢痕子宫妊娠合并前置胎盘时磁共振可以显示胎盘异常及植入高危的评价。

（2）血流动力学监测：彩色多普勒超声检查能监测胎儿脐动脉和大脑中动脉血流。脐动脉血流常用指标有收缩期最大血流速度与舒张末期血流速度比值（S/D）、搏动指数(PI)、阻力指数（RI），随着妊娠期增加，这些指标值应下降。尤其在舒张末期脐动脉无血流时，提示胎儿将在 1 周内死亡。

（3）胎儿电子监护：胎儿电子监护仪已在临床广泛应用，能够连续观察和记录胎心率的动态变化，也可了解胎心与胎动及宫缩之间的关系，评估胎儿宫内安危情况和早产风险。瘢痕子宫妊娠晚期监护可在妊娠 34 周开始，如宫缩频繁酌情提前。

8. 胎盘功能的生化检查。胎盘功能检查包括胎盘功能和胎儿胎盘单位功能的检查，能间接判断胎儿状态，对胎儿进行孕期的宫内监护，能够早期发现隐性胎儿窘迫，有助于及早采取相应措施，使胎儿能在良好情况下生长发育，直至具有在宫外生活能力娩出。

（1）测定孕妇尿中雌三醇值：妊娠期间雌三醇主要由孕妇体内的胆固醇经胎儿肾上腺、肝以及胎盘共同合成。>15mg/24h 尿为正常值，10～15mg/24h 尿为警戒值，<10mg/24h 为危急值。于妊娠晚期多次测得雌三醇<10mg/24h，表示胎盘功能低下。

（2）测定孕妇血清游离雌三醇值：孕妇足月该值的下限为 40nmol/L。若低于此值表示胎儿胎盘单位功能低下。

（3）测定孕妇血清胎盘泌乳素（HPL）值：妊娠足月 HPL 值为 4～11mg/L，若该值于妊娠足月<4mg/L 或突然减低 50%，提示胎盘功能低下。

（4）测定孕妇血清妊娠特异性 β 糖蛋白：若该值于妊娠足月<170mg/L，提示胎盘功能低下。

四、胎儿成熟度检查

测定胎儿成熟的方法，除计算胎龄、测子宫高度、腹围[胎儿体重（g）=宫高（cm）×腹围（cm）+200]及 B 超测量（BPD>8.5cm）外，还可以通过经腹壁羊膜腔穿刺抽取羊水进行下列项目检测。

1. 羊水卵磷脂/鞘磷脂（lecithin/sphingomyelin, L/S）比值　该值>2，提示胎儿肺成熟。若能测出磷脂酰甘油，提示肺成熟，此值更可靠。也可进行能快速得出结果的羊水泡沫试验，若两管液面均有完整泡沫环，意味着 L/S 比值≥2，提示胎肺已成熟。

2. 检测羊水中肌酐值　若该值≥2mg%，提示胎儿肾已成熟。

3. 检测羊水中胆红素类物质值　若用 Δ OD450 测定该值<0.02，提示胎儿肝已成熟。

4. 检测羊水中淀粉酶值　若以碘显色测该值≥450 U/L，提示胎儿涎腺已成熟。

五、孕期营养

瘢痕子宫再次妊娠妇女是特定生理状态下的人群，为适应妊娠期间增大的子宫、乳房和胎盘、胎儿生长发育需要，妊娠期所需要的营养必须高于非妊娠期。若孕妇在妊娠期出现营养不良，会直接影响胎儿生长和智力发育，导致器官发育不全，胎儿生长受限及低体重儿，容易造成流产、早产、胎儿畸形和胎死宫内。

☆ ☆ ☆ ☆

妊娠期增加营养，在于所进食物应保持高热量，含有蛋白质、脂肪、糖类、微量元素和维生素。但要注意避免营养过剩。通过监测孕期体重变化可以控制热量摄入过多。瘢痕子宫妇女若孕前体重指数正常范围，再次妊娠过程较理想的增长速度为妊娠早期共增长 1~2kg；妊娠中期及晚孕期每周增长 0.3~0.5kg(肥胖者每周增长 0.3kg)，总增长 10~12kg（肥胖孕妇增长 7~9kg）。凡每周增重<0.3kg 或>0.55kg 者，应适当调整其能量摄入，使每周体重增量维持在 0.5kg 左右。

六、终止孕周及分娩方式的决定

瘢痕子宫再次足月妊娠时，虽然阴道试产相对安全。但由于子宫存在瘢痕，综合评估阴道分娩风险以后，仍然有孕妇不宜试产或试产失败选择再次剖宫产手术，对于无宫缩、瘢痕厚度正常范围且无妊娠并发症和合并症，建议孕 39 周后择期剖宫产手术。国内有文献报道剖宫产术后再次妊娠中 77.1%行再次剖宫产。国外文献报道剖宫产术后再次剖宫产率 31%。因此，对于瘢痕子宫再次足月妊娠门诊管理要综合评估阴道试产条件，合理选择分娩方式。

（陈丹青）

第九节　瘢痕子宫再次妊娠中、晚期引产

随着产前诊断的开展和高危妊娠的增多，需要妊娠中、晚期终止的瘢痕子宫患者数量增加，瘢痕子宫孕妇妊娠中、晚期引产成为临床面临的常见问题。以往对瘢痕子宫孕中、晚期终止妊娠的措施，因考虑到引产、催产时易发生子宫破裂，主要是剖宫取胎术，孕晚期终止妊娠以剖宫产术为主。但在临床工作中，孕中、晚期不能继续妊娠的孕妇对此手术不易接受。且国内外文献报道，瘢痕子宫在严密观察下行孕中、晚期引产的安全性较为肯定。故目前孕中、晚期因胎儿原因终止妊娠以引产为主。虽然瘢痕子宫妊娠的引产安全可行，但毕竟是在病理状态下，引产时面临的主要风险是子宫破裂和产后出血等。妊娠中期时胎盘已形成，胎儿较大，骨骼变硬，但宫颈成熟度差，如果宫颈不能及时软化和扩张，宫缩时宫腔压力过大，易导致胎儿从子宫薄弱处破裂而出，其危险性相对正常妊娠引产为大。

由于目前对剖宫产术后子宫切口瘢痕的愈合情况尚缺乏较为准确的判断方法，因此，对此类患者严格掌握引产指征。

一、瘢痕子宫妊娠中、晚期引产应具备的条件和适应证

1. 前次剖宫产术式为子宫下段切口，术中无切口撕裂且术后切口愈合好、无感染。

2. 前次剖宫产距此次妊娠时间 2 年以上。

3. 胎死宫内或胎儿有严重畸形者。

4．前次剖宫产指征已不复存在。

5．子宫瘢痕处没有胎盘附着。

6．本次妊娠无严重产科及内外科合并症。

二、瘢痕子宫妊娠中、晚期引产术前准备

1．首先解除孕产妇的思想顾虑，对于中期妊娠引产，要做好软化宫颈等准备，对晚期和足月引产，如宫颈 Bishop 评分＜7 分，首先促宫颈成熟。

2．术前强调详尽的 B 超检查和产科检查，了解子宫切口的愈合情况、胎儿大小、胎盘位置等情况。

3．向患者及其家属充分交代病情并签手术同意书、备血和做好随时腹部手术的准备。

4．术中严密观察，注意引产孕妇的生命体征及一般情况，特别注意子宫收缩强度、宫口扩张速度及先露下降情况等；注意子宫形状及有无压痛，尤其子宫下段有无固定压痛，以便及时发现先兆子宫破裂和子宫破裂。

5．分娩后除仔细检查胎盘、胎膜是否完整，必要时检查宫腔是否完整，子宫壁特别是瘢痕处有无缺损。

6．发现子宫破裂和先兆子宫破裂及其他异常情况随时手术。瘢痕子宫妊娠破裂多数发生于原子宫切口处，且创缘整齐，易于修补。

三、瘢痕子宫妊娠引产方法介绍

（一）中期妊娠引产的方法

目前中期妊娠引产的方法主要包括以下几种。

1．米非司酮　既往认为瘢痕子宫引产时子宫破裂风险较大，因此各种引产方法都相对禁忌。米非司酮能促宫颈软化、扩张和成熟，同时引起滋养细胞凋亡，导致蜕膜与绒毛膜板分离，胎盘胎膜易于完全分离，使胎盘胎膜残留减少。

2．单纯依沙吖啶　依沙吖啶作为一种临床常用的引产药物，通过改变妊娠子宫局部组织中的雌孕激素平衡状态，刺激内源性前列腺素的产生，从而诱发宫缩使引产成功。是孕中期引产较为安全的药物，而且简便、经济、成功率高、不良反应低、有抗菌作用等特点。但依沙吖啶羊膜腔内注射有时可以引起子宫体部收缩过强，而宫颈扩张相对缓慢，瘢痕子宫发生子宫破裂的风险增高。

3．米非司酮+依沙吖啶　米非司酮可竞争性地抑制孕酮的作用，使子宫蜕膜和绒毛变性、提高子宫肌组织对前列腺素的敏感性，同时可以软化宫颈，促进宫缩，缩短引产时间。两者联合应用可提高引产成功率，明显缩短产程，是目前瘢痕子宫再次妊娠引产较理想的方法。

4．米非司酮+卡孕栓　卡孕栓对妊娠子宫有强大的兴奋作用，并可使宫颈的胶原分解活性增加，使胶原纤维降解，胶原间隙扩大，从而使宫颈松弛、软化而

☆ ☆ ☆ ☆

变短。随着孕周的增加，宫颈成熟度改善，对于卡孕栓的敏感性增加，可通过减少应用剂量来保证用药的安全性，用药期间应严密观察宫缩，必要时可增加2次放药的时间间隔，或减少再次放药的剂量。引产在严密监测下是较为安全的。

5. 水囊引产　是通过对子宫下段及宫颈的机械性压迫反射性引起子宫收缩，其对宫颈的软化和扩张作用效果更明显，可减少子宫破裂或宫颈裂伤发生，且对肝、肾功能无损伤，操作简便、安全、费用低，无明显不良反应，是临床常用的引产方式。

（二）晚期妊娠引产方法介绍

如果是妊娠晚期的死胎引产，其方法与中期引产相同，即采用依沙吖啶。关于瘢痕子宫足月妊娠分娩方式的选择成为困扰产科医生的难题之一。近几年来，对首次剖宫产采用子宫下段横切口，加上医生操作水平不断提高，术后预防感染、促进子宫收缩、加强营养等，子宫切口愈合情况明显改善，有阴道试产条件者，应让患者试产。瘢痕子宫在一定条件下实施阴道分娩是可行的。

对瘢痕子宫再次分娩方式的选择，要从多方面综合考虑，认真评估，防止在医生的"诱导"下剖宫产。有可能阴道分娩的孕妇，要做好心理指导，增强患者自信心，解除对阴道分娩的恐惧心理。

关于瘢痕子宫再次妊娠足月分娩方式的研究表明，选择引产和再次剖宫产各有优点，效果差异没有统计学意义。对于剖宫产后再次分娩的孕妇，自然临产与使用缩宫素和前列腺素类引产比较，缩宫素具有较高的剖宫产率，前列腺素更高。

总之，对于剖宫产后有阴道分娩条件的孕妇，不主张积极引产，若由于其他原因需引产，不推荐使用前列腺素类药物引产，以避免增加子宫破裂的风险，在国外用缩宫素引产的报道很多。因此，在没有禁忌证情况，可以慎用缩宫素。但必须强调在引产过程中必须专人看守产程，控制缩宫素滴速，严密观察宫缩频率及强度，注意子宫形态，下段有无压痛，如出现宫缩过强及瘢痕处有压痛，必须立即停止滴注，同时进入产程以后要持续胎心电子监护和生命体征的监测，随时做好紧急剖宫产准备，以确保产妇安全。

四、各种引产方式的子宫破裂风险

（一）缩宫素引产

目前为止最大样本的研究结果表明，瘢痕子宫再次妊娠缩宫素引产较自然临产增加子宫破裂的风险。瘢痕子宫妊娠子宫破裂的风险如下。

（1）再次剖宫产：0。

（2）自然临产：0.4%。

（3）仅用宫缩素引产：1.1%。

（4）机械性促宫颈成熟：0.9%。

（5）前列腺素制剂引产：1.4%。

瘢痕子宫缩宫素引产的最大允许剂量尚不明确，建议采用较低的小剂量缩宫素引产，即起始剂量 0.5～2.0mU/min，随后每 15～40 分钟增加 1～2mU/min，最高不超过 20mU/min。

（二）前列腺素制剂引产

纳入 20 095 例第 1 次分娩为剖宫产的单胎妊娠瘢痕子宫孕妇的研究表明，第 2 次分娩子宫破裂的风险如下。

（1）未临产：0.16%。

（2）自然临产：0.52%。

（3）采用非前列腺素制剂引产：0.77%。

（4）采用前列腺素制剂引产：2.45%。

美国 ACOG 和加拿大 SOGC 都不推荐瘢痕子宫再次阴道分娩使用 PGE1 来促宫颈成熟，然而英国 NICE 指南推荐可以谨慎使用。

（三）机械性方法引产

虽然机械性方法促宫颈成熟引产的瘢痕子宫再次阴道分娩研究证据较少，且大多为小样本回顾性分析研究，但研究结果表明其相对安全。加拿大 SOGC 和美国 ACOG 的指南都赞同宫颈球囊可以用于瘢痕子宫妊娠促宫颈成熟。

（陈丹青）

第十节　瘢痕子宫妊娠再次剖宫产

瘢痕子宫再次足月妊娠时，虽然阴道试产相对安全。但由于子宫存在瘢痕，综合评估阴道分娩风险以后，仍然有孕妇不宜试产或试产失败选择再次剖宫产手术。国内有文献报道剖宫产术后再次妊娠中 77.1%行再次剖宫产。国外文献报道剖宫产术后再次剖宫产率 31%。因此，对于瘢痕子宫再次足月妊娠时要综合评估阴道试产条件，合理选择分娩方式。

一、瘢痕子宫剖宫产术前的评估

瘢痕子宫再次剖宫产手术中面临的主要问题是各种粘连。粘连是在两个不同的结构表面出现的一种异常的纤维连接，是一种无序的外科愈合过程，是外科组织创伤、愈合和发展的自然结果，可以是短暂的或是永久性的。粘连包括腹壁粘连、腹膜粘连和脏器粘连。瘢痕子宫剖宫产术中粘连的存在使胎儿娩出时间延长，增加手术操作的难度和邻近器官损伤的风险，延长手术时间和增加出血量，也使手术后的感染率增高。有研究表明，在首次剖宫产时胎儿娩出平均需时 5.8min，在第 2 次剖宫产时胎儿娩出平均需时 18.1min。因此，不管是择期还是急诊行再次剖宫产手术时，应充分评估本次妊娠孕妇、胎儿及子宫瘢痕情况。首先应明确以下问题。

☆ ☆ ☆ ☆

1．了解清楚前次剖宫产原因、具体手术方式、术中及术后恢复情况、与本次妊娠的间隔时间、是单胎还是多胎、既往曾有几次剖宫产手术史、前次手术的医院级别。

2．本次妊娠有无合并症及并发症。

3．是否有瘢痕子宫阴道分娩的指征。

4．本次妊娠经过有无腹痛（排除不全破裂等）、胎盘的附着位置（排除凶险型前置胎盘）、胎儿大小及胎位等。

5．除常规术前检查外，应特别注意产科 B 超检查，了解胎盘附着位置，有条件的医院最好能检测子宫下段切口处的厚度。若胎盘附着于子宫前壁，应慎防胎盘与原子宫切口处粘连紧密或植入；若子宫下段原切口处厚度＜0.3cm，应慎防子宫不全破裂的发生。术前应做好评估工作，结合本院实际条件及技术水平，必要时应尽早考虑转三级医院诊治。

6．要问清病史，是否有急性腹膜炎的病史、急性胰腺炎病史或手术史、盆腔或腹膜结核病史、多年不孕病史、盆腔子宫内膜异位等，此种情况腹腔可能粘连严重。

7．做好新生儿复苏的抢救准备工作，做好评估后决定择期手术，并且决定纵切口还是横切口，手术室准备好婴儿抢救及插管物品，各种药物、剖宫产产钳，是否需要术中进行子宫动脉的栓塞，安排合适的手术人员。

二、瘢痕子宫再次妊娠剖宫产指征

1．前次剖宫产指征仍然存在。

2．前次剖宫产为古典式、"T"形子宫切口，或虽为子宫下段切口但愈合不良或术后感染。

3．有子宫破裂病史。

4．此次剖宫产距前次剖宫产不足 2 年。

5．有 2 次以上剖宫产史。

6．本次妊娠有明显的产科指征。

7．有严重的内科合并症及产科并发症，多胎妊娠。

8．试产失败或出现先兆子宫破裂。

9．高龄初产，前次剖宫产未经阴道试产。

10．不具备抢救急症患者的条件。

三、术前准备

（一）术前谈话内容

瘢痕子宫妊娠再次剖宫产时术前谈话内容结合孕妇及其家属的文化背景、受教育程度和对再次分娩方式的选择意向。产科医师需充分告知孕妇及其家属术中及术后可能出现的不良结局,包括以下内容。

1. **瘢痕子宫妊娠再次剖宫产的指征和必要性**　向孕妇及其家属详细交代病情,解释经阴道分娩试产的危险性,采取剖宫产手术的必要性,获得孕妇及其家属的同意。

2. **再次剖宫产手术前、术中和术后母儿可能出现的并发症**

(1)手术对母体的影响

①再次手术切口持续不适感。

②切口感染、裂开、脂肪液化、皮下血肿切口延期不愈合等。

③产后出血、休克、DIC。

④子宫切除。

⑤羊水栓塞。

⑥术后血栓栓塞性疾病。

⑦再次进腹肠子、输尿管、膀胱等脏器损伤。

⑧如瘢痕子宫合并其他并发症或合并症,有针对性说明相关的发生风险。

(2)手术对新生儿的影响:①新生儿呼吸窘迫综合征;②新生儿低血糖、败血症、新生儿住院超长;③新生儿皮肤划伤。

3. **剖宫产对再次妊娠和生育的影响**　征求孕妇以及家属意见是否同时做输卵管结扎手术;若不同意做输卵管结扎手术,则需要说明以下几点:①再次妊娠或分娩时发生子宫破裂的风险;②再次妊娠时出现前置胎盘、胎盘粘连甚至胎盘植入的风险;③再次妊娠时子宫瘢痕部位妊娠的风险。

4. **远期并发症**　子宫内膜异位症及月经失调等。

(二)术前检查和准备内容

对每个瘢痕子宫妊娠要再次剖宫产手术时,都要从体格上和辅助检查等方面对其心、肺、肾功能进行评估。

1. **术前应具备以下化验检查项目**

(1)血、尿常规,测定血型。

(2)出凝血时间。

(3)感染性疾病筛查(乙型肝炎、丙型肝炎、HIV 感染、梅毒等)。

(4)心电图检查。

(5)生化检查(包括电解质、肝肾功能、血糖)。

(6)胎儿超声检查。

(7)其他,根据病情需要而定。

2. **酌情备皮**　注意操作要轻柔,防止损伤皮肤,发现皮肤有感染、疖肿等应先行处理后再行备皮。

3. **备血**　手术前日为患者抽血进行血交叉检查,通过血库准备适量血液,以备手术中应用。如为瘢痕子宫妊娠时为胎盘早剥、子宫破裂、前置胎盘、多胎妊

☆ ☆ ☆ ☆

娠等可能在手术过程中出血超过 1000ml，需要在具备充足血源的医疗单位实施。

4. 预防感染　抗菌药物使用按照卫生部抗菌药物使用规范。再次剖宫产手术（Ⅱ类切口）的抗菌药物使用为预防性用药，可减少手术后切口感染的发生。

四、麻醉方法的选择

瘢痕子宫足月妊娠的麻醉有其一定特殊性，先决条件是尽力避免使用任何可能对母体和胎儿有害的药物，减弱子宫收缩能力的药物也不能用。剖宫产的麻醉绝大多数用持续硬膜外麻醉及少数加细针头的腰椎麻醉，这种椎管内麻醉减轻回心血量、下降血压对产科的多发病如妊娠期高血压疾病有利，对瘢痕子宫妊娠合并心脏病也有利。但缺点是上述反应加上瘢痕子宫足月妊娠择期剖宫产由于膨大的子宫压迫下腔静脉导致回心血量下降，仰卧位综合征发生率高，所以切开腹部前尽量左侧卧位和补足血容量。麻醉时除了要观察心率、呼吸、血压外，还需要经皮血氧饱和度-脉率监护仪、心电图和呼气末期 CO_2 监护器的监护，以保证母婴的安全，孕妇常规吸氧。

五、瘢痕子宫剖宫产术中的操作要点

1. 选择腹壁切口　前次为腹部横切口者，虽然也可再次使用原来切口进入腹腔，但由于前次手术后粘连多发生在腹腔下方，即使粘连不重，由于前次手术腹膜化的结果，膀胱位置提高，致使进入腹腔相对困难，容易引起膀胱损伤，如果术中需要改为子宫体部切口会很困难。研究表明，低位的前次剖宫产瘢痕、剖宫产次数与腹腔内粘连的严重程度显著相关。所以，技术条件及医疗条件受限时，建议在横切口上方垂直行纵切口但不穿过横切口即可。纵切口比横切口相对安全，且缩短手术时间。如果此患者胎产式为横位或胎盘附着于子宫前壁，尤其是附着于子宫下段时，均应行腹壁纵切口，有利于暴露视野、止血和协助胎儿顺利娩出。对于有复杂病史的剖宫产或再次剖宫产时，应行腹部纵切口择期手术，避免横切口或急诊手术，尤其第二产程瘢痕子宫急诊剖宫产手术。

2. 切除腹壁瘢痕组织　无论是横切口还是纵切口，应沿原瘢痕外触摸，无硬条状物时楔形切除瘢痕组织，以防止瘢痕处血液循环不良影响愈合。在瘢痕两侧切开皮肤，切口长于原切口，用刀或剪刀楔形游离瘢痕组织达腹直肌前鞘，剪去包括皮下脂肪的瘢痕部分。

3. 分离前鞘及腹直肌到腹腔　去除腹壁瘢痕组织后，暴露腹直肌，在分离腹直肌和前鞘时要注意，在前鞘中线处切开 2cm 长的前鞘，助手用弯钳挑起前鞘，用电刀将挑起的前鞘逐渐打开。通常靠近切口上段的腹直肌容易和前鞘分离，所以上段采用钝性分离，下段由于粘连较紧，可用剪刀或电刀锐性分离。下段分离时要注意腹直肌下或鞘膜下的膀胱。开腹前，首先要想到可能有粘连，所以选择切口上部进入腹腔，在腹膜透亮、菲薄处切一小口，探查周围有无粘连，是否能触到子宫，有无碰到导尿管的球囊等，确认无误后沿腹腔内的手指指引方向继续打开腹膜，再直视下打开腹膜到需要的切口程度。为避免损伤膀胱，亦可在切口偏左或偏右处打开腹膜。如果切开腹膜后发现子宫与腹壁有粘连，手指伸入腹腔探查粘连范围，然后先在无粘连的部位打开，再逐渐扩大腹膜切口，切忌盲目开腹。当腹壁腹膜与子宫壁有广泛粘连时，扩大腹膜切口相当困难，严重者难以分辨宫壁的界限，对此应延长切口，行体部剖宫产。切开腹直肌前鞘时，应该清理前鞘上附着的前次手术缝合丝线，避免影响伤口愈合。

4. **分离腹腔脏器粘连**　如腹膜切口处与子宫壁的粘连不重，可用止血钳钝性分离或用电刀切开粘连部分并止血，暴露出足以娩出胎儿的子宫壁即可，无须过度分离，因分离面越大越容易引发术后的再次粘连。对于大网膜粘连于子宫壁和腹壁时，紧贴子宫钳夹、切断、结扎粘连组织。

膀胱与子宫粘连时，如进行子宫体部切口，可不必分离粘连。如选择子宫下段切口，则必须分离，此时应在直视下由粘连的最上端、确保在膀胱顶缘以上紧贴子宫壁层开始分离，剪开粘连部分钝性向下向子宫壁方向推离膀胱，确保在子宫与膀胱之间的间隙内进行。如难以识别膀胱界限时，用手触摸膀胱中的球囊，或充盈膀胱剪开粘连边缘，然后再排空膀胱继续分离。如遇到粘连致密，或胎盘附着此处，或下段有丰富的血管，则不宜再分离，应改为子宫体部切口剖宫产。否则可因为大量出血、盲目钳夹止血等，损伤膀胱及输尿管。

如发现肠管粘连于子宫壁，原则上若不影响胎儿娩出且无肠梗阻的表现，不做分离。如大网膜、肠管与卵巢粘连，或卵巢粘连于子宫后壁、侧壁上但不影响子宫切口，无须处理。尤其腹腔内炎症较重、水肿等，更不宜进行分离，因为任何多余的操作可能会导致严重的后果，故保证做一个使胎儿能顺利娩出的切口即可。

5. **子宫切口的选择**　选择子宫切口时，应评估胎位、胎儿大小、先露高低、胎盘位置等情况。对于前置胎盘的瘢痕子宫，如胎盘位于前壁、前置、附着于瘢痕处，应选择远离胎盘和瘢痕的子宫体部切口，如为后壁的前置胎盘，也可选择下段横切口，但一定要远离胎盘避免出血。对于横位的二次剖宫产术，根据术中的粘连情况决定体部还是下段切口。

由于下段切口出血少，愈合好，原则上尽量行下段切口。选择下段原切口还是选择新切口，尚有争议。大多文献认为，无粘连或粘连较轻，分离膀胱后可清楚辨认子宫下段及原来瘢痕，可沿瘢痕切开，这样便于对合缝扎和避免瘢痕撕裂，但是如果上次瘢痕位置过低，或者膀胱不易推离，或者子宫下段原瘢痕愈合良好甚至看不清楚瘢痕，仍以选择近胎头双顶径水平位置切口为好。如瘢痕清晰可见，伴有渗血或下段菲薄透出胎儿毛发或羊水，应选择在这些地方切开并向两端延伸剪开。如遇到胎儿过大，应沿原切口两侧角向上做弧形剪开，切忌采用倒"T"形切口。对于子宫肌瘤剔除术后的瘢痕、曾有子宫破裂修补的瘢痕，所取切口应尽量避开这些部位，以防日后切口愈合不良。

☆☆☆☆☆

6. 缝合子宫壁 胎儿、胎盘娩出后，立即清理宫腔，对于子宫收缩差者在胎儿娩出后应迅速给予前列腺素类药物促进子宫收缩。有学者认为，应切除子宫切口的瘢痕组织，但多数情况下，因为瘢痕小，难以辨认，所以无须切除；但是对于边缘不整齐的切口，应进行适当的修剪，以便对合整齐。另外，有时会发现切口下边的下段子宫壁很薄，剪除多余组织后和上端切缘对合，不要缝合太多组织，以 0.5~1.0cm 的组织为宜。一般采取两层缝合子宫切口，不要缝合过紧使得切口组织扭曲、内膜翻出，否则既不利于愈合，又增加子宫内膜异位发生的概率，松紧程度以切缘对合后不出血、切口缝合缘平整为宜。如发生切缘向阴道方向侧角撕裂较深而难以找到顶部时，应先在可见的裂口处缝合一针后做牵引，逐渐向撕裂口方向延伸缝合，一针缝完后牵引，再缝下一针，直至到达顶端。

如发生膀胱后壁的阴道部分撕裂，应先检查膀胱有无损伤，如有损伤，应用 2-0 可吸收线间断缝合黏膜下层和肌层，再缝合浆肌层，所有线结均打在膀胱黏膜外，否则容易形成结石。如无膀胱损伤，只有下段前壁裂伤，用 1 号可吸收线间断缝合，缝合方法同侧方撕裂的缝合方法。

有时候因为血管丰富，在子宫切口顶端经反复缝合后仍有活动性出血，此时可行子宫动脉结扎，然后压迫止血，常可使出血停止或明显减少。或者拆除反复缝合的线结，用大圆针距离出血部位 0.5cm 处在不同方向（和子宫纵轴平行、垂直或斜交叉）做两三个 "8" 字缝合。对于有 "T" 形切口或撕裂口，如果 "T" 形在 1cm 左右，可将 "T" 形稍做修剪拉开成弧形与对侧的切口缘对齐缝合；如 "T" 形的纵切口较长，应先缝纵切部分，然后行横切部分缝合，在交叉处注意对合缝合。

下段切口缝合后，尽量用浆膜层褥式或连续缝合反折腹膜，形成腹膜化，防止再次粘连。对于体部切口，缝合也是采用两层，浆膜层采用褥式缝合，防止粘连发生。

7. 预防瘢痕子宫剖宫产术后粘连的发生 影响粘连出现的因素包括感染、组织缺血、供血中断的程度、不规范操作和手术技术。进入腹腔的次数越多，腹腔粘连的范围越大，粘连越致密。据报道，粘连发生率在第 2 次剖宫产时为 12%~46%，在第 3 次时升到 26%~75%。

目前认为，预防粘连的方法有闭合腹腔和使用防粘连制剂。过去认为，不关腹膜的手术方式可以缩短手术时间、降低镇痛药的使用、降低住院天数。但长期的观察结果未显示此方法有临床意义，反而增加了子宫壁与前鞘的粘连。另外，防粘连剂在粗糙的手术创面上起到一个障碍物的作用，同时机械性预防粘连的发生，而且提供再腹膜化和促进愈合。操作过程中预防粘连的方法，包括尽量避免过分分离前鞘和腹直肌，尽量减少创面出血；关腹时常规缝合分离的腹直肌，避免术后由于腹直肌分离导致前鞘和腹膜直接接触，在腹直肌对合前发生粘连；关闭腹膜时，缝合组织不宜太多，保持腹膜缝合光面向里面，牵拉勿过紧，以免影响解剖复位。为预防腹膜及脏器粘连，需尽量减少不必要的操作，避免干纱布进出腹腔和擦拭创面；恢复解剖位置，逐层缝合；止血严密，减轻反应；在已发生粘连的部位使用防粘连剂。

总之，行瘢痕子宫剖宫产术时要时刻牢记周围组织及脏器可能发生粘连，谨慎操作，防止脏器损伤，保证胎儿顺利娩出，减少产后出血。

8. 术后监护　瘢痕子宫择期剖宫产术后回病房测血压、脉搏每 30 分钟 1 次，共 2h，以后改每小时 1 次，共 4h，以后每 4 小时 1 次。尿量每小时量 1 次，6h 后亦改成每 4 小时 1 次，总共观察 24h。在观察血压、尿量、脉搏的同时，还要观察宫底高度、伤口是否有渗血、阴道出血量、产妇面色精神等一般情况有否特殊异常情况。择期剖宫产手术后由于宫颈未扩张，应特别注意宫腔积血的可能。术后 24h 后拔除导尿管，鼓励下床活动、自解小便。产后出血不多时第 2 天常规测血常规和生化等检查，纠正贫血。

（陈丹青）

第十一节　瘢痕子宫再次妊娠子宫破裂

现代产科对于以往有剖宫产史的瘢痕子宫再次妊娠时，如何管理孕期及分娩方式的处理相当纠结。古典剖宫产后再次妊娠孕妇在妊娠期间子宫破裂发生率高达约 4%，而且发生破裂后果也是灾难性的。曾经瘢痕子宫被认为是阴道分娩的绝对禁忌证，因而有"一次剖宫产，永远剖宫产"的说法，20 世纪 20 年代子宫下段横切口剖宫产方式的引入与普及，剖宫产后再次妊娠在分娩前灾难性子宫破裂发生率接近于 0。从 20 世纪 50 年代国外开始陆续有剖宫产后尝试阴道分娩成功的报道。

随着初次剖宫产率的大幅度提高，剖宫产后阴道分娩得到了高度重视。累积的临床资料显示既往 1 次子宫下段横切口剖宫产后瘢痕子宫孕妇阴道分娩子宫破裂的发生率仅 0.5%～1%，而且很少是灾难性的。1988 年美国妇产科医师协会（American Congress of Obstetricians and Gynecologists, ACOG）开始推荐大部分有过 1 次子宫下段横切口剖宫产的孕妇应该咨询并尝试在下次妊娠时阴道分娩。因此，剖宫产后阴道分娩（vaginal birth after cesarean delivery, VBAC）率迅速增加。

尝试剖宫产后阴道分娩病例数增多，有关 VBAC 子宫破裂和围生儿发病率及病死率升高的报道也迅速增多，许多人意识到 VBAC 或许比想象的危险。1998 年，ACOG 实践指南虽然支持 VBAC，但同时要求更加小心谨慎地操作。此后，尝试剖宫产后阴道分娩妇女减少，2002 年为 12.7%，2007 年为 8.5%，2010 年为 10%。总的剖宫产率逐渐升高，基本和 VBAC 率降低同步。

一、分类

剖宫产后瘢痕子宫破裂一般按照破裂程度分为两种：一种是完全性子宫破裂，

子宫壁组织全层裂开，子宫腔与腹腔相通，胎儿和胎盘可嵌顿于子宫破裂口处，也可以进入腹腔，如果胎龄较小胎盘、羊膜囊包裹胎儿完全进入腹腔。另一种是不完全性子宫破裂，子宫肌层裂开而脏层腹膜保持完整，也称子宫裂开，有时候撕裂宫旁血管形成阔韧带内血肿，也称阔韧带内子宫破裂。完全性子宫破裂发病率和病死率较不完全性子宫破裂显著升高。对于这两种类型的子宫破裂，最大的危险因素都是前次剖宫产瘢痕子宫，其他的高危因素包括以往创伤性操作如诊刮术、子宫穿孔、子宫肌瘤剔除术。

二、临床表现及诊断

VBAC 孕妇试产期间应时刻高度警惕子宫破裂的发生，根据孕妇临床表现、胎心监护及体检发现进行综合分析，时刻做好急诊剖宫产准备。

瘢痕子宫的子宫破裂时，常见的先兆破裂症状不明显，可表现为轻微腹痛，子宫瘢痕处有压痛，此时要警惕瘢痕裂开可能，因胎膜尚未破裂，故胎位可摸清，胎心好，如能及时发现并进行处理母婴预后好。但症状轻，易被忽视。

与经典的教科书描述不同，极少孕妇在瘢痕子宫破裂后感觉到宫缩停止，出现低血容量性休克之前的症状和体检也是多种多样。因而，对于 VBAC 孕妇要时刻考虑到子宫破裂的可能性。大部分孕妇没有明显的疼痛和压痛，分娩期间为抑制疼痛不适而接受了镇静药或硬膜外镇痛也可能掩盖疼痛感或压痛。有时候破裂子宫引起的腹腔内积血可能刺激膈肌引起胸部牵涉痛，表现上更像肺栓塞或羊水栓塞而不是子宫破裂。

子宫破裂大出血可表现为内出血、外出血或混合出血。内出血可流入腹腔内发生腹腔积血，也可能积聚在阔韧带及后腹膜导致阔韧带和后腹膜血肿；外出血指出血自阴道排出。子宫破裂的出血部位通常包括子宫及软产道破裂口和胎盘剥离面出血；子宫和软产道出血通常需要损伤所在部位的大血管，如果软产道损伤未伤及大血管通常不表现为大出血或活动性出血；胎盘剥离面的出血与胎盘剥离的程度和子宫收缩强度有关，如果胎盘未完全剥离或剥离后未排出宫腔影响子宫收缩，表现为大出血；反之如果胎盘完全剥离并已经排出宫腔，子宫收缩很好，则胎盘剥离面少量活动性出血。大出血引起失血性休克外，还影响凝血功能出现 DIC 加重出血，必须及时输红细胞及凝血因子纠正。

产程中子宫破裂最常见的症状是胎儿窘迫，表现为持续胎心监护时为胎心变异减速，逐渐加重为频发晚期减速，胎心过缓直至胎儿死亡。若产程中阴道检查发现下降中的胎先露部消失，扩张的宫口回缩，有时可在宫腔内扪及破裂口。腹部检查可能发现胎位改变，如果胎儿部分或者全部从破裂口突出到腹腔内，腹肌紧张度不高时触诊胎儿肢体特别清楚，特别靠近腹壁。子宫外形扪及不清，有时在胎体的一侧可扪及缩小的宫体。若腹腔内出血多，可叩出移动性浊音。

不完全破裂时浆膜层仍保持完整，子宫腔与腹腔不通，胎儿仍留在宫腔内。

一般症状都不明显，有时在剖宫产时发现。极少数不完全破裂导致子宫肌层血管破裂，可于阔韧带两叶间形成血肿，如果是较大动脉被撕裂，可引起严重腹膜外出血和休克。

三、治疗原则

子宫破裂治疗要在纠正休克、防治感染的同时尽快行剖腹探查术。原则力求简单、迅速达到抢救胎儿和止血目的。手术方式根据子宫破裂的程度与部位、手术开始距离发生破裂时间的长短以及有无严重感染而定。

1. 一般治疗包括输液、输血、氧气吸入等抢救休克。并给予大剂量抗生素预防感染。

2. 发现先兆子宫破裂时立即给以抑制子宫收缩的药物，并尽快行剖宫产术，如胎心存在可望获得活婴。

3. 剖腹探查时注意子宫破裂的部位外，还应仔细检查膀胱、阔韧带、输尿管、宫颈和阴道，如发现有损伤，应同时修补。

4. 完全性子宫破裂行子宫切除术可以快速可靠地止血。而有些病例出血不多，子宫破裂时间在 12h 以内，裂口边缘整齐无明显感染，需保留生育功能者也可以考虑行子宫修补术，这样可以保留子宫，建议同时行双侧输卵管结扎绝育术。

5. 破裂口较大或撕裂不整齐且有感染可能者，考虑行子宫次全切除术。

6. 子宫裂口向下段延及宫颈口考虑行子宫全切术。

四、手术方式

手术时应取下腹中线纵切口，切开腹壁进入腹腔。边吸腹腔内的血边探查，若胎儿和胎盘已完全从子宫破口进入腹腔，应迅速握住胎足，取出胎儿和胎盘，同时宫体部直接注射缩宫素等，使子宫收缩减少出血。用卵圆钳或艾利斯钳夹住破裂口止血。若胎儿一部分在子宫外时，应从破口处用剪刀顺破口向血管少的部位延长娩出胎儿。用卵圆钳钳夹子宫创缘仔细止血。检查输尿管、膀胱、宫颈和阴道有无损伤。

子宫下段横切口破裂后，裂口下缘的膀胱腹膜下缘已缩至较深部位，应仔细找到破口上下缘并用艾利斯钳夹提起，用弯血管钳提起膀胱腹膜反折，检查有无膀胱损伤。并沿子宫破口下缘稍做游离轻轻推开膀胱，以免缝合时伤及膀胱。可先修剪瘢痕后再缝合，缝合时上下缘尽量对齐。

阔韧带内有巨大血肿存在时为避免损伤周围脏器，必须打开阔韧带，游离子宫动脉的上行支及其伴随静脉，将输尿管与膀胱从将要钳夹的组织推开，以避免损伤输尿管或膀胱。如术时仍有活跃出血，可先行同侧髂内动脉结扎术以控制出血。

当怀疑有感染时应做宫腔培养，冲洗宫腔、盆腹腔，放置引流管于后穹窿或

☆ ☆ ☆ ☆

下腹部进行引流。

五、预后

1. 胎儿预后　子宫破裂胎儿排到腹腔内，胎儿存活的前景暗淡。文献报道的胎儿死亡率在 50%～75%。胎儿的状况依赖胎盘仍然附着在宫壁保持血供的程度，而子宫破裂状况下胎盘情况瞬息万变的。胎儿存活唯一的机会就是立即剖腹术取出胎儿，否则，由于胎盘剥离和母亲低血容量灌注不足导致严重缺氧和死亡不可避免。如果子宫破裂后立即发生完全性胎盘剥离，胎儿几乎不能抢救成功。最训练有素的急诊手术团队演习状态下执行手术决定到切开皮肤时间间隔（DTI）也需要 15min 左右，在这种状况下，胎儿已经受到了严重的损害。

2. 母亲预后　子宫破裂导致母亲死亡罕见，加拿大在 1991—2001 年有 1898 例子宫破裂，其中 4 例（0.2%）母亲死亡。VBAC 相对于重复剖宫产总体上能否减少母亲的患病率仍有争议。大部分研究未发现这两种分娩方式之间母亲危险性有差异。Wen 等回顾性分析 300 000 多例既往子宫下段横切口剖宫产再次妊娠分娩结局，再次剖宫产组孕妇死亡率为 5.6/10 万，阴道分娩组孕妇死亡率为 1.6/10 万，没有统计学差异。在不发达国家和地区，母亲死亡率明显高于发达地区，Chatterjee 等 2007 年报道印度子宫破裂母亲死亡率超过 30%。

六、预防

对于子宫下段横切口剖宫产后瘢痕子宫孕妇，如果不行阴道分娩几乎没有发生灾难性的完全性子宫破裂的风险，有文献报道 18 000 例 VBAC 组子宫破裂发生率为 0.7%，而 15 000 例选择性剖宫产组没有一例发生子宫破裂。因此，预防子宫破裂的关键是选择合适的试产孕妇以及在产程中如何观察和处理。

（一）选择合适的试产孕妇

选择适合试产的孕妇特别具有挑战性，目前还没有足够的高质量的临床数据来指导做出结论。有关 VBAC 最重要的研究之一是母婴医疗病房（maternal-fetal medicine，MFMU）2007 年主导的多中心前瞻性临床研究，包含 19 个大学医疗中心共 18 000 例尝试 VBAC 孕妇和 15 000 例择期重复剖宫产孕妇。通过对 MFMU 数据的分析，提出了包含母亲年龄和种族、孕周、分娩类型、前次剖宫产的指征、既往阴道分娩史共 6 个变量的列线图评分法以帮助预测 VBAC 成功率。但实际结果预测价值有限。Macones 等整合了多个产前和产时因素以尝试发展一种预测子宫破裂的临床模型，结论是无论采用单个还是多个因素的组合都无法预测子宫破裂的发生。

2010 年，ACOG 推荐选择合适的 VBAC 孕妇应该满足的基本条件为：只有 1 次子宫下段横切口剖宫产分娩；临床评估无头盆不称；没有其他的子宫瘢痕或以往破裂史；分娩机构在整个产程过程中能随时评估分娩情况和随时行急诊剖宫产术。有利于 VBAC 成功的因素为：既往阴道分娩史、自然临产、年龄<35 岁、非巨大胎儿、非肥胖孕妇、上次剖宫产不是由于难产所致。

影响 VBAC 成功的因素为：前次剖宫产是难产所致、本次妊娠有合并症或并发症、胎儿体重大于第 90 百分位数、引产、高龄、妊娠间隔时间短等。存在的危险因素越少，成功的可能性越高。

1. 前次子宫瘢痕类型　ACOG 的大部分专家都认为，前次剖宫产切口的类型是决定能否试产最重要的因素。子宫下段横切口瘢痕在下次妊娠中发生有症状的子宫瘢痕裂开的风险最低，为 0.2%～1.5%；古典式延伸到子宫底部的直切口剖宫产手术及 "T" 形切口剖宫产风险最高，为 4%～9%；子宫下段直切口 VBAC 发生破裂的风险为 1%～7%。必须注意的是有些古典式剖宫产后孕妇在分娩发动之前，甚至在足月前就发生完全性子宫破裂。因而古典剖宫产切口和 "T" 形子宫切口是 VBAC 禁忌证。

2. 前次子宫破裂史　以往有子宫破裂的妇女再次妊娠后发生子宫破裂的风险较大，有报道上次破裂发生在子宫下段再次破裂的风险约 6%；上次破裂发生在宫体再次破裂的风险为 32%。一般认为，此类孕妇应该在胎儿肺成熟后妊娠发动之前行择期重复剖宫产。还应该及早告知子宫破裂可能的症状，引起足够的重视。

3. 两次分娩间隔时间　研究表明，子宫肌层至少需要 6 个月才能达到瘢痕稳定。没有足够的时间让剖宫产瘢痕愈合，发生子宫破裂的风险增加。有文献报道，子宫下段横切口剖宫产后再次妊娠在 6 个月或以内者，VBAC 发生有症状子宫破裂的风险增加 3 倍，而间隔在 6～18 个月不增加子宫破裂风险和母亲发病率。

4. 以往阴道分娩　VBAC 最有利的因素是有阴道分娩史，无论是在前次剖宫产前或剖宫产后，均能显著提高 VBAC 成功率，降低子宫破裂的风险及其他发病率。ACOG 指南认为，对于有 2 次子宫下段横切口剖宫产的孕妇，只有那些有阴道分娩史的才适合尝试 VBAC。

5. 前次剖宫产指征　前次剖宫产指征某种程度上和本次分娩成功率相关，曾经因为难产行剖宫产是重要的不利预测因素。

6. 胎儿大小　随着胎儿出生体重增加，VBAC 发生子宫破裂风险增加，有报道巨大儿 VBAC 试产发生子宫破裂的风险增加 1 倍。

7. 多胎妊娠　文献报道多胎妊娠 VBAC 并不增加子宫破裂的风险，Ford 等分析了 1850 例尝试 VBAC 的双胎孕妇，子宫破裂发生率为 0.9%，和单胎无差别，阴道分娩成功率 45%，低于单胎妊娠。

（二）分娩时预防子宫破裂的相关注意事项

1. 充分知情　必须与孕妇及家属充分讨论 VBAC 和择期剖宫产的利与弊，没有任何瘢痕子宫孕妇必须试产。

2. 产时密切监测　开展 VBAC 的医院必须有随时评估产程进展和进行急诊剖宫产的能力，为此要有相应产科医生和麻醉医生组成的手术团队时刻待命。在

☆ ☆ ☆ ☆

没有充分的安全保障条件的情况下尝试 VBAC 是相当危险的。

3. 宫颈扩张和诱导宫缩 目前多数资料提示,药物引产或增强宫缩可能增加子宫破裂的风险。VBAC 妇女应用缩宫素和子宫破裂发生率升高有关,2004 年,MFMU 报道 VBAC 自然发动分娩子宫破裂发生率 0.4%;产程中使用缩宫素子宫破裂发生率为 1.1%;无阴道分娩史孕妇使用催产素发生子宫破裂的风险为 1.8%;风险升高 4 倍。缩宫素使用剂量与子宫破裂发生风险相关。Parkland 医院 1737 例瘢痕子宫再次妊娠自发临产孕妇有 3 例发生子宫破裂,发生率为 0.15%,307 例分娩过程中使用缩宫素孕妇 3 例子宫破裂,发生率为 1%,升高了 6 倍。因此,不主张 VBAC 过程中用缩宫素引产或加强宫缩。

使用前列腺素制剂也必须谨慎,目前已有临床资料表明,米索前列醇绝对不能使用。也有报道单独阴道内使用前列腺素,并不增加子宫破裂的风险。但是前列腺素促宫颈成熟后使用缩宫素发生子宫破裂的风险是自然临产分娩的 3 倍。因此,不鼓励在 VBAC 中使用前列腺素制剂以促进宫颈成熟。

4. 硬膜外镇痛 大约 10%瘢痕子宫破裂孕妇感觉到明显疼痛,子宫破裂最常见的首发症状是胎儿窘迫。硬膜外镇痛不降低 VBAC 成功率,因此可安全使用。

5. 超声检测子宫下段厚度 妊娠晚期超声测量子宫下段及瘢痕厚度,目前没有公认的用于预测子宫破裂或指导临床决策的临界值,超声也不能确定瘢痕的承受能力。有报道在非孕时如果观察到瘢痕处较大的缺失则与妊娠晚期子宫破裂有一定的相关性。

(陈丹青)

第 15 章

剖宫产后子宫内膜异位症

子宫内膜异位症（endometriosis，EM）是指具有生长功能的子宫内膜组织，包括腺体和（或）间质出现在子宫内膜腔外的其他部位，引起的病变[包括症状和（或）体征]。也有指具有活性的子宫内膜组织（腺体和间质）异位到子宫内膜腔以外部位生长，出现反复周期性出血，并形成疾病，出现症状等。

异位的子宫内膜常侵犯盆腔内器官，如卵巢、子宫直肠陷凹、子宫骶骨韧带、膀胱表面等；盆腔外子宫内膜异位症少见，其发病率为 1%左右，主要可见腹壁、会阴、输卵管、肾、膀胱肌层、黏膜、肠道、肺、四肢、神经系统等。

剖宫产后子宫内膜异位症可包括腹壁切口子宫内膜异位症，盆腔子宫内膜异位症和剖宫产子宫切口瘢痕子宫内膜异位症。临床对腹壁切口子宫内膜异位症已作为剖宫产后的并发症之一；对剖宫产后盆腔子宫内膜异位症常认为是高危因素之一，而未完全作为就是剖宫产后的并发症之一；近年随剖宫产率的上升以及剖宫产后子宫切口愈合不良（也包括其中的憩室）中的子宫内膜异位症也逐引起重视，常诊断为剖宫产子宫切口愈合不良，若有病理论诊断，则实际剖宫产瘢痕切口处子宫内膜异位症的病例更多，也能认识是剖宫产术后的并发症之一。

第一节 剖宫产腹壁切口子宫内膜异位症

腹壁切口子宫内膜异位症（abdominal incisional endometriosis，AIEM）又称为腹壁子宫内膜异位症（abdominal wall endometriosis，AWE）是盆腔外子宫内膜异位症的常见类型，多见于剖宫术后包括中期妊娠剖宫取胎等，为剖宫产术后较远期或远期的并发症。（因个别是短发病时间为术后 2～3 个月，多数在 1～2 年发病，最长为术后 20 年左右）。近年随着剖宫产率的增加，AWE 的发病率也增加。以往对本病的报道均为少数病例或 10 余例报道，由于我国剖宫产率居世界之首，2014 年我国统计为 54.47%，所以现今我国 AWE 明显增多，已有 60 余例、150 余例一组的论文报道，所以应引起对 AWE 防治的重视，也应重视个别恶变的可能。

☆☆☆☆

一、有关 AWE 的发病机制

1927 年，Sampson 首先提出子宫内膜异位症发病的子宫内膜种植学说，其中医源性种植理论被用来解释 AWE 的发生，最常见为剖宫产术后、胎盘取出或胎盘人工剥离后取出时，或羊膜囊穿刺时，部位见于卵巢内膜异位囊肿剥出术，子宫肌瘤、子宫内膜腔穿通的肌瘤挖出术者，也见于子宫切除时，尤其是子宫粉碎术后取出组织时等。均因操作时将宫腔内或腹腔内的子宫内膜碎片带至腹部切口处。

上述的 AWE 均支持子宫内膜种植学说。国外报道，选取女性志愿者，用正常月经血子宫内膜种植至腹壁，90～180d 就有子宫内膜生长，形成腹壁子宫内膜异位症。虽然也证实 Sampson 的子宫内膜种植学说，但从医疗原则、医疗道德等方面考虑，这种做法不宜提倡。

总之，说明术中不慎将部分子宫内膜碎片或腹腔内游离的子宫内膜碎片带入至腹壁皮下组织或筋膜下、肌层等均有可能种植，导致子宫内膜异位生长，新鲜的腹壁切口创面给子宫内膜具有活性的细胞种植提供了良好的生长环境，一旦种植成活，局部子宫内膜组织（包括腺体和间质）在卵巢内分泌激素作用下可发生同子宫内膜一直的增殖、分泌和剥脱、出血等变化，并形成肿块和逐步出血症状和包块，个别可发生恶变。

此外，子宫内膜种植处释放的前列腺素、组胺、5-羟色胺、肽类、细胞因子等炎性介质是引起局部疼痛的原因。也有研究不同时期子宫内膜种植能力有异，其顺序为月经后＞分泌期＞经前期＞月经期＞妊娠早期＞妊娠晚期。但也并非绝对，与子宫内膜细胞活性、种植细胞量、有无污染、免疫功能、遗传特性、剖宫产手术技巧、剖宫产术式、缝合方法、术中保护措施等全身和局部因素有关。AWE 的形成也与剖宫产手术切口种类有关，横切口多于纵切口（此也与现今绝大多数均采用子宫下段横切口有关）；择期手术多于急症剖宫产；1 次剖宫产多于 2 次、3 次剖宫产者。大多发生在哺乳期时间长者，发病相对迟等因素也有一定关系。

二、临床表现

1. 主要为上述手术尤其是剖宫产或剖宫取胎后，腹壁切口不同部位或其周围出现小的硬结，逐渐增大，大小有数毫米到数厘米不等。单发或多发，活动差，也有包块表面皮肤呈轻度色素沉着。由原先须要较深部触诊可及至容易触及，甚至逐步高出腹壁表面。大多数肿块边界尚清楚，也有个别表面隆起且有破溃，周期性出血。

2. 早期患者无感觉和任何不适，逐步出现局部异样感、胀痛或疼痛，或肿块周期性的增大或缩小。

上述腹壁肿块或胀痛、疼痛等均随卵巢激素周期性的变化，与局部发生出血，伴有纤维结缔组织增生、粘连有关。若病灶位置深，在腹壁前筋膜或腹直肌内则手触摸感有边界欠清或不清的包块，并且有压痛。

三、诊断和辅助诊断

1. 病史询问甚为重要，了解有无上述手术史，若为剖宫产或剖宫取胎者均应了解手术时间、手术方式，出现腹壁包块及异常变化，与月经周期是否有关等，腹壁包块周期性疼痛是诊断 AWE 的临床重要依据，但并非所有均有典型表现，少数患者可表现痛经、性交困难和腹壁包块出血等，通常典型者临床即易诊断。

2. 不典型者约占 50%病例，需辅助诊断。

（1）血清 CA125 测定：此为创伤甚小，仅需抽血检查，因患者有 CA 125 升高，也有正常范围内者，实际诊断价值不大，但临床患者均首选采用这一简单、有一定参考意义的检查。

（2）腹壁超声检查：方便、无创，可鉴别腹壁包块，了解腹壁结节大小、位于腹壁的深浅，(位于皮下、腹直肌筋膜、肌肉或腹膜前等不同部位)、形态（圆形、椭圆形、不规则等）、单个或多个、位置（近脐部、切口左或右侧、上下等）。对本病采用药物而非手术治疗者 B 超可定期随访观察其疗效；也可为手术治疗切口选择、切除病灶深浅等提供参考。超声检查的敏感度高达 90%左右。

（3）磁共振（MRI）检查：分辨腹壁皮下、肌肉等软组织之间的界定优于 CT 检查，能显示出各层组织和病灶部位、范围、深浅等，为术中估计手术范围及术中是否需用补片修补筋膜缺损提供依据。通过病史、体征、超声或 MRI 诊断准确率可达 93%左右。

（4）CT 检查：CT 表现非特异性，可表现边缘不清，与腹壁肌肉等实性密度的包块。

（5）针吸细胞学检查：用于术前诊断和排除恶变的方法，若吸出物中存有子宫内膜腺体、间质或含铁血黄素，巨噬细胞中的任何两种组织，可诊断 AWE。若病理具有恶性组织则为恶变或腹壁转移性肿瘤。针吸细胞学检查一般适合病灶较大，有囊性感或疑有恶变者。穿刺时小心误伤空腔器官，也易引起医源性种植，故一般少用。

四、鉴别诊断

腹壁有肿块，根据病史、症状、体征、辅助诊断等，也要做鉴别诊断。有关 AWE 的鉴别诊断如下。

（1）腹壁切口疝。

（2）缝线肉芽肿。

（3）淋巴瘤。

（4）脂肪瘤。

（5）血肿。

（6）脓肿。

（7）转移性肿瘤。

（8）异物。

（9）腹壁恶性肿瘤。

（10）腹腔镜处理子宫内膜异位症后穿刺套管处腹壁子宫内膜异位症或其他肿瘤细胞种植。

一般除妇产科医师先诊断和鉴别诊断外，必要时须请外科、肿瘤科医师协助诊断，但最后确诊绝大多数还须依靠病理结果。

五、恶变

文献报道子宫卵巢内膜囊肿的恶变率约1%，而AWE的恶变则更少见，北京协和医院妇产科曾报道一例腹壁子宫内膜异位症，久治不愈，最后手术切除，腹壁补片修补，最后诊断为肉瘤（北京协和医院还有一例会阴切口子宫内膜异位症恶变者）。所以对腹壁结节久治不愈，或治疗效果不佳，或增大迅速，或时间长，范围大者，均要疑有恶变可能，必要时及时手术，病理确诊。

有关腹壁子宫内膜异位症恶变者应根据肿瘤病理类型、转移情况个体化采用手术为首选，术后再化疗、放疗及激素治疗。

六、治疗

1. **手术治疗**　剖宫产腹部切口子宫内膜异位症主要为手术治疗，一旦确诊应及早局部病灶切除，手术成功的关键是彻底切除病灶，保持肿块完整切除，避免破裂，否则易引起医源性种植或复发。病灶周围异位病灶的纤维结缔组织应切除，切除范围距离病灶边缘0.5cm以上，切除不净是复发的重要原因。

若局部病灶大，边界不清等，也有先使用GnRHa，使病灶有一定控制，再按上述原则彻底切除，则复发机会明显减少。病灶较大时或筋膜切除较大易致缝合困难者可采用补片或皮瓣移植。

2. **药物治疗**　有关药物治疗历来有争议，尤其是腹壁子宫内膜异位症，因腹壁子宫内膜异位症肿块有增生性包裹的纤维组织和瘢痕组织，坚硬，药物难以渗透和起效。所以药物仅用于病灶早期发现时，不愿手术时；或较大病灶，边界不清，术前准备者；或作为术后的辅助用药等。药物单独使用难以消除病灶，停药又可复发。常用药物有口服避孕药、孕激素、米非司酮、孕三烯酮、达那唑、GnRHa。

北京协和医院王友芳等报道甾体激素对不同部位子宫内膜异位症的作用中，以腹壁切口子宫内膜异位症反应最差，AWE病灶中的微环境、激素、酶及各种因子的改变，是否也会影响药物的效果，还值得进一步研讨。

3．聚焦超声（HIFU）　作为无创非手术治疗可治疗 AWE。

七、预防

预防对 AWE 的作用尤为重要，须防止医源性种植。

1．注意剖宫产时切口用棉垫保护。

2．缝合子宫切口后，更换吸引器头。

3．以纱垫（布）擦拭腹腔取代冲洗腹腔（常因冲洗液多，溢及腹壁切口或腹腔液滴在腹壁切口上）。

4．剖宫产胎盘取出时防止与腹壁接触。

5．胎盘娩出用纱布垫包裹卵圆钳进入宫腔擦拭后取出时切勿污染或接触腹壁切口，因其上带有较多子宫蜕膜组织或细胞。

6．缝合子宫切口时勿采用单层缝合和贯穿子宫内膜，因内膜带入增加内膜损伤和增加子宫内膜直接种植，尤其是缝合时切口出血较多，缝针或缝线上带有的血液滴入腹壁切口创面。

7．缝针、缝线（可吸收线）及器械避免在缝合腹壁各层时重复使用，应分别更换，切勿所谓"节约"易致医源性 AWE 而得不偿失。

8．医师在剖宫产时必须思想重视，也应手术熟练和安全，切勿贪图追求手术操作时间快而忽略手术基本要点，上级医师自身正规操作，为人师表，带领和指导下级医师手术时必须规范剖宫产手术操作。

（石一复）

第二节　剖宫产子宫愈合不良处子宫内膜异位症

剖宫产子宫切口处子宫内膜异位症临床上均误认为剖宫产子宫切口愈合不良（其中少数呈袋状或囊状或严重缺陷），其临床表现和一般处理均如前述，此处不再赘述。

剖宫产子宫切口子宫内膜异位症的发病机制如下。

1．种植学说

（1）有活性的子宫内膜能种植于剖宫产子宫瘢痕愈合不良处，与术中子宫切口未经保护有关。

（2）胎盘组织娩出带有少许蜕膜组织，污染或脱落种植在子宫切口创面。

（3）含有子宫蜕膜的纱布、海绵条清理宫腔后取出时污染子宫切口。

（4）也有是剖宫产缝合子宫切口时采用全层贯穿缝合，将子宫内膜带入肌层，尤其是以色列式剖宫产或新式剖宫产均为单层贯穿连续缝合，均可使具有活性的子宫内膜细胞或是异位子宫内膜在卵巢激素变化下而周期性出血。

上述若子宫肌层包裹，出血不能排出者，逐渐可形成异位内膜囊肿。国内童

☆ ☆ ☆ ☆

静等曾报道 1 例剖宫产后子宫切口子宫内膜异位巨大囊肿，直径约 12cm，子宫正常大而被压于包块之后，因峡部子宫内膜异位囊肿突起位于子宫体之上。病理证实为子宫切口子宫内膜异位囊肿。

临床上大多为剖宫产后子宫切口愈合不良，切口处在肌层形成囊状或袋状，向宫腔面有缺失或不同程度的开口，每于月经期经血可溢入缺失处或憩室处，经血中活性的子宫内膜细胞可黏附、侵入种植在瘢痕肌层处，形成子宫内膜异位病灶，其结构与正常子宫腔内膜有异，其剥脱与子宫腔的内膜不同步，接受卵巢激素反应不一致，也可因囊内、袋内积聚的经血流出不畅等因素，所以当子宫腔内膜剥离处已修复，而囊状、袋状壁龛处子宫异位内膜的剥脱、流出为迟，历时较长，修复慢等，所以临床形成月经后还有时间长短不一的少量或点滴样褐色的阴道出血。

剖宫产子宫瘢痕切口愈合处 B 超图像大多有不平整或有不同程度的光影，也说明子宫切口瘢痕处上缘子宫腔及子宫内膜与子宫切口瘢痕处其下缘近子宫颈管上的内膜之间有缺失，也是经血易溢入的原因，若有活性子宫内膜在该处溢入愈合不良的肌层而种植形成异位子宫子宫内膜病灶。如上述肌层有纤维组织、瘢痕组织、血供和血管生成等有异，该处形成的异位子宫内膜病灶在接受卵巢内分泌激素的作用、影响、反应等也有别于正常部位的子宫内膜。临床除表现月经异常外，也易引起感染。

2.子宫内膜干细胞学说或子宫内膜干细胞疾病　国内协和医院郎景和院士对子宫内膜异位症的种植学说做了补充和修正，提出反流至盆腔的子宫内膜需经过黏附（attachment）、侵袭（aggression）和血管形成（angiogenesis）的过程，即"3A程序"方可发生病变，而子宫内膜异位症患者的在位子宫内膜具备更强的生物学特性，具有内在差异的子宫内膜是子宫内膜异位形成的决定因素，而激素影响、免疫反应和局部微环境是附加因素。

干细胞疾病是在位内膜论的最好注释，子宫内膜基底层的干细胞有很强的单克隆性、无限增殖潜能和多向分化能力，干细胞的这些特性极可能促使异位脱落的内膜细胞异位生长。

所以，有关剖宫产子宫切口愈合不良，包括憩室、不同程度缺损处因有各种途径来源的子宫内膜干细胞，能应用郎景和院士的子宫内膜异位症发生的"3A 程序"和"在位子宫内膜决定论"学说来解释其发生、发病、临床过程等，本文作者也认为干细胞学说和郎景和院士的理论也是剖宫产子宫切口瘢痕处子宫内膜异位症的原因之一，可供读者参考和商榷。此外，Schofield 也提出干细胞壁龛设想，干细胞对周围的细胞产生的环境信息做出反应，子宫内膜干细胞的壁龛结果定位于内膜基底层中。研究将人类子宫内膜上皮和其质混合物移植到小鼠肾包膜下，混合细胞能在小鼠体内存活并增殖、分泌，其与雌激素和孕激素有关。其他还有许多有关子宫内膜干细胞起源与子宫内膜异位症发病机制的研究，同样可用来直接或间接解释剖宫产子宫瘢痕子宫内膜异位症的形成及临床表现。所以，对"剖宫产子宫切口愈合不良"病例中若能有病理结果，则预计更能说明和解释剖宫产子宫切口瘢痕处的子宫内膜异位症。

3.体腔上皮化生学说　子宫瘢痕部子宫内膜异位症也有学者认为与体腔上皮化生有关。提出非蜕膜细胞增殖，也显示腹膜碎片在手术瘢痕中能化生。经腹壁多次羊膜穿刺，脱落的内膜组织能在试管内生长，与剖腹后于腹前壁注入月经血能使内膜生长一样。至于剖宫产子宫切口瘢痕子宫内膜异位症形成与体腔上皮化生还须进一步研究和证实。

总之，剖宫产子宫切口瘢痕处子宫内膜异位症与子宫内膜异位症一样，真正病因未明，还需进一步深入研讨。

有关剖宫产子宫切口瘢痕部位的子宫内膜异位症主要应病灶清除，并应有病理证实。病灶切除病理诊断后对症状改善或消除，对鉴别诊断有帮助。

（石一复）

第 16 章

剖宫产子宫切口愈合不良的并发症

我国剖宫产率居世界之首,已受国内外各界人士的关注。2006 年发表我国 7 省市 143 所医院 1991—2000 年 10 年间 156 万余分娩中剖宫产率为 34.7%,WHO 对亚洲的调查显示,中国剖宫产率为 46.2%,2012 年中国 14 个省市 36 所医院 11 万余孕妇调查剖宫产率为 54.5%。

剖宫产增加后其并发症——剖宫产子宫切口愈合不良(cesarean scar defect, CSD)发生率也增多。通过阴道超声发现率 24%～70%,阴道超声宫腔造影 (sonohysterography,SHG)发现率可高达 58%～85%,其他有磁共振成像(MRI)、宫腔镜、子宫输卵管碘油造影(HSG)、盐水灌注宫腔声学造影(SIS)等均可发。根据剖宫产的时间、产程进展、先露下降情况,子宫下段剖宫产的瘢痕及其有无愈合不良,其部位可在子宫下段、子宫峡部和宫颈上端,但以子宫下段居多。

国内医学期刊和许多医生均将剖宫产瘢痕愈合不良(缺陷)称为"剖宫产子宫切口憩室",实际此命名不确切和不符合解剖学、病理学、影像学、英文、拉丁文、科学和译意。实际剖宫产瘢痕愈合不良(CSD)是总称,在愈合不良中再形成囊状或袋装缺陷者,才能称为剖宫产瘢痕憩室,因愈合不良和憩室外文分别为 defect 和 diverticulum,其第一个外文均为"d",外文缩写均相同为 CSD,也易被人误解或混淆,其实如上所述提及的 6 个方面还是有差异和区别的。

临床上因 CSD 可引起不同状况,但也有无临床异常者。CSD 的并发症有十几种之多,应引起重视。

目前已有的并发症如下。

1. 异常子宫出血,月经量多,经期长　可有不规则阴道出血,经量增多,经期延长,常有经前少量点滴状阴道出血,接着月经,经后又有少量点滴阴道出血,持续 10 余天,半个月或更长。

2. 痛经　伴有炎症或子宫腺肌症等所致。

3. 盆腔痛,经期加剧　有盆腔感染性疾病后遗症,也可脓肿形成(盆腔或子宫切口处)。实际也是 PID 的范畴。

4. 腹壁切口炎症

（1）腹壁切口感染：切口有红肿、液性、血性或脓性渗出，切口局部周围有硬结、触痛，若拆线可见针孔有脓液溢出。脓肿成熟则有波动感，或波动感与硬结并存。

（2）腹壁切口部分或全层裂开：常为皮肤或皮下组织，严重者筋膜也有部分或全部裂开。

（3）腹壁炎性包块：在腹壁肌前鞘上方、下方、腹直肌，腹膜前形成慢性炎性包块，时有疼痛或发热，因炎症发作，包块有大小变化，与月经周期关系不大。通过 B 超可协助诊断，但需与腹壁子宫内膜异位症相鉴别。

（4）腹壁窦道（腹壁瘘管）：因剖宫产腹壁切口感染，组织坏死，也与术中、术后感染，血供不足，止血不严等因素有关。当因炎症处理不当、不及时，反复局部换药，病灶底部无处理，日久后炎性纤维组织形成窦道（瘘管），表面上皮虽为"愈合"。但时有分泌物等溢出。治疗必须彻底切除炎性组织及窦道（瘘管），重新缝合，以争取真正治愈。

（5）腹壁子宫瘘：为少见的并发症。剖宫产后（尤其是再次剖宫产）子宫切口感染，或剖宫产后有宫内感染，组织坏死，切口裂开，导致子宫内容物流入腹腔，引起局部腹膜炎及腹壁切口感染，尤其是子宫腔内炎症性渗出不能完全排出而引起宫腔积脓，可引起子宫腹壁瘘。

其形成原因与子宫切口位置选择过低、近宫颈、易致上行感染，或因缺血，或有血肿形成，使切口愈合不良，坏死、切口裂开；也可因缝合疏密松紧不当；子宫上下切缘对合不齐等因素有关。根据病史、手术史、症状、体征应考虑本病。B 超及磁共振检查有利于诊断。也可用经腹部窦道口注入亚甲蓝，阴道内置白纱布观察有无蓝染，即可诊断子宫腹壁瘘。也可术前用碘化油或泛影葡胺造影，明确窦道大小、深度、走向、基底部与其他部位关系。术中可用探针指引，切除病灶和清创。子宫病变感染严重，须做子宫次切或全切。手术常选择在剖宫产术后 3 个月后进行，利于彻底切除和治愈，若过早、因炎症未控制，仍易致手术失败。

（6）肠道腹壁瘘：甚少见，此为剖宫产时损伤和（或）缝合肠管所致。

（7）盆腔结核腹壁子宫瘘：也罕见。北京大学人民医院曾报道一例 28 岁二次剖宫产术后 8 个月反复切口裂开及血性分泌物，经 MRI 见腹壁子宫瘘，手术病理证实为再次剖宫产后腹壁子宫瘘伴输卵管结核。

5. 子宫损伤　剖宫产时因子宫切口太小，儿头娩出时易造成子宫裂伤，临床以切口左侧向上沿裂子宫壁多见，也可有其他不同撕裂形状，可增加出血，增加缝合困难，影响切口愈合和复旧，也易致感染。

6. 异物残留　剖宫产时宫内纱布遗留，更有罕见器械残留，引起感染和再次手术。

7. 脏器损伤

（1）肠管损伤：因产程延长，产妇体力衰竭，肠胀气；或因再次剖宫产或原有盆腹腔手术史或盆腔炎症史，使肠管粘连，术中易致肠管损伤。

（2）输尿管损伤：在上述子宫裂伤或因大出血紧急缝合止血时，常易缝扎输尿管，引起部分或完全缝合输尿管，可致输尿管瘘，输尿管子宫瘘，或一侧肾功能影响或丧失。

（3）膀胱损伤：膀胱充盈，子宫先兆破裂时子宫下段拉长，盆腔炎症粘连，择期剖宫产子宫下段未形成，多次剖宫产膀胱与子宫下段粘连，尤其是腹膜外剖宫产术，下推膀胱困难等易致膀胱损伤。也有系缝合时损伤膀胱。

8. 剖宫产瘢痕妊娠　此为剖宫产者再次妊娠，孕囊在切口瘢痕处种植，逐渐发展而发生。成为异位妊娠之报道甚多，不予赘述。

9. 子宫破裂　再次妊娠后易发生子宫完全或不全破裂，引起相应临床问题。

10. 剖宫产子宫瘢痕处子宫内膜异位症　常有上述异常子宫出血、痛经等症状，临床均诊断切口愈合不良或憩室，久经治疗无效，直至手术后病理检查后才确诊。

11. 子宫腺肌症　因子宫切口愈合不良，子宫内膜在子宫肌层内生长，形成子宫腺肌症，出现子宫逐渐增大及子宫腺肌症相关症状等，也常用影像学或病理学诊断，CA125 可作辅助参考。

12. 流产及继发不孕等　由于切口愈合不良引起不规则阴道出血及炎症等多种因素易致各种流产和继发不孕，造成不良结局。

13. 剖宫产切口愈合不良处 IUD 嵌顿　患者 35 岁孕 4 产 1，2002 年剖宫产术后流产 2 次。因阴道不规则出血 B 超发现子宫前壁峡部见回声区 8mm×6mm×11mm，其外侧缘距浆膜层 3.8mm，内见圆形宫内节育器（IUD）1 枚，Hys 见宫颈内口上方子宫下段剖宫产切口部位局部缺损，呈拱形改变，突向子宫浆膜层，部分 IUD 嵌顿其中。Lap 下超声刀切开子宫前壁峡部暴露圆形 IUD 1 枚，予以取出，再切除瘢痕组织及缝合。

14. CSP 瘢痕部位绒癌　患者 34 岁，2005 年剖宫产，术后流产 2 次，末次流产后下腹疼痛 3 个月，子宫增大孕 2 个月大小，下段饱满，压痛，双附件直径 10cm 的囊性包块，B 超见子宫下段切口处有一不均质的回声团，6.9cm×5.3cm，边界不清，紧邻浆膜层，血流丰富，β-hCG 22 万 U/L，临床拟诊剖宫产切口瘢痕处妊娠滋养细胞肿瘤。后手术见子宫前壁原剖宫产切口处包块呈蓝紫色，行病灶切除+双附切，术后 β-hCG 下降，病检子宫峡部原切口处绒癌、双卵巢黄素囊肿。术后化疗 3 个疗程。

15. CSP 葡萄胎　患者 37 岁，2003 年、2008 年 2 次剖宫产。现停经 8 周，阴道少量出血，β-hCG 37156U/L，B 超见子宫下段前剖宫产瘢痕处 4.4cm×2.1cm 异常回声，蜂窝状。CT 提示子宫瘢痕处葡萄胎可能。氟尿嘧啶子宫动脉介入治疗，1 周后 Hys 清宫，见水泡状组织，病理：葡萄胎。

16. CSP 部分性葡萄胎

17. 剖宫产切口瘢痕血管破裂　患者 28 岁，2008 年剖宫产。月经第 3 天经量多伴晕厥，当地诊刮术，3d 后又大出血，如此反复多次。剖腹探查见子宫前壁切口处切口至左侧壁宫腔面有直径 0.5mm 动脉活动性喷血。另一例 40 岁反复阴道大量出血 3 次，直接手术见子宫正常大小，前壁剖宫产切口瘢痕处血管破裂，病灶切除后病检为切口瘢痕处子宫内膜异位症。此两例原均误诊为功能失调性子宫出血、子宫肌瘤。

18. IVF-ET 宫内及瘢痕合并妊娠　患者 34 岁，孕 2 产 1，IVF-ET 后双胎妊娠。7 年前剖宫产，本次 IVF-ET 植入 2 个胚胎，35d 后 B 超见宫内早孕，可见胚芽及心搏。子宫前壁下段 2.3cm×1cm 孕囊，也可见胚芽及心搏。后对子宫前壁下段的瘢痕处的胚囊做减胎术，38 周后剖宫产健康男婴。

19. CS 后子宫假性动脉瘤致晚期产后大出血　患者 40 岁，因高龄、羊水过少行剖宫产后 30d，间歇性阴道出血增多 15d。产后 15d 开始出现阴道出血增多，26d 再次大出血。B 超见子宫前峡部 2.1cm×1.9cm×2.0cm 不均匀回声，血流丰富，30d 再次大出血急诊入院。盆腔血管造影为右子宫动脉假性动脉瘤，后栓塞治疗后转危为安出院。其原因为子宫创伤后动脉壁全层破裂，在破口周围邻近组织粘连包裹形成假性动脉瘤，或动脉壁部分损伤，管壁变薄向外膨出被邻近组织粘连包裹形成假性动脉瘤。

20. 剖宫产后或子宫创伤后子宫及盆腔动静脉畸形（arteriovenous malformations, AVMs）　主要是子宫及盆腔动脉和静脉之间通过瘘直接相通，形成血管团，高压动脉血管跨过毛细血管网直接流入低阻力的静脉，临床罕见。均有子宫创伤史（包括剖宫产、流产、刮宫、子宫肌瘤剜除术等）。以不规则阴道出血为主或经量多经期延长。CT，MRI，彩超、动脉血管造影或最后病理确诊。彩超可见子宫壁回声欠均质，内见蜂窝状血管团回声，血流信号丰富，宫壁与宫旁盆腔血管纡曲扩张，有动静脉样血流频谱。CT 和 MRI 显示子宫和盆腔内扩张纡曲成团的血管影，与单侧或双侧髂内动静脉关系密切，血管两侧见粗大引流静脉。动脉血管造影显示盆腔巨大静脉，动脉供血畸形血管团，动脉瘤。大体见子宫体饱满、充血、质软。离体子宫壁层"蜂窝状"，许多增粗壁厚的血管宫腔。治疗主要子宫动脉栓塞，也可手术做子宫全切、次切或广泛切除，也有髂内动脉结扎术。

21. 凶险型前置胎盘（pernicious placenta praevia）　近年随剖宫产率、孕产妇年龄、人工流产、不孕症治疗史病例增多，凶险型前置胎盘发病率有逐年增高趋势。本病指剖宫产术后再次妊娠为前置胎盘者。其定义可为既往有剖宫产史，此次妊娠胎盘附着于原子宫切口处，极易发生胎盘植入，从而发生相应并发症。超声检查和 MRI 检查是目前本病的主要辅助方法，其中经腹盆腔超声最为常用。本病易引起产前、产后大出血、弥散性血管内凝血（DIC），子宫切除，紧急手术

☆ ☆ ☆ ☆

时输尿管、膀胱和其他周围器官损伤，成人呼吸窘迫综合征（ARDS）、输血相关并发症、肾衰竭、败血症，甚至孕妇死亡等。患者严重出血者常在剖宫产时子宫切除，也有盆腔血管介入栓塞治疗。非手术治疗中也有保留胎盘与原位，等待其自然吸收和排出。保留子宫手术的个案报道有采用髂内动脉栓塞、子宫动脉结扎和宫腔填塞，宫内球囊和 B-Lynch 缝合加压等。

上述多种并发症给患者带来不同程度的创伤，甚至危及生命，严重影响生殖健康，特别是我国剖宫产率高，现全面开放"二孩"政策，其中也有不少高龄者，对在孕育、孕期围生问题、母婴健康等风险，妇产科医生应及时对该类妇女的子宫切口愈合及再次妊娠后胚囊种植部位均应及早做出评估。少数罕见的并发症，也应警惕，多予以鉴别和思考，以免出现不良妊娠结局和风险。

（石一复）

第 17 章

剖宫产后的妇科问题

    2010 年 1 月 12 日国际著名而有影响的《柳叶刀》杂志公布 WHO 产妇和围生儿健康研究组织与 2008—2009 年的调查中显示，亚洲 7 国中以我国剖宫产率位居第一，达 46.2%，无剖宫产指征也达 11.7%，实际国内剖宫产率还高于此数，许多医院为 50%～70% 或更高，这是惊人的数字。

    剖宫产率在国内发生率甚高，其原因涉及面广，但剖宫产率的无限升高对母婴均会带来许多负面影响，均应考虑对母婴近期和远期的影响。对母体而言，其远期的妇科问题以往少被关注，但实际均会出现不同程度的妇科病症。近年报道剖宫产瘢痕妊娠的发生率也明显升高。以女性职工集中的医疗单位的专门统计材料，足以说明问题。以飨妇产科医务人员能以此为借鉴，望我国围生学会（组）可联合或各自对剖宫产后的妇科问题进行深入调研，对降低剖宫产率和保护母婴健康有所裨益。

    剖宫产术在我国发生率甚高，除医学适应证外，在我国尚有社会因素也占有相当比例。剖宫产率无限增高并不代表围生医学水平的提高，也与降低围生后死亡率并不成正比，且剖宫产率的无限增高，对产妇近期的产科问题和远期的妇科病况均为增多，将会影响妇女健康、工作和生活质量等一系列问题。为降低剖宫产率，引起医务人员和孕产妇对这一问题的充分认识，浙江大学附属妇产科医院首次全面着重调查剖宫产后的妇科疾病，并做统计分析，以期对降低剖宫产率和保护妇女健康有所裨益，并供有关借鉴。

    回顾和调查浙江大学附属妇产科医院女职工集中的医疗单位，该单位于 1983—2002 年共有育龄妇女 402 人，其中已生育女职员 333 人，占 82.84%，已婚未育或现计划生育 69 人，占 17.16%，剖宫产分娩者 176 人，占 43.78%，自然分娩 157 人，占 39.05%。

    通过专人（女性主治医师）按事先拟定的调查表格，面对面的逐项询问，包括产时年龄和孕产次、剖宫产指征、剖宫产时机、手术方式、手术经过、术后近期情况、术后并发症、月经恢复及妇科疾病有关情况等。并输入电脑，采用 SPSS 软件，进行统计学分析，采用 X^2 检验和 P 值计算。

    剖宫产术时年龄最小 24 岁，最大 37 岁，中位年龄 27.1 岁，距今最短产后不足 1 年，最长为 19 年，剖宫产适应证中产科因素 57 例，占 32.39%，包括羊水过少、持续性枕后位、臀位、巨大儿、过期妊娠、相对头盆不称、产程延长等；主要产科并发症和合并症 52 例，占 29.55%，包括胎儿宫内窘迫、脐带绕颈、妊娠高血压综合征、胆汁淤积症、心肌炎等；社会因素 60 例，占 34.09%；其他因素 7 例，占 3.98%，包括高度近视、骨盆外伤后、合并子宫肌瘤、卵巢畸胎瘤等。以上均为初产妇，剖宫产均采用硬膜外麻醉，行子宫下段剖宫产术，几乎均为横切口。

　　结果：本组 176 例剖宫产中 108 例为择期剖宫产，占 61.36%，非择期剖宫产 68 例，占 38.64%

一、剖宫产后产科情况

　　1. 恶露　剖宫产后均常规使用缩宫素 3d，以促使子宫复旧，但恶露持续时间最短 20 余天干净，最长 90 余天干净，其中 2 例经 B 超证实出现宫腔积血。

　　2. 术后大出血　1 例为术后大出血，1 例为晚期后大出血。

　　3. 腹壁瘢痕愈合不良　2 例，经扩创再次缝合而愈。

　　4. 产后抑郁症　3 例，2 例治愈，1 例自杀。

二、剖宫产后妇科变化

　　1. 月经恢复　因纯母乳喂养甚少，大多数为初 3 个月母乳喂养，后因工作关系均采用混合喂养或人工喂养，故术后月经恢复最快为 28d，最长为 12 个月，中位数为 5.09 个月。

　　2. 月经变化　术后出现月经变化者 70 例，占 39.77%，其中经量增多 26 例，经量减少 10 例，经期延长 49 例，周期缩短 10 例，痛经加重 9 例，减轻 3 例，以上同一患者可出现一种以上变化。

　　3. 腹痛、腰酸坠胀和尾骶部疼痛　共 32 例，占 18.18%，其中腰酸坠胀者 30 例，尾骶部疼痛 2 例。

　　4. 泌尿道症状　共 10 例，占 5.68%，其中张力性尿失禁 3 例，膀胱收缩痛 2 例，尿频尿急 5 例。

　　5. 子宫与腹壁粘连　共 5 例，占 2.84%，此 5 例妇科检查时子宫位置高，与腹壁粘连，活动差，子宫颈有位置高和拉长现象，此类患者主要为择期剖宫产，子宫下段未充分形成，日后又有粘连所致。

　　6. 子宫下段切口溃疡或愈合不良　共 6 例，占 3.41%。此类患者具有恶露延长，恢复月经后常有经期下腹不适、经期延长或手术后少量出血，持续数天。均经 B 超检查发现子宫下段切口处愈合不良，有不规则凹陷性缺损，最长者至 10 年以上。

　　7. 腹壁切口子宫内膜异位症　共 5 例，占 2.84%，自产后 7~8 个月至 2 年内发现，周期性腹痛和局部内异灶逐渐增大，经药物治疗无效，4 例手术切除，经病理证实，1 例临床症状和体征典型，现尚未手术。

8. 肠粘连　共有 3 例，占 1.70%，均有临床症状，且经外科诊治，其中 1 例产后 3 年腹腔镜手术时证实。

9. 异位妊娠　剖宫产后分别于术后 3 年内发生异位妊娠 3 例，占 1.70%，均经手术证实，术中发现有盆腔或输卵管炎症。

10. 盆腔炎　3 例，占 1.70%，常有明显症状，且经多位妇科医师检查证实。

11. 盆腔静脉淤血症　1 例，除有典型症状外，经 B 超见宫旁血流丰富，血流指数明显改变。

12. 剖宫产皮肤切口麻木　3 例诉腹部横切口皮肤常有麻木感及局部皮肤感觉迟钝，此主要为腹壁横切口切断腹壁神经纤维所致。

13. 性交痛　1 例，问及性交频度、性欲改变等此类问题，尚难得到完整资料，这与中国女性腼腆，不愿谈及此类问题有关，实际也肯定有一定关系和比例。

三、择期和非择期妇科问题的比较

以上结果所示，176 例剖宫产中近期产科情况仅 7 例，占 3.98%，而产后发生的妇科情况共 142 例，占 80.68%，两种不同的剖宫产时间其日后出现妇科问题见表 17-1。

表 17-1　不同时期剖宫产日后出现几种主要的妇科问题比较

妇科情况	择期剖宫产		非择期剖宫产		P 值
	有	无	有	无	
月经变化	40	68	30	38	0.350
腹痛腰酸坠胀	19	89	13	55	0.793
泌尿道症状	8	100	2	66	0.213
子宫腹壁粘连	4	104	1	67	0.385
子宫切口溃疡	4	104	2	66	0.786
腹壁子宫内膜异位症	2	106	3	65	0.320
肠粘连	3	105	0	68	0.229
异位妊娠	2	106	1	67	0.849
合计	82		52		

1. 随着手术技术、麻醉、抗生素等的发展，剖宫产术已成为产科的常用手术，手术操作产科医师均较熟练掌握，但对严格掌握手术适应证，术后近期或远期的并发症等虽有所了解，但均未引起足够重视，尤其对剖宫产术后的妇科问题甚至还有缺乏认识，所以无限增加剖宫产率后所致的远期病率应引起妇产科医师的关注，从医生角度认识剖宫产后的相应妇科问题，对掌握剖宫产指征和降低剖宫产率将有所裨益。

☆ ☆ ☆ ☆ ☆

2．一般有关剖宫产术后的近期并发症文献报道较多，而忽略剖宫产术后的远期影响，虽也有术后腹壁子宫内膜异位症、再次剖宫产发现腹壁有致密粘连等报道，但其他妇科疾病未见全面性的调查报道。从本文调查结果显示，剖宫产术后的妇科疾病占 80.68%，发病率较高；无远期妇科变化者为 34 例，仅占 19.32%。妇科变化以月经变化、腰酸、泌尿道症状、子宫与腹壁粘连、子宫下段切口溃疡和愈合不良、腹壁子宫内膜异位症、肠粘连、盆腔炎、异位妊娠等认同的妇科疾病为主，均对妇女的生活、工作和健康带来不良影响。国外也有类同报道，初产妇剖宫产后子宫内膜炎的风险增加，所以剖宫产术后月经异常的发生也易增加，术后异位妊娠也较阴道分娩为多。此外，尚有日后若因子宫肌瘤等其他妇科疾病须开腹手术做子宫次全或全切除，或附件手术时常发现有大网膜粘连、膀胱位置吊高、膀胱反折腹膜不易打开、膀胱不易推移、子宫下段及宫颈不易暴露、增加子宫切除困难等均未计入，所以实际剖宫产术后的远期妇科问题更多。

3．有关剖宫产后妇科问题增加的原因考虑如下。

（1）我国社会因素剖宫产所占比例甚多，所以相对手术后的并发症会增多。

（2）社会因素剖宫产以择期未进入正规产程、无宫缩、子宫下段未充分形成及宫口未开的情况下手术居多，与日后子宫复旧、恶露持续期长、易引起炎症等有关。

（3）子宫切口缝合因素；所谓新式剖宫产，子宫下段切口仅单层贯通缝合。

（4）子宫及腹壁切口保护问题。

（5）手术操作所致浆膜、腹膜损伤易造成粘连。

（6）术后感染易引起盆腔炎症。

（7）膀胱分离、缝合以及留置导尿管等易致泌尿系改变。

（8）胎膜早破、宫内感染等。

4．有关择期与非择期剖宫产术后妇科情况虽两者在统计学上无明显差异，而子宫腹壁粘连、子宫切口溃疡、肠粘连、异位妊娠等均以择期剖宫产为高。各种原因的择期剖宫产发生率较高，择期剖宫产常在无正规宫缩、下段未充分形成、子宫颈口未开张的情况下进行，术后子宫复旧差、恶露不易排出宫腔，造成恶露期延长或宫腔积血、子宫收缩不良、血窦开放易成为细菌培养基而致细菌生长，形成感染，引起妇科疾病，并且由于子宫收缩不良、恶露或积血等影响子宫切口愈合。同样，因子宫下段未充分形成，膀胱位置也相对较高，膀胱腹膜反折切口位置较高，推开膀胱面积相对为大，故术后泌尿道症状和子宫腹壁粘连和发生均相对为高，本文的资料也可作为佐证，国外报道择期剖宫产母体死亡率较阴道分娩高 8 倍，异位妊娠、子宫感染及出血也较阴道分娩为高。所以应引起重视。择期剖宫产也应考虑时机问题，以利产妇恢复和减少日后并发症。

5．剖宫产术后子宫切口愈合不良及溃疡问题应引起重视，可引起产后或产褥期大出血，甚至需做子宫切除，也可引起术后月经异常，究其原因与宫内感染、

☆ ☆ ☆ ☆

胎膜早破、前置胎盘以及子宫下段切口的缝合方法和技巧等均有关，子宫下段横切口的单层缝合以及缝合间隙、松紧等所致的并发症也应引起临床医师的重视。近来国内外有关剖宫产后瘢痕妊娠的发生率和报道逐渐增多。有关子宫下段切口愈合不良或溃疡等诊断，则可经 B 超、宫腔镜或子宫输卵管碘油造影等予以协助诊断。

（石一复）

第 18 章
剖宫产后的计划生育问题

剖宫产术后瘢痕子宫和瘢痕子宫剖宫产后的避孕和计划生育十分重要。瘢痕子宫妊娠 2 次以上者应建议行绝育术（女方双侧输卵管结扎术或男方输精管结扎术）；未绝育者应重视产后避孕宣教，避免意外妊娠的发生。

一、WHO 的建议

1996 年，世界卫生组织（WHO）编辑出版《避孕方法选用的医学标准》和《避孕方法使用的选择性实用建议》，此后多次进行修改和再版，现已在许多国家广泛采用，但各国还须结合国情和个体化参考使用。

总体原则为哺乳期建议采用屏障避孕，哺乳期结束恢复月经后可选择放置宫内节育器或宫内节育系统、口服避孕药等。

二、剖宫产瘢痕子宫中期妊娠的特点

中期妊娠时胚胎已完成分化，胎儿已形成；胎盘已具有分泌激素功能；子宫肌细胞随孕周不断增长，子宫肌壁相对增厚，肌壁充血、水肿，下段较短，尚未完全形成。因多种原因原有子宫瘢痕处愈合情况各异，但该瘢痕处总有不同程度的病理情况存在，炎症、肌组织减少、纤维结缔组织增加等，也会影响子宫的伸展、收缩；中期妊娠时子宫会较硬，不易扩张，对缩宫素的反应不及孕晚期，当遇到宫缩强力时，宫口未开，则胎儿挤向组织薄弱处（阴道后穹窿，或原有子宫瘢痕处裂开、破裂等处）娩出；中期妊娠时因胎盘和子宫释放的酶易使缩宫素失活，所以中期妊娠引产时子宫对内源性和外源性宫缩物质敏感性差。

三、剖宫产瘢痕子宫中、晚期引产

近年因我国瘢痕子宫妊娠引产人数逐渐增多。原来均以剖宫产取胎，近年来逐渐由于产前诊断水平提高，影像学对瘢痕子宫厚度、部位、病变深度等评估，对是否容易发生子宫破裂及有关产程中观察和监护的重视和严密，对子宫瘢痕愈合良好者经阴道分娩，或发现异常者可能严重威胁母体安危者，认为也可严密观察下引产。

剖宫产瘢痕子宫在中-晚期引产指征为：均为一次剖宫产史者，术前 B 超测量子宫下段切口部位厚度≥0.3cm，胎儿有畸形，孕周以＜28 周或＞28 周，距前次剖宫产至少＞18 个月（最好≥2 年者）。

常用方法有如下。

1．依沙吖啶配伍米非司酮　具体是米非司酮 50mg 口服，每天日 2 次，共 2d，总量 150～200mg，依沙吖啶 100mg 羊膜腔注射（2d 后或当天），3d 未临产为失败，此法可认为是目前瘢痕子宫中期妊娠引产的首选方案。

2．米非司酮配伍米索前列醇　米非司酮剂量同上，米索前列醇对孕 13～18 周者 200μg，每小时 1 次，共 3～5 次，即出现宫缩，6～12h 流产；也有米索前列醇对 12～20 周者，36h 后 600μg，使用 1 次，8h 后流产。国外报道瘢痕子宫小剂量米索前列醇用于中止瘢痕子宫中期妊娠是安全和有效的。

3．米非司酮配伍卡孕栓　米非司酮剂量同上，卡孕栓 0.5～1mg，每 2～3 小时 1 次放置阴道后穹窿，24h 总量 5mg，用于瘢痕子宫引产与子宫破裂无相关性。

4．水囊引产　在口服最后一次米非司酮时，于当日行低位水囊置入，当水囊脱出后给予低剂量缩宫素引产。但也有许多报道均认为瘢痕子宫引产水囊属禁忌之列。

5．依沙吖啶联合预防性选择性子宫动脉栓塞术　用于剖宫产瘢痕子宫合并前壁胎盘完全性胎盘前置状态的孕 18～22 周者效果较好，引产成功率较高，再次剖宫产率低，失血量少，最大程度保留了患者的子宫。

6．天花粉结晶蛋白引产术　认为比较适合瘢痕子宫，本法目前仅限于瘢痕子宫和（或）胎盘前置状态的中期妊娠引产，用前应先皮试，经试探试验应用，因可引起过敏反应。

对瘢痕子宫中期妊娠引产者应做好术前准备，强调仔细的 B 超和产科相关检查，签署手术同意书，医院做好随时开放手术、输血、抢救措施等准备。引产过程中必须专人监护，严密观察，注意宫缩强度、产程进度、宫颈及宫口情况，注意子宫形态、有无压痛、急性腹痛等，若有阴道出血较多，注意有无胎盘前置或前置胎盘，或有无胎盘早剥，引产成功分娩后仔细检查胎盘、胎膜，探查宫腔，尤其是子宫切口瘢痕处。

实际任何引产方式对剖宫产瘢痕子宫妊娠中、晚期均存有危险性，严格掌握指征，有专人观察，具备相应急救设备和条件下严格监视，也取决于医生经验和技术水平及患者知情选择，切勿滥用。

第一节　剖宫产后、剖宫产子宫切口瘢痕妊娠后的计划生育措施

剖宫产（CS）后和剖宫产子宫切口瘢痕妊娠（CSP）后必须做计划生育工作，否则因未避孕或避孕方法不当会带来后患。该类妇女主要是子宫上有瘢痕及其并

发的相关疾病，如异常子宫出血（AUB），其主要为月经失调（量多少不定，周期紊乱，不规则阴道出血等）或生殖道炎症，或生殖内分泌紊乱等，所以应个体化的选择避孕或节育措施，否则再次或多次反复妊娠易致妇科疾病发生或加重，重者如 CSP 发生则大出血，手术概率增加，甚至丧失子宫或生命，所以应对计划生育问题引起重视。

因避孕方法较多，应在医生指导下，个体化选用。

一、自然避孕法

（一）月经日记卡法

仅适用术后月经规则妇女。因月经周期正常者，排卵通常在下次月经前 14d 左右，卵子排出可受精的期限不超过 24h（通常为 12h），精子在女性生殖道可存活最长 3～5d，若采用本法：

1. 应根据以往 6～12 个月月经周期确定平均周期天数，预计下次月经来潮日，预算出下次月经来潮日减 14d，即为假定排卵日。在假定排卵日前 5d 和后 5d（共 10d）为危险期，避免性交，其余日为安全期。

2. 改良奥吉诺（Ogino）公式。根据以往 6～12 个月月经周期记录，最短周期天数减去 21d，向前是前安全期；最长周期减去 10d，向后是后安全期。

（二）基础体温测定（BBT）

（三）宫颈黏液观察

月经周期中于月经干净后几天黏液分泌，外阴口干燥；随卵泡发育，分泌物增多但量少，质黏稠；卵泡发育逐渐成熟，宫颈黏液量多，如生蛋清样，外阴口湿润和润滑感；排卵前至排卵发生，外阴口黏液湿滑突然变黏稠或干燥；黏液突然变化前 1d，即有湿滑感的最后一天为"黏液峰日"最易受孕；排卵后黏液减少，外阴口重新干燥直到下次月经来潮。根据宫颈黏液变化，遵照一定规律性可进行性生活，可达避孕或获孕目的。

但自然避孕法即使对月经周期规则的妇女，也包括剖宫产后妇女，此类避孕法也非绝对，仍有避孕失败而妊娠者，一是周期等计算错误；二是偶有因妇女健康、环境、情绪等变化，排卵期会改变，也可因性的刺激而发生额外排卵可能；三是配偶间合作配合问题。所以对有剖宫产史者采用此法避孕者应正确认识和有一定警惕性，否则即使未发生 CSP，要终止妊娠均存高危因素，因毕竟是病理子宫，刮宫或引产等均易有危险性或易有并发症。

自然避孕法对月经周期不准、产褥期后不久、生活环境突然改变较大、探亲夫妇等不宜应用，有剖宫产史者，又有上述情况也不宜使用。

二、其他女用甾体避孕药

如复方短效及长效口服避孕药、速效口服避孕药、长效避孕针及屏障避孕和阴道杀精子药均可使用，但应严格按规定使用，否则易致避孕失败，尤其是屏障法和阴道杀精子药，失败率更高，对有剖宫产史和有 CSP 治疗史者单一使用不可靠，易致避孕失败，增加流产手术率。左炔诺孕酮避孕在排卵前使用通常有效，若在排卵后使用易致避孕失败，并有可能增加异位妊娠的发生。

三、紧急避孕

若采用自然避孕法不准确或未任何避孕措施性生活后（尤其是对有剖宫产史或者有 CSP 处理后）应及时采用紧急避孕以降低人工流产率和对妇女的创伤。紧急避孕是指在无避孕或觉察到避孕失败的性交后几小时或 72h 内采用的防止非意愿妊娠的一类计划生育措施。

紧急避孕始于 20 世纪 60 年代，1960 年，国外大剂量雌激素进行紧急避孕，1976 年采用宫内节育器紧急避孕，1979 年左炔诺孕酮为紧急避孕药，1992 年试用米非司酮紧急避孕。紧急避孕是在性交后使用，采用药物紧急避孕仅对 1 次未防护的性交有保护作用，避孕的有效率明显低于常规避孕方法，而且用药剂量高，1 次紧急避孕的药物相当于 8d 的常规短效口服避孕药量，不良反应也明显高于常规避孕药，同时常规避孕必须在性交前使用，所以紧急避孕和常规避孕是非常不同的。

需要采用紧急避孕者是未采取任何避孕措施性交后；避孕套破损、滑脱或使用方法不当；子宫颈帽、阴道隔膜、阴道海绵位置不当或取出过早；体外排精失败；男性压迫后尿道避孕法未掌握好；安全期计算错误；排卵期性交只用避孕栓、药膜等外用杀精剂避孕；短效口服避孕药漏服 2 个月以上；发现宫内节育器脱落；遭受性暴力伤。出现以上任何一种情况，都应尽早采用紧急避孕来预防非意愿妊娠的发生，尤其是对有过剖宫产史或有过子宫下段剖宫产瘢痕妊娠者应重视。绝经期妇女或有剖宫产史或曾有剖宫产子宫瘢痕妊娠史的绝经期妇女也还是要避孕的，最后在医师指导下坚持使用合适的避孕方法，若没有避孕或察觉到避孕失败，也还要采用紧急避孕措施。

目前紧急避孕常用左炔诺孕酮片，要求在无保护性交后 72h 内（最好在 12h 内）尽早服用，否则会因用药的时间延长而致紧急避孕效果下降，72h 以后服用几乎没有效果。2 片药服用间隔不能超过 12h，否则因药物在血中浓度下降而影响避孕效果。而且紧急避孕药片仅对单次性生活有效，若几日内有多次无保护性生活，或服用紧急避孕药后又性生活，也无保护措施，则也仍会妊娠。

曼月乐（左炔诺孕酮宫内释放系统，IUS）不能用作紧急避孕（激素避孕法，含铜 IUD 可用作紧急避孕）。

四、药物流产

药物流产主要用于正常宫内妊娠，从末次月经第 1 天算起＜49d，18～40 岁健康妇女适用，手术流产的高危对象可适用本法终止妊娠，如瘢痕子宫。

剖宫产后避孕失败者可行早孕药物流产。适应证中提到：特别适用于不宜手术流产的高危妊娠，如哺乳期、剖宫产 6 个月内、多次人工流产或多次剖宫产史、宫颈发育不良或坚硬者、近期人工流产史、生殖道畸形、子宫穿孔史等。有关剖宫产子宫切口瘢痕妊娠治疗后有关药物流产应用、效果、并发症等报道不多，还需请计划生育医师指导和观察有循证医学证据后再做定论。

五、人工流产

人工流产是用手术终止妊娠的方法，负压吸宫术适用于孕 10 周以内者，妊娠 10 周以上至 14 周需终止妊娠时，因胎儿较大，需做钳刮，为保证钳刮术顺利进行，应先做扩张宫颈准备。

由于剖宫产术后，或剖宫产子宫瘢痕妊娠治疗后，其子宫均为有瘢痕，均属病理子宫，子宫切口的愈合完好过程需 2 年左右，所以这类患者的流产术均应属高危人工流产范畴，有条件的医院均宜收容住院处理，且应由有经验的医生手术，也可在可视人工流产仪（但常因出血等使屏幕也不清晰，影响操作）或超声监护下行负压吸宫术或钳刮较为安全。

有剖宫产史或有剖宫产子宫瘢痕妊娠处理后，再次妊娠失败做人工流产术主要是子宫瘢痕和粘连。常见为子宫体部前壁粘连于腹壁切口之下方，使子宫体向上牵引，手术时宫颈不易暴露，增加手术操作难度；子宫因粘连、宫颈位于耻骨联合后方，子宫易呈后屈位，增加操作、扩宫颈口的难度，易致子宫损伤、宫颈损伤、子宫穿孔等，也易吸刮、刮宫不全及感染等。尤其对原子宫切口瘢痕或 CSP 治疗后的瘢痕易损伤、出血、感染。操作时特别要注意瘢痕组织处，以防穿孔。术前对子宫大小、位置、B 超报告再次认真仔细复核，然后再仔细和谨慎操作，以防和尽量减少异常情况发生。

六、宫内节育器

宫内节育器（IUD）是放置在子宫腔内的一种避孕器具，放置后即有避孕作用。现今宫内节育器形状多样，大多已非圆形，所以不宜称为节育环。

通常育龄妇女自愿采用 IUD 避孕而无禁忌证者均可适用。但禁忌证中明确指出产时或剖宫产时如有潜在感染或出血可能者，如胎膜早破 12h 以上、产程延长、多次阴道检查、多次肛门检查、产前出血、羊水过多、双胎分娩、重度妊娠高血压病等不宜在胎盘娩出后放置。古典式剖宫产、剖宫产术时子宫切口有不规则撕裂者也列为禁忌。放置 IUD 注意事项中提出产时、剖宫产时胎盘娩出后，以及剖宫产术 6 个月后情况正常者可放置 IUD，但需谨慎。剖宫产时放置应在胎盘娩出后拭净宫腔积血，用直无齿海绵钳夹 IUD 送至宫底正中，然后缝合子宫及腹壁。

虽然 IUD 放置时间可在产时、经后或性交后作紧急避孕措施之一，但对有剖宫产史或剖宫产子宫瘢痕妊娠治疗后放置 IUD 均应慎重，一般劝告采用其他安全避孕措施，因子宫有瘢痕，属病理子宫，原先也易有妇科病症，再次进入宫腔，IUD 作为异物也易发生妇科病症，如剖宫产者或有 CSP 治疗后，如子宫切口愈合不良，有炎症、月经异常等，则有加重妇科病的可能。若放置释放孕激素的宫内节育器，目前主要为曼月乐，其本身仅一种大小型号，而妇女子宫腔大小也有异，所以临床所见放置曼月乐后发生位置下移，放置初期也有阴道不规则出血现象，卵巢易有囊性增大等症状或体征出现，在临床诊治上也易引起混淆。

曼月乐虽也称为 IUD，但严格应称为曼月乐 IUS，是释放左炔诺孕酮的系统，激素放在装置杆内可使用 5 年，每天在子宫内膜局部释放 20μg 激素，只有极少一部分被吸收入血液。激素药物、含铜 IUD 可用于紧急避孕，但曼月乐 IUS 不能用作紧急避孕。

放置 IUD 者，尤其是带有尾丝经宫颈口，部分暴露在阴道，此对宫颈和阴道均有异物刺激作用，可影响宫颈黏液，使通透性改变和阴道微生态改变，致真菌阴道病、滴虫、念珠菌阴道炎发病增加，也有病原体黏附于 IUD 上等，有关报道逐渐多见。所以对有剖宫产史或有剖宫产子宫瘢痕妊娠治疗后者是否适合放置宫内节育器？还是采用其他合适的避孕方法？对这类患者更值得商榷和重视。

七、水囊引产

水囊引产是指水囊放置在子宫壁和胎膜之间，诱发和引起子宫收缩，促进胎儿和胎盘排出的终止妊娠方法。

有剖宫产史或子宫上有瘢痕者列为禁忌证（但也有学者认为前次剖宫产史未满 1 年者为禁忌。笔者认为此意见不合适，风险甚大，因水囊引产常还需加用缩宫素滴注。水囊引产软产道损伤——宫颈撕裂、子宫颈阴道瘘、子宫峡部阴道后穹窿瘘、阴道后穹窿裂伤破裂、子宫破裂等均有发生。其他如羊水栓塞、弥散性血管内凝血等也有发生。

八、依沙吖啶中期引产

适用于 14～27 周者子宫壁上有手术瘢痕、子宫颈有陈旧性裂伤、子宫发育不良者列为禁忌，但也有学者认为为相对禁忌证。

九、前列腺素中期引产

前列腺素中期引产是将前列腺素或其类似物经羊膜腔内、外注射，肌内注射或阴道塞药作为中期妊娠引产方法，其禁忌证中明确指出子宫畸形、子宫颈坚硬或有瘢痕，有剖宫产或子宫手术史者禁用羊膜腔内注射，以防子宫颈裂伤及子宫破裂。

十、尿素中期妊娠引产

对子宫上有瘢痕或子宫畸形者应慎用或不用。

十一、米非司酮配合前列腺素引产

主要用于终止 13～28 周妊娠,禁忌证同依沙吖啶,即子宫壁上有手术瘢痕、子宫颈有陈旧裂伤、子宫发育不良为禁忌。

十二、经腹剖宫取胎术

其优点为在短期内可取出胎儿,并可同时结扎输卵管。适用于已有子女、妊娠 16～27 周孕妇,其他引产失败,急需短时间内取出胎儿来终止妊娠者以及对近期有剖宫产史或子宫壁肌瘤摘除术史及其他子宫壁有创伤瘢痕史者。所以原有剖宫产史或剖宫产子宫瘢痕妊娠治疗后避孕失败或子宫瘢痕妊娠诊断明确可采用本法经腹剖宫取胎术,同时切除子宫瘢痕,重新缝合和(或)输卵管结扎术。

十三、女性绝育术

剖宫产后再次妊娠在剖宫取胎时,再次剖宫产时,或是剖宫产子宫瘢痕妊娠腹部、阴道或腹腔镜下手术处理 CSP 时,均可做女性绝育术。但也有认为是相对禁忌证,指出以往有腹部手术史,如剖宫产术等,若手术顺利,术后无切口感染,估计无严重腹腔粘连,经腹腔镜绝育一般不会遇到困难。

其他如经后、人工流产后也可行绝育术,对有剖宫产史或剖宫产子宫切口瘢痕妊娠处理时及处理后也可做绝育术,同样注意粘连问题,可能增加对寻找输卵管的难度。

综上所述,剖宫产后、剖宫产子宫瘢痕妊娠处理后妇女的计划生育也是临床面临和值得进一步研讨的问题,如何避孕、减少和避免避孕失败,减少流产、引产以及减少特殊类型的异位妊娠,特别是减少 CSP 发生,对妇女健康关系重大。

自然避孕法只适合月经规则,有一定文化知识的妇女,但也有额外排卵、日期计算错误等致避孕失败。体外排精法可靠性也差;含铜宫内节育器失败率 $0.3\%\sim1\%$;曼月乐(IUS)失败率 $<0.5\%$;口服(短效或长效)避孕药失败率 $0.3\%\sim4\%$;复方口服避孕药失败率 $0.2\%\sim3\%$;避孕针失败率 $0\sim1\%$;皮下埋植失败率 $0\sim1\%$;女性绝育术失败率 $0\sim0.5\%$。

中期妊娠引产几乎对有剖宫产史或 CSP 治疗后者均为禁忌。

所以目前对有剖宫产史或剖宫产子宫切口瘢痕妊娠治疗后也无良好的避孕方法,只能个体化的使用,可与妇产科医师、配偶及患者视具体情况商讨。相对来说,仍以男用避孕套或口服避孕药为主要避孕方法,但也应正确使用和获得性配偶的合作。口服避孕药配合抗炎药除避孕外,对剖宫产子宫切口瘢痕愈合不良、有月经延长、经量增多者还有缩短月经持续天数及消炎作用。

至于女用避孕套是为妇女专门设计,妇女有主动权的避孕工具,但也须性配偶的合作,须由妇女在性生活前预先置入,能使妇女随时有效地采取。

有关剖宫产后对中期和晚期妊娠的引产问题，近年在临床与书本上的看法等又有些变动，原先认为禁忌的方法，现予严密观察和谨慎使用以解决实际问题也逐步在有条件的医疗单位试用或开展。在国内《中华妇产科杂志》《中国计划生育杂志》《实用妇产科杂志》等多种杂志上陆续见有报道，但均提出谨慎问题。而剖宫产子宫切口瘢痕妊娠处理后又避孕失败至中、晚期妊娠引产者也鲜有报道。

原本有关剖宫产术后瘢痕子宫妊娠的中、晚期引产方式一直是计划生育和产科医师深感棘手的问题，现又会增加剖宫产子宫切口瘢痕妊娠治疗后又避孕失败后中、晚期妊娠的引产问题。除采用剖宫取胎外，任何引产方式都涉及瘢痕子宫阴道分娩孕妇的安全问题，也与引产方式本身是否增加子宫破裂风险和引产过程中瘢痕子宫阴道分娩的风险。

现今，有关瘢痕子宫经阴道分娩虽国内外有共识，必须对引产前、中、后，分别做好评估和准备，各过程中的严密观察和监护，若发生紧急或意外的相应急救人员、技术和设备。

此类妊娠引产前应充分评估患者的风险，如前次剖宫产指征、方式、与本次妊娠间隔时间、期间有无流产史、有无子宫破裂史、有无其他子宫手术史、切口愈合情况、骨盆条件、本次妊娠有无合并胎盘位置异常等。如有 2 次及以上子宫瘢痕形成而无阴道分娩史，曾行体部古典切口或"T"形切口，或有撕裂等，曾有子宫破裂史，合并前置胎盘或产科并发症、合并症者，则不宜选择引产阴道分娩。

此类妊娠引产也必须选择能随时进行紧急开腹手术和紧急输血、抢救生命的三级医院进行为宜。

此类妊娠者，引产前必须与家属、患者充分沟通，告之风险及可能发生的情况，取得患者知情同意。

由于我国剖宫产率高，该类妇女由于避孕未落实，故早期、中期、晚期妊娠者为数不少，中、晚期妊娠也突出，虽现已有瘢痕子宫中、晚期妊娠引产成功的报道，实际医患双方风险均重大，也易引起医疗纠纷，孕产妇大出血，孕产妇死亡和法律问题，必须慎之又慎。

国外瘢痕子宫引产应用米索前列醇报道较多，认为是安全的。国内也有米非司酮（150mg）联合水囊（按孕周大小水囊内注入 160～300ml 生理盐水）或米非司酮（150mg）联合依沙吖啶（100mg），其出血量两组无统计学差异；联合水囊组时间短于联合依沙吖啶组；引产成功率两种方法无统计学差异；引产后清宫率，联合依沙吖啶法高于联合水囊组。结论为两种方法均宜对该类中、晚期妊娠者引产，采用联合水囊引产相对安全。其他有关剖宫产瘢痕子宫的中、晚期妊娠引产的国内报道也不少，但均方试用，探讨研究，还缺乏大数量、多中心、统一标准、符合循证医学的报道。所以这也是计划生育和产科医师日后在这方面研讨的内容之一。

2013 年，我国卫生和计划生育委员会发布《关于切实做好人口和计划生育依法行政工作的通知》中明令禁止非医学指征的妊娠中、晚期引产。所以，针对剖

☆☆☆☆

宫产术后瘢痕子宫妊娠这样一种高风险引产更应严格医学指征，以确保引产质量和安全为首要考虑。

（石一复）

第二节　WHO避孕方法选用的医学标准

世界卫生组织（WHO）避孕方法选用的医学标准中对非意愿妊娠使妇女危险性增加的情况中无"剖宫产子宫瘢痕妊娠"的列入，一些避孕方法失败率较高，单独屏障法和行为的避孕方法也不适合她们使用。

WHO生殖健康与研究部将每种避孕方法适用性的情况分为下述4种级别。

1级：此种情况对这种避孕方法的使用无限制。

2级：使用避孕方法的益处一般大于理论上或已证实的危险。

3级：理论上或已证实的危险性通常大于使用方法的益处。

4级：使用避孕方法对健康有不可接受的危险。

1级和4级容易解释。当某种方法/（情况）被定为2级时，认为这种方法通常可以使用，但需要认真地随访。3级情况的妇女提供某种方法时，需要认真地进行临床评估，要考虑病情的严重程度和其他方法的可获得性、实用性和可接受性，当某一方法（情况）被定为3级时，除非无法得到其他方法或其他方法不被接受，通常建议不使用这一方法，同样需要认真的随访。

在临床判断能力较差的地方，例如在社区一级的服务机构，可将上述4级简化为2级，可用于临床判断能力或临床诊断能力有限的地方，如表18-1。

表18-1　WHO避孕方法适用性的判断

分级	具体临床判断能力	临床判断能力有限
1	在任何情况下均可使用此方法	可使用
2	通常可以使用此种方法	可使用
3	除非其他方法不能提供或不被接受，一般不推荐使用此法	不能使用
4	不能使用此法	不能使用

所以根据上述WHO对避孕方法适用性的判断，有CS史和（或）CSP治疗后者。

1. 低剂量口服避孕药（COC）　孕中期分级为1级，无新的证据/建议；盆腔手术史分级为1级不影响使用。

2. 复方避孕针（CIC）　流产后即可开始使用CIC，为1级（作者注：无对CS，CSP治疗后提出证据和建议）。

3. 单纯孕激素避孕法（POC）　盆腔手术史为1级（作者注：无对CS，CSP治疗后提出证据和建议）。

4. 紧急避孕药（ECP）　分级为 NA，为 WHO 未予以分级和做出说明，对妊娠者或疑有妊娠的妇女不应用。

5. 宫内节育器（IUD）　哺乳期或非哺乳期（包括剖宫产后），带铜 IUD 为 2 级，曼月乐 IUS 为 3 级。盆腔手术史（见产后，包括剖宫产）带铜 IUD 和曼月乐 IUS 均为 1 级。

6. 屏障避孕法（BARR）　盆腔手术史均为 1 级，无证据/建议（作者注：无对 CS，CSP 治疗后提出证据和建议）解剖畸形为 1 级，子宫帽不能用于子宫颈解剖明显异常者。

7. 易受孕期知晓法（FAB）　指月经周期中可受孕的确定，可采用观察宫颈黏液、基础体温或计算周期天数，也即自然避孕法。建议：哺乳期使用不如非哺乳期时有效（作者注：CS，CSP 治疗后妇女不用）。

8. 哺乳闭经避孕法（LAM）　有较高的失败率（作者注：CS，CSP 治疗后妇女也不宜使用）。

9. 性交中断法（CL）　又称体外排精法，要有能力并有效使用本法，由于宗教原因不能使用其他避孕方法，性交不频繁者等。其有效性取决于夫妇双方每次性交时的意愿和能力，失败率也较高。

10. 手术绝育术（STER）　女性绝育术，用于腹部手术同时，或剖宫取胎同时进行绝育术（作者注：可在剖腹时，剖腹取胎时，CS 时，CSP 经腹、阴道、腹腔镜时同时处理），也可男性绝育术。

综上所述，WHO 避孕方法选用医学标准：①可操作性还值得商榷；②盆腔手术是否包括剖宫产，CSP 治疗后；③有关 CS 和 CSP 已成为世界性问题，建议应对此类妇女的避孕问题也有使用分级和证据/建议，使用各级临床医师、计划生育医师、妇女保健医师正确参考使用，指导相关 CS，CSP 治疗后妇女的避孕落实或选用。

WHO 制定的避孕方法选用医学标准是从世界范围内统一考虑，是否完全适合我国国情，还希望我国计划生育工作者与妇产科医师共同研讨，制定综合我国实情和便于指导类似妇女正确使用的标准。

（本章节作者在相关避孕方法括号内的作者注，仅是个人肤浅见解，望读者批评指正。）

（石一复）

第三节　瘢痕子宫早期人工流产与避孕

瘢痕子宫广义上包括子宫肌瘤剔除术后、剖宫产术后、子宫穿孔、畸形子宫矫正术后等曾有过手术或创伤的子宫，本文所指的是指剖宫产术后的瘢痕子宫。

剖宫产瘢痕子宫早期人工流产是指原有剖宫产分娩史，本次妊娠在孕 14 周

☆ ☆ ☆ ☆

内、由于避孕失败或某种医疗原因需要终止妊娠的称为剖宫产瘢痕子宫早期人工流产。

随着剖宫产率的提高,剖宫产再次妊娠后需要终止妊娠的人数也在不断上升,手术并发症也随之增加。因剖宫产术后的子宫有其特殊性表现为:①部分子宫体部前壁与腹壁粘连,使子宫向上牵引、活动受限,导致宫颈暴露困难,增加手术难度;②子宫下段粘连于腹膜,使宫体过度后屈,宫颈拉长,上翘,宫颈与宫体角度改变,宫腔纵横比例失常;③切口处肌层薄弱、瘢痕处组织脆弱等导致术中易发生穿孔;④子宫内膜改变,孕囊附着于剖宫产切口瘢痕处等,致使流产时易发生致命的大出血。故剖宫产后再次妊娠属病理子宫妊娠,其人工流产应属高危人工流产范围。因其具有各种高危因素,手术并发症的发生率比正常子宫人工流产相对升高,避免再次意外妊娠的发生可减少并发症的发生,所以术后立即采取高效的、个体化的避孕方法尤为重要。

2012 年 7 月中国妇产科网上发布的《避孕与健康》疑问中指出,避孕的增加及之后生育率的降低使产科风险降低,主要减少了多产妇女的意外妊娠。产妇死亡率趋势变化分析显示,在首次妊娠时增加,在第 2 和第 3 次妊娠时降低,而在第 4~5 次妊娠时再次增加,在妊娠 6 次以上时达到最高。避孕还可以改善围生期结局及降低婴幼儿病死率。所以如何做好剖宫产后避孕,让更多的妇女们了解产后、人工流产后不同时期的避孕方法以及高效的避孕方法是我们每个妇产科医务工作者应尽的义务,也是我们的责任。

一、剖宫产瘢痕子宫早期人工流产

剖宫产瘢痕子宫早期人工流产是一种避孕失败的补救措施,可分为药物流产和手术流产,手术流产包括负压吸宫术以及钳刮术。因药物流产与非剖宫产子宫瘢痕妊娠类似,下面主要介绍负压吸宫术以及钳刮术。

(一)负压吸宫术

负压吸宫术是指利用负压将剖宫产瘢痕子宫宫腔内妊娠物吸出的手术方法。从 21 世纪初至今,有很多关于终止早期妊娠手术技术的报道。如一次性微管吸宫术、一次性减压式吸引管、可视或宫腔镜下人工流产术等,其目的是为了减少对子宫的损伤、减少人工流产综合反应以及术后残留、漏吸等并发症的发生,目前仍在探索研究中,也尚未查到被列入手术技术常规。

1. 适应证 妊娠在 10 周内的剖宫产瘢痕子宫,由于避孕失败或医疗原因的要求终止妊娠者。

2. 禁忌证 剖宫产子宫瘢痕切口妊娠、生殖器急性炎症期、各种急性炎症期、心力衰竭、高血压有自觉症状、手术当日 2 次不同时间体温超过 37.5℃者。

3. 术前准备

(1)由于剖宫产子宫再次妊娠流产属于高危流产,手术者最好有一定资质的专职医师担任。

（2）术前详细询问病史，进行血常规、凝血功能、血型以及 HIV、RPR 检查；白带常规检查；阴道 B 超检查，排除异位妊娠（包括特殊部位如瘢痕妊娠、宫角部妊娠等），由于难免流产妊娠物在排出前，在宫腔内位置可能会出现下移，要特别注意需排除剖宫产瘢痕切口处妊娠；心电图检查；术前检查体温、血压；妇科检查，了解子宫位置、大小以及宫颈与宫体关系；对宫颈坚硬者排除前列腺素禁忌证后，术前 0.5～1h 口服或直肠使用米索前列醇 400μg，以软化宫颈。

（3）术前风险知情告知与术后避孕方法选择。考虑到剖宫产瘢痕子宫的特殊性，一定要将人工流产的风险及危害充分告知；并根据有无再次生育需求、以往避孕方法等情况进行个体化术后的避孕宣教及指导，以避免重复流产。

（4）根据患者需求，可以采用宫颈旁神经阻滞麻醉和静脉麻醉，需要静脉麻醉者请麻醉医师会诊，以排除麻醉禁忌证。

（5）手术室内备卡前列醇素、氨甲苯酸针、阿托品针、肾上腺素针、平衡液、宫腔填塞纱布等抢救物品以及氧气、吸痰器、麻醉机等抢救设备。

4. 操作步骤

（1）静脉麻醉者在进入手术室前先开放静脉通道，术中常规心电监护。

（2）患者取膀胱截石位，消毒外阴阴道，再次确认妊娠物与剖宫产子宫切口瘢痕关系，一定要排除切口瘢痕部位妊娠。

（3）行宫颈神经阻滞麻醉者此时在宫颈旁各注射 1% 利多卡因 5ml。

（4）消毒宫颈管后，按妇科检查的情况调整探针的曲度，将探针顺子宫位置进入宫腔，探查子宫腔深度以及子宫腔与宫颈关系，尽量将探针紧贴子宫后壁进入，以免损伤到剖宫产切口瘢痕处。

（5）逐号扩张宫颈管到比所要用的吸头大半号，动作轻柔，以免损伤切口处肌层或血管，导致子宫穿孔或大出血，在扩张宫颈时有时需要从宫颈侧壁行旋转式进入宫颈管，以避开切口部位。

（6）用相应吸头先从子宫后壁滑入并吸引，若胚囊着床位置偏宫角部位，则先从着床部位开始吸引，负压一般在 40～53kPa（300～400mmHg），待子宫有一定收缩后，减低负压再吸引子宫前壁，尽量避开剖宫产子宫切口部位，术中感觉子宫质地软，则在宫颈扩张后即宫颈注射缩宫素，然后再进行吸引。

（7）术中减少前壁吸引或搔刮，胚囊或和胚胎组织尽可能一次吸出，防止由于胚囊部分剥离导致血窦开放引起出血增多。

（8）当胚胎组织较大时，先放出羊水，用吸引头将部分胚胎吸上宫颈口再用海绵钳钳夹取出，然后用吸头在宫腔内 360° 的吸引。

（9）最后用刮匙对宫底以及宫角部轻轻搔刮，以确认宫内妊娠物是否有残留，术毕检查妊娠物情况。

5. 术后注意事项

（1）受术者转入术后休息室休息 2h，观察术后出血情况，对静脉麻醉者需要去枕平卧、保持呼吸道通畅，观察面色及呼吸情况；对术后有持续性阴道出血者应住院留观；术后常规使用替硝唑片 1g，口服 3d，预防感染。

（2）离院前需要交代：①1 个月内禁忌性生活及盆浴；②如出现腹痛、发热、阴道出血量超过月经量、流血时间 2 周以上等需要及时就诊；③对术后同时放置宫内节育器者交代注意有无节育器脱落；④再次个性化进行术后避孕指导；⑤对流产次数较多、本次为稽留流产、组织机化等情况者，建议术后予以雌、孕激素周期治疗。

（二）钳刮术

钳夹术是用钳夹和负压吸宫相结合的方法将妊娠在 14 周以内的剖宫产瘢痕子宫宫腔内妊娠物取出的手术。

1. 适应证、禁忌证　同负压吸宫术。

2. 术前准备　由于胚胎较大，在术前需要宫颈准备，方法有很多。

（1）术前 4～16h 宫颈放置导尿管，导尿管放置超过内口部位。

（2）术前 12～24h 宫颈管内放置硅橡胶宫颈扩张棒或吸水棒，放置时棒也需要超过内口。

（3）术前 2～4h 阴道后穹窿放置前列腺素栓。

（4）术前 2～3h 口服、舌下含服或直肠使用米索前列醇 400μg。

（5）宫颈管内放置小水囊，注入生理盐水 100～200ml，除了方法（3）、（4）其他的均需要在术前取出宫颈放置物。

其他准备同负压吸宫术，由于会增加术中出血、羊水栓塞等并发症的发生，此手术需要住院。

3. 操作步骤

（1）宫颈扩张前的步骤均同负压吸宫术，一般使用宫颈扩张器不超过 12 号。

（2）扩张宫颈后用弯头有齿海绵钳沿宫腔后壁进入宫腔，探得羊膜囊并拉破，让羊水流尽。

（3）取胎盘或胚胎，将弯头有齿海绵钳送到宫底部退出 1cm 后进行探查钳夹，胎盘与胚胎取出先后不定，但当出血多时一定要先将胎盘取出后再取胚胎，取胚胎时尤其是胚胎通过子宫峡部时，其纵轴必须与子宫的纵轴一致，以免损伤剖宫产子宫瘢痕，引起大出血。

（4）胚胎与大部分胎盘取出后，用吸管吸引剩余组织，并用刮匙检查宫底及宫角部。

（5）根据子宫手术情况使用缩宫素，缩宫素使用前一定要让羊水先流尽，以免发生羊水栓塞。

（6）术毕检查胚胎与胎盘是否完整，转病房休息，注意观察阴道出血及宫底位置，防止宫腔积血。

　　4．术后注意事项　同负压吸宫术。

二、流产后避孕

　　避孕可以改进健康状况挽救生命，正如 Cleland 等所述，过去的 20 年里发展中国家避孕率的增加已经使孕产妇死亡率下降了 40%。由于全球范围内每年有 30 多万妇女死于妊娠及其并发症，所以避孕对公共健康的保护作用具有深刻的意义。通过延长生育间隔，避孕还可以改善儿童的健康结局和存活率。

　　国际上在 20 世纪 80 年代就已经提出了流产后保健（post abortion care，PAC）的概念，流产后保健一共有 5 项内容：流产后社区服务、流产后咨询服务、流产后治疗服务、流产后计划生育服务、流产后生殖健康和其他健康综合服务。在国内主要强调流产后的计划生育服务。根据程利南教授 2015 年 4 月 15 日在中国妇产科网上发布的《计划生育技术服务的新进展》中指出，避孕节育技术服务包括 6 个方面。①常规的避孕方法：常规避孕方法分为两大类，一类是非激素类，如宫内节育器、屏障避孕、自然避孕法；另一类是激素类避孕方法，如口服避孕药，注射用的避孕针剂和皮下埋植等。②事后避孕：包括紧急避孕、黄体期避孕和催经止孕。③终止妊娠：如果发生了意外妊娠，可采取相应补救措施，即终止妊娠，包括药物流产、手术人工流产、中孕引产。④男性计划生育。⑤计划生育的知情选择和优质服务。⑥计划生育技术服务的质量管理问题。

　　我国中华医学会计划生育学分会 2011 年 4 月在《中华妇产科杂志》上发表了《人工流产后计划生育服务指南》，主要是通过集体宣教和一对一咨询向前来接受人工流产手术的女性和其配偶宣传避孕知识，帮助她们及时落实有效避孕措施的一种标准化的服务流程，目的是减少和避免重复流产即 2 次以上的人工流产的发生。

（一）常用的避孕方法

　　1．口服甾体激素避孕药。

　　2．注射或埋植甾体激素类避孕药。

　　3．宫内节育器。

　　4．绝育。

　　5．体外排精。

　　6．哺乳。

　　7．排卵期禁欲。

　　8．物理的、化学的或理化屏障技术。

　　9．输卵管内节育器（术后 3 个月后起效）。

　　当然，由于避孕方法本身的局限性，其避孕效果也不同。一般情况下，可以根据年龄、有无生育要求、生育期间隔的长短、子宫条件、月经情况、以往避孕情况以及有无生殖器感染、全身情况等来选择合适的避孕方法。

☆ ☆ ☆ ☆

（二）瘢痕子宫人工流产后避孕方法选择

从规范上说，从产后恢复第一次性生活开始应该落实好避孕措施，尤其是剖宫产后的妇女，而人工流产后避孕方法的指导宜在人工流产术前（或药物流产给药前）进行，以便在流产后及时落实。

1. 有生育要求，因稽留流产、难免性流产、不全流产等行清宫术后的，术后排除口服甾体激素避孕药禁忌证即可口服短效甾体激素避孕药。

2. 尚无生育的，近 3 年内无计划妊娠的，可选择长效可逆性避孕方法，排除禁忌证术后使用宫内节育器、宫内节育器释放系统(有孕激素的 IUD)、皮下埋置避孕剂、长效避孕针、阴道避孕药环。

3. 对于感染性流产，排除禁忌证即可口服甾体激素避孕药、长效避孕针、皮下埋植，但不能立即放置宫内节育器或行绝育术。

4. 对围绝经期的女性，若月经有规律，则表明几乎每个周期都有排卵，若近期月经稀发或周期变长，则常合并排卵减少，并不是完全停止排卵，即使存在潮热、闭经、卵泡雌激素水平升高等现象，也不能保证没有排卵，对于这个年龄段的女性，本次术后仍需坚持避孕，可选择屏障避孕。

5. 对于合并有宫颈 HPV 感染、STD 患者建议使用男用避孕套避孕。

6. 剖宫产术后尚在哺乳，本次人工流产术后避孕建议选择放置宫内节育器或输卵管节育器，各种屏障避孕法、自然避孕法以及绝育术等；若术后≥6 个月还可以使用单纯孕激素避孕。

7. 若本次意外妊娠合并宫内节育器，则要分析避孕失败原因，如节育器移位、嵌顿、上次放置时间等，根据情况选择术后的避孕方法。

一般来说，建议已完成生育的女性使用长效、高效的避孕方法如宫内节育器、皮下埋植、绝育等。剖宫产术后若子宫颈拉长、子宫腔深度 9～10cm，放置一般节育器容易脱落，可放置固定于肌层的节育器如 Gyne Fix INIUD，主要特点悬吊于子宫腔内，可随子宫纵轴的倾屈度改变而改变，在宫腔占据位置小，可以减少子宫的排异性收缩；若本身月经量多、有痛经的患者可建议放置含左炔诺孕酮的 IUD，它可以减少月经量，一定程度上缓解痛经。但每一种宫内节育器都有利弊，放置术后可能会出现的并发症，术前一定要解释、沟通到位，避免术后纠纷发生。

浙江萧山医院门诊 2013 年 7 月到 2014 年 6 月负压吸宫术数为 8462 例，其中剖宫产后瘢痕子宫者占 21.8%，剖宫产术后最短时间为 4 个月，剖宫产次数最多为 3 次。剖宫产术后 1 年内再次妊娠人工流产占 9.91%；剖宫产术后 6 个月内再次妊娠人工流产占 2.5%，给医务人员带来了极大的挑战。本院对每位来院施行人工流产者进行术后避孕的咨询、宣教、指导，目前术后立即落实高效避孕率达 62.3%，为减少重复流产打下基础。

（童羿萍）

第 19 章

瘢痕子宫的辅助生殖技术

近 30 年来，我国的剖宫产率节节上升，由 20 世纪 80 年代的剖宫产率低于 5%上升到现在的 50%左右。2010 年世界卫生组织在《柳叶刀》发布正式报告显示，在 2007 年 10 月至 2008 年 5 月，中国的剖宫产率 46.2%，在调查的 9 个亚洲国家中排名第一。2010 年，我国有 1600 万婴儿出生，其中将近 50%是剖宫产，远超世界平均水平 15.6%。显著升高的剖宫产率可能源于 1979 年开始实施的独生子女政策、医疗环境、人文因素的变化等。随着近年来"二孩"政策的开放，瘢痕子宫再生育问题凸显。首先，瘢痕子宫因内膜破坏、瘢痕形成、血供不良可能影响胚胎着床，而致不孕或者流产；其次，子宫肌层的愈合不良，瘢痕子宫妊娠可能发生子宫破裂、产后出血、前置胎盘等风险；最后，瘢痕子宫孕妇再次剖宫产分娩比例高，再次剖宫产损伤、感染、粘连加重、切口愈合不良等手术并发症增加。又因相当一部分瘢痕子宫再生育妇女已过最佳生育年龄，卵巢功能已呈现减退状态。所以，瘢痕子宫妇女行辅助生育技术（assisted reproductive technology, ART）需要充分评估子宫瘢痕愈合情况、卵巢功能情况，以期对子宫内膜容受性、妊娠期风险、妊娠结局和分娩方式进行预估，做出是否适宜进行助孕技术，以及实施 ART 时机的决策。

一、瘢痕子宫的定义

所有伤及子宫肌层的手术、创伤、感染或神经分布异常者均会形成瘢痕子宫。子宫瘢痕形成的常见原因有：剖宫产、子宫肌瘤剔除术后、子宫穿孔或破裂修复术、子宫畸形矫形术、子宫腺肌瘤部分切除术等。瘢痕子宫愈合良好，适时妊娠，无后遗症。否则，可能影响生育能力，发生孕期并发症，甚至危及孕妇生命，增加新生儿病率和早产发生率。

子宫憩室：常发生于剖宫产后，故称为剖宫产后子宫瘢痕憩室(cesarean scar diverticulum，CSD)，是瘢痕子宫的一种特例。因无统一的诊断标准以及医疗条件的差异,文献报道 CSD 的发生率差异大，分别采用 TVS 和 SHG 检查，剖宫产后 CSD 的发生率为 24%～70%和 56%～84% 。剖宫产后子宫瘢痕憩室又称剖宫术后子宫瘢痕缺陷（previous cesarean scar defect，PCSD），可能由于剖宫产时切口有撕裂或手术时内膜带入伤口内或切口端有出血感染造成愈合不良，子宫切口愈合过程中形成子宫前壁的内膜以及部分或全部肌层的不连续，伤口内储血逐渐增多，形成一个与宫腔相通的憩室。这个瘢痕憩室通常包括底部、上缘和下缘。上缘和下缘是由缺少血管的纤维化组织构成，而底部可被瓣膜样的边缘所掩盖，发生活瓣样作用，同时瘢痕组织收缩乏力致经血引流不畅，从而出现一系列临床相关症状。

子宫憩室的大小形态及程度可随月经周期变化而变化。临床表现不同，轻者仅有腰腹痛，继而经期延长及经血淋漓不净。严重者影响生育，造成不孕不育。但 50%子宫憩室患者并无明显的临床症状。

二、子宫瘢痕缺陷不孕不育的可能发病机制

多数愈合良好的瘢痕子宫对子宫内膜的容受性没有影响，即不会导致胚胎着床失败。然而，子宫瘢痕粘连、愈合缺陷，尤其是形成子宫瘢痕憩室发生 PCSD 时，可影响子宫内膜容受性。PCSD 继发不孕的相关病理机制可能是：第一，月经改变，瘢痕凹处有拥挤的子宫内膜褶皱以及小息肉，导致月经过多和月经淋漓；同时经血由于流出不畅积聚在憩室、淋漓进入宫颈管，阻碍精子穿过宫颈、进入宫腔；积聚在憩室的经血也可倒流入宫腔或影响宫腔内分泌物的排出，从而影响胚胎着床。第二，淋巴细胞浸润、子宫下段瘢痕扭曲、血供不良，不利于胚胎着床。第三，局限于瘢痕处的医源性子宫腺肌症在导致痛经的同时，也是不孕的原因之一。

剖宫产切口如果对合不佳、缝合过密，易发生切口肌层错位、缺血、切口愈合不良裂开；如果存在术后切口感染、炎症反应，引起创口局部组织缺氧、细胞线粒体功能紊乱而导致氧化应激级联反应，释放大量自由基，则易发生切口粘连、瘢痕形成，正常组织修复缺失，而发生 PCSD。

三、瘢痕子宫再次妊娠风险评估

瘢痕子宫修复的情况对再生育的结局密切相关。

（一）子宫手术的术式

子宫手术的术式不同，形成瘢痕也不同，例如剖宫产术，分古典式剖宫产和子宫下段剖宫产，下段切口有横切口，还有纵切口等不同式术，这些术式切口愈合效果都是不一样的，形成的瘢痕也不同。体部切口纵行切断了横行的肌纤维，损伤大，不如下段横切口愈合好。但子宫下段剖宫产如切口位置过高、缝合时对合不佳，剖宫产前有产程异常、前置胎盘、妊娠高血压疾病、妊娠期糖尿病、胎膜早破、阴道炎症等宫腔感染高危因素，孕妇有贫血、水肿、低蛋白血症、营养不良等使产妇抵抗力下降，发生术后感染者都是发生 PCSD 的高危因素。再如，子宫肌瘤剔除术是单个结节还是多个结节；切开深度是子宫壁全层还是仅限于浆

膜层，而其所形成瘢痕也不同。

模式动物实验提示，子宫瘢痕形成与创面大小和是否子宫肌层全层切开相关，子宫损伤后功能上的自然修复与损伤程度有关，大鼠子宫进行 0.5cm×0.5cm 损伤后子宫可在一定程度实现功能重建；损伤范围增大，子宫自然修复不能实现功能上的完全重建。

再次剖宫产分娩 2 周前超声提示子宫下段肌层厚度<2.5mm 以及子宫后倾后屈是 PCSD 形成的高危因素。

（二）子宫瘢痕缺陷的诊断

剖宫产瘢痕缺陷（PCSD）可以通过影像学或者宫腔镜检查做出诊断。

1. 超声检查　对于前次有剖宫产史者，通过阴道超声（transvaginal sonography，TVS）显示子宫前壁下段的缺陷而得到 PCSD 确诊。经阴道三维超声检查可以分辨距黏膜面 2mm 的瘢痕憩室。

TVS 检查取子宫矢状面是显示子宫切口憩室的最佳切面，可显示子宫下段切口处黏膜层缺口，肌层回声部分或全部缺损，可见不规则的液性暗区与宫腔相连。缺口的大小可随月经周期而变化，排卵期由于雌激素水平增高缺口增大。月经淋漓不尽者在行经末期子宫内膜发育良好，而子宫下段瘢痕处可见不规则暗区。憩室形状超声下分类：三角形、半圆形、长方形、圆形、液滴形、包容性憩室。

超声下宫腔注入生理盐水的超声造影（sonohysterography，SHG）可更清晰显示子宫瘢痕憩室，El-Mazny 等采用该方法 75 名有剖宫产史的育龄期不孕症或月经异常或反复妊娠丢失的妇女进行检查，以宫腔镜诊断作为"金标准"对照诊断 PCSD，结果敏感性为 87%，特异性 100%，阳性诊断率 100%，阴性预测值 95%，总的正确率为 96%。

对于大的憩室目前无统一的定义，已有的定义认为大的憩室为残存肌层的厚度小于邻近肌层厚度的 50%（TVS）或 80%（SHG），或阴道超声或 SHG 测量残存肌层的厚度为≤2.2mm（TVS）或≤2.5mm（SHG），完全的缺陷为憩室顶部无残存肌层组织存在。

2. 子宫输卵管造影术（HSG）　作为常规的不孕症宫腔、输卵管器质性病变的检查手段，能够以子宫前壁下段可能得缺陷而识别出剖宫产瘢痕缺陷。CSD 表现为在子宫下段或宫颈管前壁囊样凸起或带状龛影，能较准确地观察憩室的大小和形态。但是 HSG 并不能确诊剖宫产瘢痕缺陷，因为其他的子宫内病变也可以表现出可能的缺陷，如子宫内膜息肉、黏膜下子宫肌瘤、宫腔粘连等。而且，憩室积血会影响诊断的正确性。另外，造影剂憩室内局部残留，也可引起局部感染，同时 HSG 存在电离辐射，较少应用于 CSD 的常规检查，多为不孕症检查造影过程中的偶然发现。

3. 磁共振成像（magnetic resonance imaging，MRI）　是另外一种能够用来诊断 CSD 的技术。测量 CSD 底部至浆膜层距离、造影前后 CSD 长径、宽度及深度，并计算 CSD 近似体积。王文晶等的研究报道提示，单纯 MRI 与阴道三维超声诊断 CSD 未显示优势，但是结合应用 MRI 子宫输卵管造影（MR-hysterosalpingography，MR-HSG），在常规 MRI 扫描的基础上，以生理盐水充盈宫腔，观察 CSD 的形态并测量各项参数。通过 MPR 及三维重建，MR-HSG 对 CSD 形态、各径线的观察测量较超声更直观。MR-HSG 前后获得的 CSD 近似体积均明显大于超声检查，三维重建后处理的图像能使临床医生更直观地了解憩室的整体形态，对治疗方案的制订提供帮助。与超声造影相比，MR-HSG 对盆腔进行完整观察，特别是子宫周围结构，如膀胱、附件等，亦能为临床医生制订治疗方案提供更多信息。

4. 宫腔镜检查　是一种诊断 PCSD 的可靠方法，宫腔镜直视宫腔并确认剖宫产瘢痕缺陷的存在，还能够了解缺陷程度、憩室内及其周围内膜有无纤维化，包括有无小的子宫内膜息肉生长、表层新生血管的形成及憩室内子宫内膜的增长情况。宫腔镜检也因此被认为是诊断 PCSD 的金标准。

（三）瘢痕子宫憩室分期

对瘢痕子宫憩室的诊断至今未达成统一的标准，一般根据临床症状、影像学检查，可分为 3 型。

轻度：表现为子宫下段切口处肌壁的裂隙状缺损，多如"V"形改变，一侧与宫腔相通，另一侧可见薄层内膜与肌壁，浆膜层连续，临床上表现较轻，仅部分有少量阴道淋漓出血或腰痛与下腹胀痛，此型最多见。

中度：子宫下段切口肌壁缺损达浆膜层，肌层甚薄，但浆膜层尚平整连续，此型多表现为经期延长，经血过多，或伴有随月经周期而加重的下腹胀痛不适。

重度：病情延续与发展，可因伤口愈合不佳导致子宫下段薄弱，切口处可见内膜，肌层及浆膜层呈疝囊样向外突出，形成明显的憩室改变，个别憩室中间偏高或偏低不规则血块样回声，临床表现重，阴道持续淋漓出血。影响精子的运送和胚胎的着床。

宫腔镜联合阴道超声可以更全面了解 PCSD 的情况，做出正确的判断，决定进一步的治疗方案。两者联合检查对 PCSD 进行分期。

（1）剖宫产子宫切口愈合良好：局部仅见白色纤维瘢痕样组织，无凹陷，无临床症状。

（2）剖宫产子宫切口憩室轻型：剖宫产切口局部有小凹陷，无明显症状，憩室深度平均为 3.0mm（2.0～6.0mm）且残存肌层的厚度＞50%邻近肌层的厚度。

（3）剖宫产子宫切口憩室重型：憩室较大，合并临床症状，憩室深度平均 37.0mm（3.0～45.0mm），残存肌层的厚度≤2.2～2.5mm 和（或）≤50%或 80% 邻近肌层厚度。

（四）胎盘着床异常风险

瘢痕子宫妊娠发生胎盘着床异常的发生率增高，尤其是胎盘植入风险增加，妊娠早期诊断忽略则可发生凶险型前置胎盘、胎盘早剥等。

生理情况下，在孕卵着床及胎盘形成过程中，大量的滋养细胞弥漫性浸润胎盘床，这时子宫内膜间质转化成富有糖原的蜕膜细胞。随着滋养细胞浸润越多，间质蜕膜化的程度就越大。因此，一般认为，蜕膜形成是为了抑制滋养细胞进一步的浸润。在胎盘植入的病例中，子宫内膜间质蜕膜缺乏或有缺陷，受精卵如在此处着床，间质不能充分蜕膜化，一方面屏障作用消失，不能阻止滋养细胞的浸润；另一方面胚胎绒毛在蜕膜化不良的组织中难以得到良好的血液供应，而发生植入。可见，子宫黏膜缺乏或缺陷是胎盘植入的病理基础，因此，所有子宫内膜疾病都容易发生胎盘植入，包括黏膜下子宫肌瘤、子宫瘢痕、子宫肌瘤剥除术后或残角子宫切除术后及有刮宫、徒手剥离胎盘、子宫内膜炎病史等。剖宫产术后的子宫瘢痕处内膜局部常有缺损，受精卵在此着床时也不能进行充分的蜕膜化，或原着床在正常的子宫内膜，在发育过程中，滋养细胞扩张到蜕膜化不良的子宫内膜部位。因此，孕卵在剖宫产术后瘢痕局部子宫内膜缺陷处着床时，极易发生胎盘绒毛植入。

四、瘢痕子宫者助孕

（一）助孕时机选择

正常情况下子宫瘢痕修复需要一定的时间。子宫体部以及子宫下段的组织结构不同，子宫体部含60%～70%平滑肌纤维和20%结缔组织，子宫下段则含有80%的结缔组织，但平滑肌纤维的再生能力较差。因此，无论是子宫肌瘤剥除术形成的子宫体部切口，还是剖宫产术后的子宫下段切口，愈合主要是靠结缔组织增生连接形成纤维瘢痕修复，同时有少量平滑肌再生参与修复。

剖宫产术后6个月内妊娠者，重复剖宫产时取原瘢痕做病理检查，显示仅有少数病例子宫切口瘢痕肌肉化，大部分病例的瘢痕为纤维结缔组织，平滑肌纤维变性。剖宫产术后6个月至1年妊娠者，其子宫切口处有嫩肉芽组织和普遍增长的纤维组织，平滑肌细胞间有广泛的嫩结缔组织，其间有众多的成纤维细胞、淋巴细胞。而在术后2～3年子宫瘢痕肌肉化的程度达最佳状态。此后，瘢痕将随术后再孕时间的延长而退化，瘢痕组织也明显失去原器官结构，术后10年瘢痕组织明显变薄。

一般而言，剖宫产及子宫手术后2年方可考虑妊娠，妊娠前B超评估瘢痕愈合情况，若瘢痕明显愈合不良，则不建议行 ART 助孕。或者手术修补后再进行ART。

随着剖宫产数的增加、剖宫产技术的提高及术后再次生育需求的增加，剖宫产后再次妊娠时限的观点也发生了改变。有研究认为术后2年可妊娠，也有1年或6个月妊娠者的报道。甚至有学者认为，剖宫产产妇产褥期后可不避孕。有文献报道剖宫产术后或者子宫肌瘤剥除术后3～6个月妊娠，并未增加瘢痕子宫破裂风险。按妊娠距离前次手术时间将患者划分为≤3个月、4~6个月、7~12个月、13~24个月4阶段。比较45例不同大小肌瘤剔除术后、距离前次手术不同阶段、肌瘤剔除不同部位的妊娠结局均无明显差异（$P > 0.05$）。58例CS后在2年内妊娠者均未发生子宫破裂，也未发生前置胎盘、胎盘植入，其中21例是在1年妊娠。笔者指出，在肌瘤剔除术后或剖宫产术后6个月瘢痕成熟后，即能够考虑妊娠。子宫破裂与前次子宫手术时间不相关，而与孕期管理和产时子宫收缩的观察密切相关。王云霞等比较瘢痕子宫组及对照组的子宫下段平胶比例和血管计数的结果，表明剖宫产术1年后甚至7个月开始妊娠是安全可行。而术后8年尤其是10年以上妊娠者，子宫破裂风险明显增加。

术后什么时限妊娠的安全系数最高，目前尚缺乏临床大样本病例的相关证据。因此，何时可接受助孕治疗，需结合患者子宫瘢痕恢复情况、生殖潜能，做出个体化选择。

（二）助孕前准备

除了常规助孕前排除妊娠禁忌证、评估卵巢储备外，对子宫瘢痕愈合不良者（PCSD）应该进行子宫瘢痕修复。目前有几种方法可以处理PCSD。包括不做特殊处理、激素疗法、经阴道修复、腹腔镜下修复、宫腔镜切除瘢痕组织，宫腔灌洗。大部分瘢痕子宫愈合良好或轻度憩室，在ART前不需要特殊处理。激素疗法对于拟妊娠者疗效不显著。对于PCSD的治疗现多采用手术治疗。

1. 轻度子宫憩室的处理：临床无症状的子宫内膜表浅瘢痕、无明显粘连可以不处理。小范围、轻度粘连，宫腔镜手术行子宫内膜瘢痕去除、粘连分离，手术效果良好，术后恢复3个月即可接受IVF-ET。

2. 重度子宫瘢痕憩室的处理：宫腔镜下微创手术是被推崇的方法，并且效果确切。其中宫腔镜下锐性切割+电切术手术，是一种处理子宫内膜瘢痕的安全、有效的方法。先用环状电极切除瘢痕边缘，使瘢痕缺陷（憩室）变平坦，从而清除了瘢痕缺陷蓄水一样的作用。再使用球形电极破坏瘢痕憩室里的异位子宫内膜组织。

术中为避免子宫壁切得太深，伤及膀胱，可在超声监测或腹腔镜监测下进行。双极等离子电极的热坏死带为0.18~1.28mm，故宫腔镜用双极电极时，覆盖憩室处残留的肌层厚度应>2mm。宫腔镜单极电热效应对宫壁最大热破坏深度为4.16mm；单极电凝的热坏死带为4~5mm；故宫腔镜用单极电极时，覆盖憩室处残留肌层的厚度应>5mm。宫腔镜切除剖宫产子宫切口憩室所需要的残存肌层的厚度为2~3mm，否则有子宫穿孔和（或）膀胱损伤的可能。

3. 宫腹腔镜联合治疗PCSD：对于诊断为大的子宫憩室，宫腔镜下难以完成PCSD瘢痕切除和缝合的过程，因此，采用腹腔镜联合修复PCSD能获得良好的效果。但是要求术者有相当熟练的镜下手术技能，否则难以达到预期效果。宫腹腔镜联合PCSD修复，由于子宫下段肌层全层切开、子宫创伤大，再次妊娠需要经过 1～2 年的修复。因此，对于高龄再生育和卵巢储备功能低下者不宜采用。

4. 经阴道子宫瘢痕修复：同样适合于子宫大憩室的治疗，也因子宫下段瘢痕切开创面较大，恢复再次妊娠需要时间长，对高龄再生育妇女不做首选治疗。

5. 进腹手术由于创伤大、瘢痕明显，需要再生育者基本不用。

（三）助孕处理

在确定有体外受精-胚胎移植适应证后，经过瘢痕子宫的充分评估和前期处理，瘢痕子宫助孕有其特殊性。由于子宫瘢痕可能导致宫颈-宫体曲度改变、宫颈管-宫颈内扣高低不平，因此，强调进周期前模拟胚胎移植、胚胎移植过程的超声监控、胚胎移植数目的控制。合理的助孕前处理，瘢痕子宫不影响着床率、临床妊娠率和出生率。

1. 模拟胚胎移植　在实施胚胎移植前，了解胚胎移植管（embryo transfer catheter）进入宫腔的难易程度、方向、深度。尽管尚无循证医学证据证明 ET 前的模拟胚胎操作将有利于提高胚胎移植入宫腔的成功率。但是，由于瘢痕子宫可能改变子宫的正常形态，瘢痕导致子宫颈峡部扭曲、憩室的形成，胚胎移植管进入宫颈管内口-子宫峡部时受阻，尤其是子宫后倾后屈、曲度较大时，影响胚胎成功植入率。

2. 促排卵周期准备　由于瘢痕子宫再生育妇女，高龄问题，对卵巢储备需要做出正确评价，制订个体化卵巢刺激方案。

3. 胚胎移植　对瘢痕子宫进行胚胎移植，建议术中超声监测，移植管插入宫腔，其顶端应该越过子宫瘢痕上方至少 1cm，避免 ET 管进入憩室而增加瘢痕部位妊娠的机会。最近有研究显示，瘢痕子宫行胚胎移植时操作时间平均延长 30s，移植管沾血的发生率增高，但是未显示临床妊娠率和活产率的下降。

瘢痕子宫妊娠胎盘位置异常、子宫瘢痕对张力的耐受性下降，因此，建议控制移植的胚胎数目，优选单胚胎移植。

在下述情况下，取消胚胎移植。

（1）严重卵巢过度刺激综合征（ovarian hyperstimulation syndrome, OHSS）、感染、内膜异常、孕激素过高等。

（2）宫腔内积液，辅助生殖促排卵过程的高雌激素水平，会有可能使子宫憩室集聚更多的黏液，导致宫腔线分离，而取消移植。

（3）移植困难，如果发生移植管插入宫腔困难，为避免反复操作刺激子宫，降低胚胎植入率和发生子宫瘢痕部位妊娠，建议冻存胚胎，待转经后宫腔镜检查，查明困难移植的原因、去除相关因素后进行冻融胚胎移植。

4. 黄体支持　同正常子宫常规黄体支持方案，可在取卵日或者次日开始黄体支持，可用黄体酮或排除 OHSS 高危后联合绒促性素。

☆ ☆ ☆ ☆

五、IVF-ET 后的孕期处理

在胚胎移植后第 14 日左右，检查血 HCG 以判断是否妊娠。如确定妊娠，移植后 5 周行阴道 B 超检查以确定妊娠部位和妊娠胎数，如系正常临床妊娠推荐继续黄体支持，在移植后 50d 再次 B 超复查，妊娠正常可停止黄体支持，定期产前检查。整个孕期必须处于严密观察状态，应视为高危妊娠。如为异常妊娠进行相应处理。发现双胎或双胎以上妊娠，建议进行多胎妊娠减灭术，保留单胎妊娠。

瘢痕子宫妇女助孕成功后，妊娠期除了常规的孕期保健检查外，重点进行以下检查和处理。

1. 早孕期　除常规的检查外，高度警惕瘢痕妊娠的发生。孕早期是诊断瘢痕子宫妊娠的最佳时期，早孕期超声检查是诊断瘢痕部位妊娠的可靠手段。必须严密观察妊娠囊着床部位。如果超声提示子宫瘢痕妊娠，无论是孕囊向宫腔方向生长的内生性或者向子宫肌层方向生长的外生性妊娠，均需要终止。

由于瘢痕子宫妊娠易发生出血，可倒流入宫腔，宫腔内积血有时易与早孕宫腔内妊娠混淆，因此，必须有经验医师把关，以免误诊或者漏诊。

对于高龄、卵巢储备低下再次妊娠机会极低妇女的子宫瘢痕妊娠，如果要保留妊娠，必须明确瘢痕子宫妊娠类型、子宫下段肌层厚度。如胚囊向宫腔方向生长，子宫肌层厚度≥4mm，可在严密观察下继续妊娠，但必须充分知情，妊娠期间发生凶险型前置胎盘、分娩期因胎盘植入、子宫大出血、切除子宫，甚至危及生命的可能。因此，子宫瘢痕部位妊娠原则上应及时终止妊娠。

瘢痕子宫高龄妇女，早孕期必须进行早孕筛查，发现异常妊娠应及时终止妊娠。

2. 中孕期　瘢痕子宫妊娠中孕期严密超声检查，观察胎盘着床位置的变化、子宫瘢痕部位肌层厚度的变化。同时注意患者的宫缩情况和阴道出血情况，中孕期自发子宫破裂也偶有发生。妊娠 20 周后对于怀疑胎盘着床异常者，可结合 MRI 鉴别前置胎盘和胎盘植入的发生。瘢痕子宫妊娠前置胎盘发生率增加 1.5 倍，瘢痕部位着床由于局部子宫内膜缺失而极易发生胎盘植入，形成凶险型前置胎盘。

3. 妊娠晚期及分娩方式　瘢痕子宫破裂的发生率为 1%～12%，显著高于普通人群。妊娠晚期由于子宫增大、子宫下段拉长、变薄，重点关注子宫下段瘢痕情况、子宫收缩情况。对于子宫下段较薄者，临近足月或者已经足月，有宫缩出现即应及时剖宫产终止妊娠。如果已近预产期，尚未发动宫缩，也宜择期终止妊娠。

根据与前次子宫手术的时间而选择，并非所有瘢痕子宫妊娠都需要再次剖宫产。如距前次手术≥2 年，或≤10 年，且临近足月 2 周子宫下段肌层厚度＞2.5mm，除非有其他剖宫产指征，可选择阴道分娩。报道大约有 20% 的瘢痕子宫妊娠经阴道顺利分娩，有报道经过严密的孕期管理和分娩期的监护，有高达 80% 的瘢痕子宫妊娠可以进阴道分娩。

六、瘢痕子宫助孕的禁忌证

1．1 年内剖宫产者。

2．严重子宫憩室。

3．合并存在其他妊娠禁忌证。

（朱依敏）

第 20 章

剖宫产的麻醉

剖宫产术是经腹部和子宫切口取出胎儿的分娩方式。剖宫产术是世界上最常见的手术，特别是在中国，据报道，中国孕妇的剖宫产率超过了 46%，在我国的某些地区甚至超过了这个数字。现在过高的剖宫产率已经引起国内专家和卫生主管部门的足够重视，已经实施很多措施降低剖宫产率。

择期剖宫产手术多为常规性手术，但是剖宫产手术有很大一部分是急诊手术，而且随着阴道分娩的孕妇增加，经常出现胎儿窘迫等阴道分娩改成剖宫产手术的情况。随着国家和产科医生对剖宫产手术指征的更加严格的掌握，今后择期剖宫产会逐渐减少，但是紧急剖宫产会逐渐增多。

剖宫产手术，关系到母婴两条生命，这对于产科和麻醉医生都是一个挑战。麻醉医生的任务是要熟悉产妇的病理生理，熟练掌握各项麻醉技术，在关键时刻和产科医生及其他医务人员分工合作，默契配合，共同保证母婴安全。

第一节　孕妇的生理变化

一、循环系统的变化

妊娠期由于胎儿发育、子宫增大、代谢增高以及内分泌改变，在血容量、血流动力学和心脏方面都发生较大变化。

孕妇循环血量在早孕期即开始增加，孕中期增加的速度最快，孕晚期仍在增加但速度明显降低。正常妊娠时，心排血量增加但血压并没有明显升高，这主要是由于全身和肺血管阻力降低、主动脉顺应性增加所致。孕期红细胞比容减低，血黏度减低，红细胞沉降率加快，血液呈稀释状态，同时水钠潴留，表现为周围性水肿。

孕妇心率增快，心排血量加大，心脏做功加重。

孕妇心排血量增加，在妊娠 20～28 周达最高峰，主要由于每搏量加大，其次是心率加快，但妊娠期氧耗量增加。妊娠末期由于增大的子宫压迫下腔静脉，使回心血量减少，而发生仰卧位低血压综合征。下腔静脉压迫促使脊椎静脉丛血流增加，硬膜外间隙和蛛网膜下腔因静脉丛扩张而容积缩小，因此，向该部位注入较少量局部麻醉药，即可得到较广泛的阻滞效果。同时硬膜外穿刺出血或血肿形成的发生率亦相应地增加。

二、呼吸系统的变化

妊娠期由于呼吸道毛细血管扩张，呼吸道黏膜充血，可使鼻通气不畅，同时膈肌上抬。在妊娠过程中，如果出现呼吸困难，属肺活量显著下降，多发生于严重贫血、心肺疾病、肺水肿或膈肌高度上移等孕妇。妊娠末期，因腹式呼吸受限，代偿能力较差，因此，剖宫产麻醉时应加强呼吸管理，避免麻醉平面过高。

三、消化系统的变化

随着妊娠进展，胃肠道受增大子宫的推挤，胃向左上方膈肌顶部推移。孕期胃肠道张力降低，蠕动减弱，胃排空时间及肠运输时间延长，又因胃贲门括约肌松弛、胃的位置改变以及腹压增加，易导致胃内容物反流至食管，导致恶心、呕吐或反流误吸。

四、血液系统和内分泌系统的变化

妊娠期血容量增加，血浆和红细胞均增加，但血液呈稀释状态。凝血因子也发生变化，纤维蛋白原增加，血细胞沉降率加快。血小板于妊娠末期增加。凝血酶原时间及部分凝血酶原时间轻度缩短。

妊娠期除胎盘合成的和胎儿分泌的激素起了很多作用，人体的其他内分泌腺也积极参与以满足人体的需要。孕期垂体生长激素浓度显著下降，促性腺激素也下降。孕妇基础代谢率增高，甲状腺激素浓度逐渐上升。

第二节　麻醉药对母体和胎儿的影响

大部分麻醉药物可以通过胎盘进入胎儿血循环，因此用药时需考虑麻醉药物的种类、剂量、用药方式、用药时间。

局部麻醉药只要子宫、胎盘和脐带血流正常时未见对新生儿有影响。酰胺类局部麻醉药大部分在肝经酶的作用而失活，不被胎盘分解，虽然很容易通过胎盘，但其作用可靠，渗透性强，不良反应不多，所以普遍运用于产科。酯类局部麻醉药如氯普鲁卡因大多经血浆或肝内假性胆碱酯酶水解，也在胎盘内水解，因此进入胎儿体内较少，故较安全。妊娠期局部麻醉药心脏毒性增加可能与产妇硬膜外血管怒张导致局部麻醉药的吸收速度加快和硬膜外误入血管的概率增加有关。

麻醉性镇痛药如吗啡、哌替啶、芬太尼都极易通过胎盘，对胎儿产生呼吸抑制。

哌替啶在产科较常用，它易导致新生儿呼吸抑制，降低 Apgar 评分，使氧饱

☆ ☆ ☆ ☆

和度下降，肺分钟呼气量降低并可引起呼吸性酸中毒以及神经行为能力异常。但是它的抑制程度与给药剂量和给药到胎儿娩出的时间有关。

芬太尼具有起效快，镇痛作用强且无活性代谢产物，因此，广泛应用于产科麻醉。芬太尼能快速通过胎盘，但对子宫张力和血流无影响。

咪达唑仑可迅速通过胎盘。异丙酚起效快，维持时间短，苏醒迅速，可通过胎盘，但只要控制剂量对新生儿影响较小，可用于产科全身麻醉。所以丙泊酚加瑞芬太尼用于产科全身麻醉是目前最好的方法，但对于血流动力学不稳定的孕妇应用时需慎重。

肌肉松弛药分子量较大，不易通过胎盘屏障，新生儿能迅速排除该药，故可运用于产科全麻。在产科患者中非去极化肌松药如阿曲库铵、维库溴铵、罗库溴铵较常用。

第三节　剖宫产麻醉的术前准备与注意事项

剖宫产的指征常见于产程停滞，胎位不正，胎儿宫内窘迫和母亲患有严重的产科并发症或内科合并症。剖宫产手术分为择期剖宫产和急诊剖宫产，目前急诊剖宫产越来越多。

择期剖宫产手术，通常胎儿已经足月，并充分禁食禁饮。麻醉医生有足够的时间评估患者的基本情况，通过实验室检查了解患者的血常规血凝情况，这类患者一般比较安全。

但是大多数剖宫产属急诊手术，这时麻醉医生没有时间或者较少的时间去系统仔细地评估患者的基本情况。这时麻醉医生应尽快了解既往病史，药物过敏史及术前进食、进饮情况。择期剖宫产手术一般要求禁食6～8h，禁饮2h以上。但是急诊剖宫产一般很难做到，麻醉医生应积极创造条件，尽可能保证手术的安全。可以在决定剖宫产后立即给予促进胃排空的胃动力药物如甲氧氯普胺或者给予药物中和胃酸。

多数健康产妇的血液系统指标都是正常的，产妇住院后应立即送血液标本测定血红蛋白、血小板水平和血型及凝血功能指标。术前应尽早知道检查结果。

麻醉的首要任务是消除患者手术的疼痛，保证患者安全，并为手术创造良好的条件。择期剖宫产的产妇由于术前禁食，剖宫产前应常规选择粗大的静脉输注晶体液，这也是为了补偿椎管内麻醉引起的血压下降以及术中可能出现的各种意外情况。术中常用的液体是晶体液，主要用以补充细胞外液，而钠离子是血浆的主要因子，对维持血容量起重要作用。胶体液的主要作用则是扩张血容量，对围术期低血容量产妇，通过输注胶体液可提高血浆胶体渗透压，使血管外组织间隙的水、钠转移并保留在血管内，从而改善血流动力学和氧运输。目前晶体液与胶体液的比例是1∶1。剖宫产麻醉成功后，产妇平卧时经常出现血压下降，严重的患者甚至出现意识消失，这主要是妊娠子宫压迫下腔静脉，造成回心血量减少引起的，也与椎管内麻醉静脉扩张有关，所以产妇应常规左侧卧位，这应该成为剖宫产麻醉成功后麻醉医生的一个习惯。

第四节　剖宫产的麻醉

剖宫产的麻醉方式一般分为椎管内麻醉和全身麻醉。以前在紧急剖宫产时还选择局部浸润麻醉，特别适用于饱胃产妇，但是它缺点很多，不能保证完全无痛，肌肉不够松弛，使手术操作不便，随着麻醉医生技术的提高，这种方法已经比较少见。一般认为椎管内麻醉的安全性高于全身麻醉，患者保留自己的咽喉反射，减少了呕吐反流误吸的风险，在血流动力学稳定的情况下对胎儿几乎没有影响，减少或完全避免与气道管理有关的并发症，如气管插管失败、误吸及全身麻醉导致的新生儿药物抑制。在紧急剖宫产、椎管内麻醉禁忌等情况下可以选择全身麻醉。

一、椎管内麻醉

剖宫产椎管内麻醉的常用方法有蛛网膜下腔麻醉、硬膜外麻醉和腰硬联合麻醉。

（一）蛛网膜下腔麻醉

蛛网膜下腔麻醉是指把局部麻醉药注入蛛网膜下腔，使脊神经根、背根神经节及脊髓表面产生不同程度的阻滞的方法。它具有操作简便，效果确切，用药量少，有良好的肌松，较少的牵拉不适等优点，比较适合剖宫产麻醉。但是不能合作的产妇、凝血功能异常的产妇、穿刺部位感染的产妇、脊椎外伤产妇和严重低血容量的产妇禁用蛛网膜下腔麻醉。蛛网膜下腔麻醉的穿刺体位一般可采取侧位或者坐位，随着极度肥胖患者的增多，坐位具有更能使患者的背部弯曲，显露椎间隙的优点。

蛛网膜下腔麻醉的穿刺位置位置最好位于 $L_{3\sim4}$ 间隙，该间隙位于两侧髂嵴的最高点做连线与脊柱相交处。此处的蛛网膜下腔最宽，脊髓于此也形成终丝。穿刺前应严格消毒，消毒的范围上至肩胛下角，下至尾椎，两侧至腋后线。消毒后常规铺孔巾。

穿刺针常用 25G 的穿刺针，针尖进入蛛网膜下腔后，拔出针芯即有脑脊液流出。

麻醉药物分为重比重液、等比重液或轻比重液。重比重液比重大于脑脊液，通过 10% 葡萄糖溶液加局部麻醉药混合而成，它有容易下沉，扩散与体位有关等优点，所以目前最为常用。局部麻醉药目前比较常用的是罗哌卡因、左旋布比卡因和布比卡因。布比卡因有很强的心脏和中枢毒性，但因为蛛网膜下腔麻醉用药量少，故可以安全的用于剖宫产麻醉。阿片类药物可以和局部麻醉药一起用于蛛

☆ ☆ ☆ ☆ ☆

网膜下腔麻醉，使其镇痛更加完善。常用的有芬太尼、舒芬太尼及吗啡，但因为具有瘙痒等不良反应，特别是产妇更加明显，所以限制了其的使用。

麻醉药注入蛛网膜下腔后，既要短时间内主动调节和控制麻醉平面达到手术所需的范围，又要防止平面过高，它不仅关系到麻醉的效果，而且与产妇及胎儿的安全密切相关。

影响蛛网膜下腔阻滞平面的因素有局部麻醉药的剂量和比重以及产妇的体位。产妇的体位和局麻药的比重是调节麻醉平面的主要因素。剖宫产一般选用重比重液，易向低处移动，可以防止麻醉平面过高过广。体位的影响主要在 5～10min 起作用，超过 10min 则体位的调节作用无效，剖宫产手术时若麻醉平面过低，可使用体位的调节作用。局部麻醉药注入的速度以每 5 秒钟注入 1ml 药物为宜，注药速度越快，麻醉平面越广，注药速度越慢，麻醉范围越小。

蛛网膜下腔麻醉平面过高时产妇常出现血压下降，需与仰卧位低血压综合征区别。平面过高引起的低血压是因为交感神经节前纤维被阻滞，周围血管阻力下降，静脉回心血量减少，心排血量下降造成的，通过测麻醉平面即可诊断。处理以补充血流量为主，可以适量给予血管活性药物升高血压。若麻醉平面还没有固定，可以采取头高足低位，避免麻醉平面继续升高。

目前因为单纯的蛛网膜下腔麻醉为单次给药，对循环干扰较大，缺乏可控性，术后不能椎管内镇痛等缺点限制了其在剖宫产麻醉中的应用。

（二）硬膜外麻醉

硬膜外麻醉是指将局部麻醉药注入硬膜外间隙，阻滞脊神经根，使其支配的区域产生麻醉的方法。剖宫产手术一般选用连续硬膜外麻醉，通过硬膜外穿刺针，置入硬膜外导管，根据病情、手术时间分次给药，延长了麻醉时间，使麻醉更加可控。手术以后还可以保留硬膜外导管实施硬膜外术后镇痛。硬膜外麻醉是无痛分娩的最有效方法，特别适合顺产失败以后改为剖宫产的产妇。

硬膜外麻醉的禁忌证包括产妇有凝血功能异常、穿刺部位感染、脊柱畸形或外伤骨折，不能合作的产妇以及低血容量的产妇等。

硬膜外穿刺前应准备好气管插管、给氧设备及麻醉机等，万一出现全脊麻、局部麻醉药中毒等意外情况出现 可以做好抢救准备。穿刺体位一般选用侧卧位，剖宫产手术的穿刺点常选择 $L_{1\sim2}$ 或 $L_{2\sim3}$ 间隙。

硬膜外穿刺有直入法、侧入和旁正中 3 种方法。当穿刺针穿刺到黄韧带时阻力增大，可将针芯取下，用一带生理盐水的注射器测试有阻力，穿破黄韧带后有落空感，同时注射器阻力消失，回抽注射器无脑脊液流出即代表进入硬膜外间隙。进入硬膜外间隙后即可置入硬膜外导管，回抽无血或脑脊液流出即可注入试验剂量。

剖宫产硬膜外麻醉主要药物是利多卡因和氯普鲁卡因。临床上常用碳酸利多卡因，其具有起效快，在组织内浸润扩散能力强，阻滞完善，效果好等优点。同样氯普鲁卡因也有起效快的优点，同时还具有安全性。它在血浆内被血浆假性胆碱酯酶降解，在血浆内半衰期短，所以局麻药中毒反应较轻。

但是单纯硬膜外麻醉用于剖宫产有以下缺点：硬膜外需要的局部麻醉药量比较大，一旦进入血管或者误入蛛网膜下腔，会引起严重的局部麻醉药毒性反应和全脊麻，所以硬膜外给药之前要注入一定量的试验剂量。试验剂量一般选择利多卡因加少量的肾上腺素 3～5ml，如果患者不能很快活动下肢那代表误入蛛网膜下腔，如果误入血管，则患者很快出现心率增快、耳鸣眼花等症状。单纯的硬膜外麻醉效果不确切，特别是瘢痕子宫的患者，可能硬膜外腔有粘连，导致局麻药扩散比较局限，引起麻醉镇痛和肌松效果差。另外单纯硬膜外麻醉的产妇麻醉起效较慢，对于一些急诊剖宫产如胎儿窘迫、子宫破裂的产妇，满足不了手术的紧迫性。

（三）腰硬联合麻醉

腰麻和硬膜外联合，既可以吸取腰麻起效快，效果确切，肌松效果好的优点，又可以保留硬膜外导管，可以在手术时间较长时，腰麻失效后继续提供麻醉的优点，同时可以在手术以后使用硬膜外导管镇痛。因此，现在很多医院的麻醉医生选择腰硬联合麻醉作为剖宫产的首选麻醉方法。

二、全身麻醉

剖宫产手术应用全身麻醉主要是在椎管内麻醉禁忌的情况下，为了尽量降低麻醉对新生儿的影响，剖宫产手术还是优先选择椎管内麻醉。如脊柱畸形、骨折，穿刺部位感染，凝血功能异常，产妇拒绝椎管内麻醉或不配合，循环系统不稳定如低血压等。特别是在紧急剖宫产如子宫破裂、脐带脱垂时，往往没有时间行椎管内麻醉，此时优先选择全身麻醉。而在产科大出血时，为了使产妇得到充分的氧供，充分暴露手术切口，尽快止血或切除子宫也优先选择全身麻醉。

但是由于剖宫产的特殊情况，全身麻醉也有很多缺点，如果在准备和实施全身麻醉时未得到充分重视，往往会引起严重后果。产妇由于膈肌上抬和乳房的压迫，所以对缺氧的耐受性大大降低，所以在紧急诱导时，应该让产妇充分面罩给氧。很多产妇都是饱胃患者所以要预防反流误吸的风险。而且很多产妇比较肥胖，要做好困难气道的准备。为了尽量降低麻醉药物对新生儿的影响，应尽量缩短诱导和胎儿娩出的时间。诱导前，麻醉医生充分去氮给氧，产科医生洗手消毒穿衣铺巾，一切准备就绪后开始给予麻醉药。

异丙酚是一种快速短效的麻醉药，具有苏醒迅速而完全，持续输注无蓄积等优点。异丙酚具有很强的亲脂性，注入血管后能迅速而广泛地从血液分布到各器官和全身各部位的组织中，可以迅速地通过胎盘进入胎儿体内，但在新生儿体内也迅速代谢，所以广泛应用于产科全身麻醉的诱导和维持。

瑞芬太尼是一种起效迅速，药效消失快，无蓄积的阿片类药物，停药后 3～5min

就可以恢复自主呼吸，为产妇提供了良好的镇痛，对新生儿无明显的不良反应。

琥珀胆碱是常用的除极肌松药，它也有起效快，维持时间短等优点，它几乎不通过胎盘，不会引起新生儿呼吸抑制，所以可以用于产科全身麻醉。其他非除极肌松药如维库溴铵、罗库溴铵、阿曲库铵等均不通过胎盘，所以都可以在产科全身麻醉中应用。

所以产科全身麻醉应用异丙酚加瑞芬太尼加肌松药组合是目前比较普遍的麻醉药物组合方式。

第五节　剖宫产麻醉并发症

剖宫产手术由于产妇的特殊性，椎管内麻醉和全身麻醉好发于以下并发症。

（一）椎管内麻醉并发症

1. **局部麻醉药中毒**　局部麻醉药大量进入血内，可引起一系列毒性症状，比如口舌麻木、耳鸣、视物模糊、抽搐、意识不清甚至心搏呼吸骤停。产妇的椎管内血管比较丰富，所以增加了局部麻醉药中毒的可能性，再加上需要及时处理新生儿，故增加了事件的复杂性。

为了减少局部麻醉药进入血管的可能，硬膜外麻醉的试验剂量非常重要，必须细心回抽有无血液的回流，缓慢加入全量的局部麻醉药。可以在局部麻醉药中加用肾上腺素，以减慢吸收和延长麻醉时效。布比卡因的心脏毒性比较大，应尽量不要在剖宫产麻醉中使用。一旦发生局部麻醉药中毒，应立即停止使用局部麻醉药，进行辅助或控制呼吸。尽快实施剖宫产手术，娩出胎儿。静脉注射苯二氮䓬类药如咪达唑仑等，必要时注射肌松药控制呼吸。

2. **腰麻后头痛**　是产科腰麻常见的并发症，是由于脑脊液通过穿刺孔不断丢失使脑脊液压力降低所致。典型的症状是直立性头痛，平卧后好转。产科腰麻要减少穿刺的次数，提高成功率。一旦发生头痛，要嘱咐产妇平卧休息，如果留有硬膜外导管可以在硬膜外输注一定量的生理盐水，增加硬膜外的压力，减少脑脊液漏。静脉或口服咖啡因或非甾体类解热镇痛药。一般头痛 5d 可以自愈。经以上措施都无效或头痛持续时间很长时，经产妇同意可考虑使用硬膜外血液填充，在原穿刺点的硬膜外间隙注入无菌自体血 10～20ml，可以增加腰部脑脊液的压力，起到缓解症状的目的。

3. **硬膜外穿破后头痛**　头痛一般发生于手术后 1～2d，多见于产妇下床后活动开始。与腰麻后头痛症状一样，但是一旦硬脊膜穿破后如果没有有效的预防措施，则头痛的发生率非常高。它与产妇肥胖增加了穿刺的难度、多次硬膜外穿刺、硬膜外穿刺针的粗细和穿刺孔有关。治疗与腰麻后头痛的治疗是一致的。

4. **低血压**　妊娠妇女在椎管内麻醉后低血压主要由交感神经阻滞引起。交感神经阻滞可以降低全身血管张力，增加静脉容量，使周围静脉淤血，心脏前负荷降低。预防低血压的措施包括麻醉成功后左侧卧位、给予适量的液体补充血容量、预防性或及时使用血管加压素。

其他还有一些少见的并发症如硬膜外血肿、硬膜外脓肿、神经损伤等。

（二）全身麻醉并发症

全身麻醉虽然在剖宫产手术中比较少见，但是还是容易引起一些严重的并发症。

1. 反流、误吸　全身麻醉用于剖宫产手术一般为产科急诊手术，很多产妇都是饱胃患者，胃内积存大量的空气和胃液或胃内容物，晚期妊娠的孕妇，血内高水平的孕酮也影响括约肌的功能，增大的子宫使腹内压和胃内压增高，这些都使产妇在做全身麻醉时容易发生反流误吸。另外因气道水肿、肥胖，气管插管的失败率也增加。

反流误吸可造成急性呼吸道梗阻、吸入性肺炎。对于择期剖宫产的产妇应该严格禁食禁饮，诱导前可以给予一些制酸药。反流误吸最常发生在麻醉诱导时，所以诱导时要充分去氮给氧，不要正压通气，选择起效快速且作用明显的肌松药。产妇拔管时要在其完全清醒时。发生反流误吸后关键在于及时发现和采取有效的措施，以免发生气道梗阻窒息和减轻急性肺损伤。

2. 低氧血症和通气不足　剖宫产全身麻醉易发生气道梗阻，是因神志未完全恢复，舌后坠而发生咽部的阻塞，还有一些患者药物肌松药、阿片类药物的残留引起。

其他还有比较罕见的如急性肺栓塞、躁动、全身麻醉苏醒延迟等。

第六节　妊娠并发症的麻醉处理

一、产科大出血

目前我们国家出血依然是产科患者的第一大死亡原因，特别是剖宫产术中和术后的大出血在产科大出血中最常见。随着产妇年龄的增加和二胎生育政策的放开，前置胎盘甚至是凶险型前置胎盘的发生率大大增加。而随着顺产的产妇的增加，生产过程中胎盘早剥、子宫破裂的发生率也随之增加。这些情况下的产妇的处理一般选择紧急剖宫产。

如果患者血流动力学指标稳定，凝血功能正常和血容量充足，时间允许的情况下可以考虑椎管内麻醉，但要做好转为全身麻醉的准备。如果患者血流动力学指标不稳定、有凝血功能异常、出现低血容量的临床表现，首选的麻醉是全身麻醉。对血压不稳定或明显低血容量患者可以选择依托咪酯做麻醉诱导，条件允许的情况下可行颈内静脉置管和桡动脉穿刺监测。术中做好大量快速输液和输血准备，准备多路静脉输液，同时预防和治疗凝血功能异常，注意水电解质平衡，动

☆☆☆☆

态监测血红蛋白和动脉血气分析。

妊娠晚期出血的主要原因是前置胎盘和胎盘早剥。

产后出血的主要原因是子宫收缩乏力、胎盘滞留、产道裂伤。

二、弥散性血管内凝血

DIC 是在一些疾病的基础上，激活凝血系统而产生的综合征，是产科的严重并发症。产科引起 DIC 主要原因是胎盘早剥、死胎、羊水栓塞、稽留流产、重度子痫前期以及严重的产后出血和出血性休克。

DIC 一般分为 3 个时期，即早期高凝期、消耗性低凝血期、继发性纤溶期。实验室表现为血小板计数低，纤维蛋白原减少，大多低于 2g/L，PT 及 APTT 不同程度延长，此外，3P 实验阳性。剖宫产术中出现 DIC 最常见于术中大出血，此时最重要的是处理原发病，积极止血，术中首选输注新鲜血浆，纤维蛋白原下降时可以输注一定量的纤维蛋白原和凝血物质。

三、羊水栓塞

羊水栓塞是指分娩过程中羊水进入母体血循环引起急性肺栓塞、肺动脉高压、过敏性休克、DIC 及全身多器官功能障碍、猝死等一系列严重症状的综合征，是产科少见且凶险的并发症。目前发病率有报道称 1∶8000～1∶5000，产妇死亡率达 70%～80%。可能的病因是羊水经宫颈黏膜静脉、子宫胎盘床静脉窦、胎盘边缘处血管、羊膜渗透进入母体循环。羊水栓塞与胎膜破裂：胎膜与宫颈壁分离使血管损伤；宫腔内压力过高：宫缩过强、强力收缩；子宫有开放的血管：宫颈裂伤、前置胎盘、胎盘剥离、子宫破裂、剖宫产术；羊膜腔穿刺、大月份钳刮等因素有关。羊水栓塞的诱因有高龄产妇、过期妊娠、妊娠期高血压、胎盘早剥、双胎妊娠、羊水过多、使用宫缩药过多等。

目前认为，羊水栓塞并不是 IgE 参与的 I 型变态反应，它的可能发病机制是无抗体参加的过敏样反应，称为妊娠过敏样综合征。90% 以上的病例发生于分娩过程中，尤其是胎膜破裂后及胎儿娩出的前后，发病的严重程度与羊水进入母血的量、速度、羊水的性质以及母体对致敏物质的反应有关。

羊水栓塞的前驱症状有：寒战、烦躁不安、恶心、呕吐、气急等。典型的临床经过可分为 3 个阶段：休克期、出血期、肾衰期。不典型者可仅变现为休克或 DIC 或者存在明显的产后出血但是出血量与休克症状不一致。

根据病情分为暴发型和缓慢型两种，暴发型为前驱症状之后，很快出现呼吸困难、发绀。急性肺水肿时有咳嗽、吐粉红色泡沫痰、心率快、血压下降甚至消失。少数病例仅尖叫一声后，心搏呼吸骤停而死亡。缓慢型的呼吸循环系统症状较轻，甚至无明显症状，待至产后出现流血不止、血液不凝时才被发现。

羊水栓塞的诊断主要根据病史、诱因、临床表现、辅助检查（凝血功能、影像学检查、心功能检查、特殊检查、血涂片找羊水成分、尸检找羊水成分）等确定。

羊水栓塞的凝血功能检查表现为：血小板计数≤15×10⁹/L；纤维蛋白原≤160g/L；凝血酶原时间≥15s；血浆鱼精蛋白副凝血试验（3P 试验）阳性；纤维蛋白降解产物(FDP) ≥ 80μg/ml；优球蛋白溶解时间≤120min。

影像检查表现：X 线检查大约 90%的患者可出现 X 线胸片异常，可见双肺有弥散性点片状浸润影，向肺门周围融合，伴右心扩大，轻度肺不张（阴影可在数天内消失）。CT 检查：当羊水栓塞出现脑栓塞时，通过头颅 CT 检查可协助诊断。心功能检查：心电图可见右心房、右心室扩大，ST 段下降。超声心动图：彩超见右心房、右心室扩大，心肌缺氧，心排血量减少，心肌劳损等。还有一些特殊检查如 SialyTn 抗原检测：胎粪及羊水中含有 SialyTn 抗原，羊水栓塞时其浓度显著升高，通过 TKH-2 检测孕妇血清中的 SialyTn 对早期诊断有极大的意义。还有类胰蛋白酶测定：近年来认为羊水栓塞时导致肥大细胞脱颗粒释放组胺，类胰蛋白升高，类胰蛋白是肥大细胞分泌颗粒的主要成分，用免疫组化方法检测肺肥大细胞类胰蛋白酶，可用于羊水栓塞的诊断。

羊水栓塞的治疗原则是根据羊水栓塞发生的病生理特点进行针对性治疗。目前主要是血流动力学的支持和针对凝血功能障碍给予成分血。需要强调的是：由于实验室检查往往需要一定时间，因此，如患者有胎膜早破、人工剥膜加破膜及缩宫素引产或加强宫缩等诱发因素，在临产前、产时或产后出现咳呛、发绀或苍白、出血甚或休克，则应首先考虑诊断为羊水栓塞。应即边检查，边组织抢救，分秒必争，哪怕是过度诊断，也不能忽略任何一个可能是羊水栓塞的患者。决不可等待检验结果后再给予治疗。

1. 针对于肺动脉高压、右心衰竭、休克及低氧血症　采取降低肺动脉高压、强心和氧疗的策略。采用以下药物。

（1）酚妥拉明（regitine，R）：20mg 静脉滴注，速度为 0.3mg/min，可解除肺动脉痉挛，降低肺动脉压力。也可用乌拉地尔（25mg 静脉滴注）或氨茶碱（250mg 入 5%～10%葡萄糖溶液 20ml 缓慢推注）。

（2）罂粟碱（papaverine，P）：首剂为 30～90mg/d，加入 5%～10%的葡萄糖溶液 250～500 ml 中静脉滴注。可直接作用于平滑肌，缓解肌张力，降低肺动脉压力。

（3）面罩吸氧或持续正压输氧（oxygen，O）：可改善肺泡氧供及全身各脏器的氧供，预防肺水肿。

（4）毛花苷 C（cedilanid，C）：0.2～0.4mg，入 5%葡萄糖溶液 20ml 或静脉入壶，加强心肌收缩。

（5）多巴胺（dopamine，D）：10～20mg 加入葡萄糖溶液中静脉滴注，根据血压情况调整剂量。可同时起到维持血压、强心和增加肾血流量的作用。

☆ ☆ ☆ ☆

2. 针对过敏性休克抗过敏 应用氢化可的松（hydrocorti-sone，H）等治疗，方法是 200～300mg 加入 5%～10%葡萄糖溶液静脉滴注。根据病情轻重可反复使用。

3. 针对 DIC

（1）肝素（heparin，HE）：一般主张尽早使用肝素，症状发作后 10min 内使用效果最好，1 次剂量可按 0.5～1mg/kg 体重计算，静脉滴注，50mg 加入葡萄糖 100ml 快速静脉滴注，然后 100～200mg 缓慢滴注或每 4～6 小时给药 1 次。

（2）输血液成分（blood，B）：除了可迅速补充血容量外，还可补充 DIC 时所消耗的凝血因子。输血最好能用新鲜血或新鲜冷冻血浆，如果有血小板的降低，可给予血小板。纤维蛋白原下降至 1.25～1g/L 时，可输注纤维蛋白原。

（3）抗纤溶治疗：DIC 晚期继发纤溶是导致出血的主要原因，可在肝素化的基础上使用抗纤溶治疗。药物可采用抑肽酶（8 万～12 万 U，静脉注射，以后每 2 小时注射 1 万 U）、氨甲环酸（每次 0.5～1.0g，每日用 2～3 次）、氨基己酸和氨甲苯酸。

4. 产科处理 如果第一产程出现羊水栓塞，准备剖宫产。第二产程根据情况可经阴道分娩，但应做好抢救新生儿的准备。

产后出现羊水栓塞：无法控制的出血，在抗休克的同时，做好子宫切除的术前准备工作。

预防羊水栓塞主要做到：

（1）掌握缩宫素的应用指征：采用 0.5%～1%的浓度静脉滴注，使用时须有医护人员密切观察，及时调节滴速，以防发生宫缩过强，特别对胎膜早破或人工破膜后使用缩宫素者更应注意，切不可盲目滴注。

（2）人工破膜应在活跃早期进行，破膜应在宫缩间歇时进行。人工破膜时不兼行人工剥膜，羊水栓塞的发生需有微小血管损伤，才可使羊水进入血循环，而人工剥膜必然导致子宫颈管微血管损伤，为破膜后提供了羊水进入血循环的条件，所以不可行人工剥膜，也不可在子宫收缩时行人工破膜。

（3）产力过强、急产时可给予宫缩抑制药或镇静药。

（4）剖宫产时，应先吸羊水再出胎头，娩出胎儿后应先吸尽宫腔内残留的羊水再注射缩宫素。

（5）中期引产可行米非司酮＋前列腺素以减少对内膜的损伤，如行钳刮手术，应先破膜羊水流净再进行钳刮。

（6）严格掌握羊水穿刺指征及技术。

（7）尽可能避免羊水污染：羊水污染多由滞产、胎膜早破并感染、胎儿窘迫、胎死宫内所致。针对这些情况，需加强孕期保健，及时处理高危妊娠，胎膜早破要及时应用抗生素预防感染。

（8）对有诱发因素的产妇应提高警惕。

第七节　妊娠合并其他疾病的剖宫产麻醉

一、妊娠期高血压疾病的麻醉

妊娠期高血压疾病是妊娠特有的疾病，目前它的病因不明，宫颈条件差，不能短期内经阴道分娩者可以选择剖宫产。椎管内麻醉是妊娠高血压缩合征的首选麻醉方式，它具有很多优点，可以避免全身麻醉药物引起的胎儿抑制，避免气管插管时引起的一过性高血压，没有困难气道的担心，保持咽喉部的神经反射，减少了反流误吸和吸入性肺炎的风险。

二、妊娠合并心血管疾病的剖宫产麻醉

随着心脏病诊治水平的提高和高龄孕产妇数量的增加，妊娠合并心脏病的产妇也不少见，这些产妇的主要分娩方式是剖宫产，这对麻醉科、产科、重症监护科的医生都是一个很大的挑战。

剖宫产手术前建议做好有创检测，可行桡动脉穿刺监测有创血压，还可以行颈内静脉穿刺监测中心静脉压。超声心动图可提供心脏结构和功能的相关信息，是了解心脏异常的重要检查手段，术前应该常规做超声心动图，评估心功能情况。

合并心血管疾病的产妇剖宫产时最合适的麻醉方式应该选择连续硬膜外麻醉。硬膜外麻醉有良好的镇痛作用，可降低产妇儿茶酚胺水平，降低心肌耗氧量，提高心血管系统耐受性，硬膜外的血管扩张作用，可有效降低左心室后负荷，增加心排血量，明显降低回心血量和右心前负荷。硬膜外麻醉应逐渐增加剂量、缓慢达到满意的麻醉平面，防止体循环阻力快速下降导致循环剧烈波动。还应避免用大量快速补液的方法调整麻醉后出现的低血压，可以使用去氧肾上腺素进行处理。

全身麻醉只在下列剖宫产时应用：目前在使用抗凝治疗，心力衰竭患者不能平卧。

剖宫产麻醉前应准备好各种循环系统治疗用药以及抢救设备。并做好新生儿的抢救准备。

三、妊娠合并哮喘的剖宫产麻醉

妊娠合并哮喘是临床最常见的妊娠期慢性呼吸系统疾病。妊娠能使产妇哮喘加重，妊娠期不能很好地控制哮喘将导致胎儿和产妇的围生期发病率和病死率增加。术前应评估哮喘造成的功能障碍以及治疗的有效性、评估产妇的肺功能等。剖宫产首选的麻醉方式还是椎管内麻醉，可以避免哮喘患者气管插管气道反应性增高引起支气管痉挛危及生命。手术中避免麻醉平面过高引起产妇呼吸抑制，术

中充分供氧，避免可导致或加重以气道阻力增加为特征的急性呼吸困难。

第八节　瘢痕子宫剖宫产和瘢痕
子宫妊娠手术的麻醉

　　瘢痕子宫即子宫有大的瘢痕。导致瘢痕子宫的主要原因有：剖宫产手术、子宫肌瘤剔除术、人工流产、子宫内膜炎等，其中以剖宫产最为常见。剖宫产瘢痕妊娠是高危妊娠的一种。剖宫产率高直接导致生二孩时凶险型前置胎盘等并发症、合并症发病率上升，分娩风险大大增加。瘢痕子宫妊娠可能增加流产、出血、胎儿发育受限、前置胎盘、胎盘粘连、子宫破裂等风险。瘢痕子宫孕妇行剖宫产分娩时，损伤、感染、粘连加重、切口愈合不良等手术并发症增加。

　　瘢痕子宫妊娠可使受精卵异位，发生胎盘粘连或前置胎盘，引起胎盘早剥或产程出血，胎盘粘连的发生率随着剖宫产次数的增加而增加。子宫瘢痕愈合不良，使子宫肌层变薄和瘢痕变硬，瘢痕的弹性和韧性差，容易发生妊娠末期子宫破裂，尤其是过多使用缩宫素者。胎盘附着于瘢痕部位，引起胎盘供血不足，较早老化，影响胎儿发育，产后易出现新生儿并发症，病死率较高。子宫瘢痕部位影响子宫收缩，易致宫缩乏力，引起术中或术后出血，甚至子宫切除。

　　瘢痕子宫对手术麻醉的影响主要有：手术入路困难和腹腔粘连，造成手术操作困难和时间延长，并发症增加，如出血、膀胱损伤等，还有胎头娩出困难率和新生儿窒息率增加。反复剖宫产经历多次硬膜外麻醉，影响其运动和感觉阻滞效果。而且产妇多为高龄，术前存在合并症和并发症较多，多数为急诊手术，麻醉风险较大。

　　瘢痕子宫麻醉要求和其他手术一样也是既能保证母子安全，满足手术需要，又能减轻手术创伤和并发症。瘢痕子宫剖宫产仍以椎管内麻醉为主，能保证产妇清醒状态，降低麻醉风险，适用于择期剖宫产和循环功能稳定的产妇。

　　瘢痕子宫产妇曾行多次硬膜外麻醉，对麻醉效果影响较大，主要问题是阻滞不全，可能是硬膜外间隙慢性炎症，组织增生和局部粘连，甚至形成隔膜，使局部麻醉药扩散受阻，少数出现斑状阻滞、单侧阻滞和阻滞范围较窄或平面不稳定。

　　腰麻、硬膜外阻滞（腰硬）联合麻醉是瘢痕子宫剖宫产的较好选择，以腰麻的阻滞效果弥补硬膜外阻滞的不足，既有腰麻起效迅速、用药量少和阻滞完善的优点，又可以通过硬膜外导管补充腰麻的时间不足，还可以留置术后镇痛，目前比较广泛应用于产科麻醉。

　　全身麻醉适用于胎儿宫内窘迫、子宫破裂、失血性休克、凝血功能障碍和其他不适合椎管内麻醉的产妇。但是瘢痕子宫的产妇胎儿娩出的时间延长，全身麻醉药很容易经过胎盘进入胎儿体内。

　　瘢痕子宫剖宫产麻醉期间经常发生严重低血压，术中出血是常见原因，如前置胎盘、胎盘粘连、胎盘早剥和子宫破裂等。术前应开放粗大的静脉保证输液，必要时行中心静脉穿刺和动脉监测血压。

所以瘢痕子宫剖宫产对产妇存在很大的风险，术中应加强监测，保证产妇和新生儿的安全。

第九节　剖宫产术后镇痛

剖宫产术后疼痛主要来自两个方面：腹部伤口引起的躯体性疼痛和子宫收缩引起的内脏性疼痛。疼痛可以使交感神经兴奋，体内儿茶酚胺水平升高，影响产妇的术后恢复，导致产妇焦虑、精神紧张、活动减少，甚至影响泌乳。所以实施剖宫产镇痛，可以缓解剖宫产疼痛，减少术后并发症与应激反应，有效地提高了术后产妇的安全性和舒适性。

剖宫产手术后麻醉镇痛最常用的椎管内镇痛，其次是静脉镇痛，其余还有口服或肌内注射镇痛药等。

一、椎管内镇痛

在椎管内麻醉后留置硬膜外导管，使用局麻药加阿片类药物或非甾体类镇痛药的患者自控镇痛。使用硬膜外镇痛具有镇痛效果好，促进肠道排气，术后并发症少等优点。最常用的配方是长效局部麻醉药如罗哌卡因加阿片类药物如吗啡、芬太尼或舒芬太尼合用。有些医院也加入一些非甾体类镇痛药。术后持续输注一般比单次剂量更安全有效，不良反应少。

产妇术后硬膜外镇痛的常见不良反应主要有阿片类药物引起的瘙痒、眩晕、尿潴留以及局部麻醉药引起的低血压、感觉异常。这些不良反应均可以通过减慢输注速度，改变药物的种类剂量和浓度后缓解。还有一些与硬膜外导管留置有关，如下肢的感觉和运动异常，局部皮肤的感觉异常和刺痛，穿刺部位的疼痛和腰酸背痛，足麻足痛等，一般拔除硬膜外导管后或数天后解除或缓解。

由于使用硬膜外镇痛，经硬膜外吸收入血再经乳汁分泌的药物微乎其微，所以对新生儿几乎没有影响，是一个比较安全的镇痛方式。

二、静脉镇痛

静脉镇痛包括单次给药、静脉持续给药和患者自控静脉镇痛，目前比较常用的是患者自控静脉镇痛，适用于全身麻醉的产妇，常用的药物是阿片类药物如吗啡、芬太尼和舒芬太尼等，还有一些非甾体类药物如地佐辛、喷他佐辛等。

患者自控静脉镇痛可明显减少产妇血浆镇痛药浓度的波动，维持血药浓度的相对恒定水平，产妇活动后疼痛加剧时，可以做到按需给药，增加了产妇的舒适度。

☆ ☆ ☆ ☆

静脉镇痛的常见不良反应是呼吸抑制、嗜睡、镇痛不足及恶心、呕吐等。减少药物的剂量、改变药物的种类或者停止使用可缓解或减少不良反应。

目前对静脉镇痛最大的顾虑是药物经乳汁进入新生儿体内。大部分静脉镇痛药都能进入乳汁中，但是浓度比较低，分泌量少，对新生儿影响小。但是新生儿肝发育不成熟，解毒能力不完善，药物消除率低，应避免长时间使用静脉镇痛。特别是一些早产儿影响更大。所以这些都影响了静脉镇痛在临床上的应用。

第十节　计划生育政策改变对产科和产科麻醉的挑战

随着国家二孩政策的放开，高龄产妇，瘢痕子宫产妇越来越多，随着而来的妊高征、产后出血、胎盘早剥、前置胎盘等产科并发症增多，还有合并内科疾病的产妇也大大增加。

1. 高龄生二孩的风险　医学上，年龄＞35 岁的孕（产）妇被称为高龄孕（产）妇。"全面二孩"实施后，很多 35 岁以上的妇女也想生育二胎，这将催生不少高龄孕产妇。高龄孕产妇将面临以下风险。

（1）生育功能下降：生育功能与年龄、卵巢功能、卵泡数、卵子质量等密切相关。女人最理想的生育年龄则在 25～30 岁，这时女性的心理、 生理已十分成熟，子宫颈管弹性好，子宫肌肉收缩有足够力量，最适合孕育宝宝，容易平安分娩 而 35 岁以后的女性虽不是绝对不能生育，但生育功能会逐年下降。

（2）妊娠分娩风险增大：孕妇年龄越大，妊娠、分娩时的风险越高，如妊娠高血压疾病、妊娠糖尿病等妊娠并发症以及流产、难产等发生率明显增加，重者会危及孕妇和胎儿生命。

（3）轻视孕前检查：很多人认为，生过一胎的妇女再生第二胎易如反掌，所以常常放松了对优生优育及产前检查的重视。而实际上，经产妇（曾经生过孩子的产妇）怀孕过程和分娩过程中，无论是自然分娩，还是包括剖宫产在内的各种手术分娩，发生危险甚至死亡等不良后果的比例要比初产妇高。因此，计划生育二胎的夫妇，特别是 35 岁以上的夫妇，应在计划怀孕前 3 个月甚至更早到医院做相关检查、咨询和评估，在确保自身健康，除外或纠正一些慢性内科疾病（如高血压、糖尿病、甲状腺功能疾病等）后方可怀孕。并且在孕前 3 个月需补充叶酸，预防胎儿神经管缺陷。

（4）忽略产前诊断的重要性：高龄孕妇怀有染色体异常胎儿的风险增加，国家有法律规定要提供产前诊断。产前诊断和产前检查是两个不同的概念，虽然它们同属于大的产科范围。"产前检查"是一个普通的产科检查概念。孕妇到了产科门诊定期检查，医生会给她量宫高、腹围、测血压，验尿、验血等，这些属于一种基本的产科检查。"产前诊断"是经过了普通的产前检查以后，觉得有需要做进一步的产前诊断的孕妇，如高龄产妇、染色体有异常夫妇、孕产史不良的孕妇，需要接受产前诊断。产前诊断包括绒毛活检术、羊膜腔穿刺术、脐血穿刺术检测胎儿染色体，超声、磁共振检查除外胎儿结构异常等。

2. **辅助生育技术与双/多胎妊娠**　自然怀孕双胞胎的概率约为 1/90，三胞胎的概率约 1/8000，四胞胎及四胞胎以上则更为少见。然而近几年，我们身边的双胞胎、多胞胎似乎不知不觉地多了起来，双/多胞胎比例上升，真正让双/多胞胎成为在全球范围内"流行"的，是辅助生殖技术，选择辅助生殖技术的夫妇中有 30.1%产下了双/多胞胎，显著高于自然妊娠。辅助生殖技术也是一把双刃剑，一方面它是不孕症夫妇的福音，另一方面也带来了多胎妊娠的风险。

随着年龄增长，妇女的生育能力逐渐下降，许多想生二胎的妇女过了最佳生育年龄，怀孕能力下降，会借助于辅助生育技术，由此增加多胎妊娠机会。那么多胎妊娠究竟增加了哪些风险呢？

（1）流产：双胎早孕的流产率为单胎妊娠的 2～3 倍。

（2）早产：双胎早产率达 45%以上，早产发生率远较单胎为高，是围生儿死亡主要原因。

（3）贫血：双胎妊娠发生贫血者约为 40%。

（4）妊娠高血压疾病：妊娠高血压综合征是双胎的主要并发症之一，其发生率较单胎妊娠高 3～5 倍。

（5）羊水过多：在双胎妊娠中，约 12%可见羊水过多，尤其在单卵双胎中较多见，对胎儿是极大的威胁。

（6）妊娠期肝内胆汁淤积症（ICP）：ICP 发病原因与雌激素有关，妊娠期雌激素水平异常增高，双胎妊娠因有两个胎盘，雌激素水平增高更加明显，ICP 对胎儿主要威胁是早产及胎儿宫内窒息，以致突然死亡。

（7）胎儿畸形：双胎畸形为单胎畸形的 2 倍，而单卵双胎的畸形 22 倍于双卵双胎，如联体双胎、无心畸形、胎内胎等。

（8）胎位异常：与单胎相比，双胎的异常胎位明显增加，双胎的两个胎儿均为头位的在各种有关双胎的统计中占到 38%～42%。

（9）胎儿生长受限：胎儿生长受限在双胎妊娠中的发生率为 12%～34%。

3. **分娩方式的选择**　自然阴道分娩是最为理想的分娩方式，因为它是一种正常的生理现象，对母亲和胎儿都没有多大的损伤，而且母亲产后很快能得以恢复。如果骨盆狭小、胎盘异常、产道异常或破水过早、胎儿出现异常的孕妇，需要尽快结束分娩时应采取剖宫分娩方式，以确保母子平安。剖宫产手术对母亲的损伤较大。手术本身就是一种创伤，产后的恢复远比阴道分娩慢，而且还会有手术后遗症发生。所以随着"二孩"政策的出台，人们会越来越体会到阴道分娩的重要性，第一次选择和决定分娩方式尤应慎重。

有剖宫产史妇女再次妊娠时瘢痕妊娠、凶险型前置胎盘概率增加，再次妊娠如自然产时 0.5%～1%可能发生"子宫破裂"的并发症，再次剖宫产时产后出血、手术损伤邻近器官、子宫切除等风险也显著增加，会导致母亲与胎儿的生命危险。所以，带有瘢痕子宫的妇女如要生育第二胎，需在孕前进行咨询，医生会对其妊娠时机、孕期的注意事项、分娩方式的选择给出合理的建议。值得注意的是：剖宫产后短期内子宫壁刀口不一定会愈合得很好，加之瘢痕使刀口缺少弹性，在妊娠晚期或分娩时容易发生瘢痕裂开，致使子宫破裂，而瘢痕弹性恢复最佳状态是 2～3 年，所以自第一次剖宫产后，再次怀孕至少应该 2 年以后。事实上，如第一胎并非因医学原因而剖宫，或由于胎位不正、妊娠并发症、巨大胎儿等因素而接受剖宫产，再次怀孕如去除这些因素，经医师评估后，仍可选择阴道分娩。

第一胎是阴道分娩的产妇，就不必担心上述问题了，只要再次怀孕控制好胎儿体重，无产科并发症或分娩禁忌证，完全可以自然分娩，且总产程会比生第一胎缩短很多。

（吕昌成　舒淑娟）

第 21 章

重视各种瘢痕子宫的诊治

瘢痕子宫的定义应是当子宫壁（子宫内膜、肌层和浆膜）因各种原因造成创伤，其可是全层或子宫内膜和肌层或肌层和浆膜层日后形成瘢痕者均可称瘢痕子宫。

一、瘢痕子宫的分类

1. 瘢痕子宫的子宫壁组织结构的分类。子宫壁全层，子宫膜及近内膜的浅肌层，肌层及浆膜层，或浆膜和近浆膜的肌层受到损伤，日后形成瘢痕者均可称为瘢痕子宫。所以，瘢痕子宫的范围比较广。

2. 瘢痕子宫的子宫不同部位，如子宫体部、峡部、角部、前壁、后壁、侧壁和宫颈等。

3. 瘢痕子宫的深浅之分。

4. 瘢痕子宫的范围大小之分。

5. 瘢痕子宫的创伤原因之分，如刀切割、撕裂、电刀切割、电凝、激光、微波、冷冻、消融、超声聚焦等，以及意外损伤如工农业劳动中、交通事故致盆腔损伤所致等。

6. 瘢痕子宫自发性、医源性（也包括上述造成创伤的不同器械和方法，子宫内膜癌腔内放疗置入放射源以及计划生育操作等）创伤原因之分。

7. 瘢痕子宫由妇科、产科、计划生育、辅助生育诊疗后之分。

8. 瘢痕子宫的面积、形态不同之分。

9. 瘢痕子宫有无症状之分。

10. 瘢痕子宫对月经、生育影响之分。

11. 瘢痕子宫的近期和远期并发症之分。

所以对瘢痕子宫应有充分和足够的认识，切勿存有侥幸心理，有些可无症状和对月经、生育、分娩等无影响，有些则有妇科症状和病症，严重者会危及生命，甚至对母体和胎儿造成威胁，尤其是现今我国"二孩"政策开放，原先我国剖宫产、多次人工流产、子宫肌瘤剔除术、宫角妊娠、宫腔粘连、宫内节育器放置等甚多，所以瘢痕子宫的临床问题尤为突出。只是医生对剖宫产、子宫肌瘤剔除术等的瘢痕子宫尚有较多的认识，而对其他原因也能引起不同程度的瘢痕子宫及其可能的妇产科临床问题（包括妇科、产科症状、计划生育、孕育、分娩、不孕不育等）则存有认识不足，无诊断治疗，出现症状和病症缺乏认识，考虑不周，致发生严重临床事件的教训也屡有发生。

育龄妇女的子宫内膜在卵巢内分泌激素作用下可周期性剥脱和再生，但若多次流产刮宫，在宫腔不同部位除子宫内膜基底层外，还可伤及邻近子宫内膜的浅肌层，又因炎症影响也可造成子宫瘢痕或宫腔粘连。所以，瘢痕子宫也不一定累及子宫组织全层；也不一定是贯通性损伤，但子宫肌层是主要受创伤部位；也可是子宫内膜及肌层的不同厚度；也可是整个肌层和浆膜；也可是累及子宫内膜、肌层和浆膜全层。也说明瘢痕子宫受累的含意和范围、部位、深浅、形态、大小等还是较为广泛和不一的。

二、临床所见瘢痕子宫形成的相关疾病

1. 子宫上操作的各种手术 包括宫体和宫颈，当然以子宫体部为主。

（1）剖宫取胎和剖宫产术：均为子宫全层贯通性切割、电凝、缝合、炎症等损伤，日后形成瘢痕。

（2）子宫肿瘤手术：通过切割、电凝、缝合（腔镜）等剔除子宫肌瘤，妊娠滋养细胞肿瘤子宫肌层病灶剔除术 GTN Ⅰ 期，侵蚀性葡萄胎、绒癌子宫病灶自发破裂和（或）病灶去除和修补术，子宫黏膜下肌瘤和开腹或宫腔镜切除术等。

（3）异位妊娠手术：输卵管间质部妊娠、子宫角部妊娠开腹或腔镜手术治疗，该处本身是子宫的薄弱部位，经相关操作又形成瘢痕，对日后再次孕育有一定危险性。

（4）计划生育手术：刮宫术是每位妇产科和计划生育医生的基本功和最常见操作之一，但手术操作中的手法、技巧、技术水平、经验、患者的实际子宫状况及全身状况各异，所以在刮宫实际操作时的应对水平大有讲究。若技术生疏、动作粗糙，或不按操作常规等均会引起失误或后患，甚至引起严重不良后果或造成伤亡。特别是对病理性子宫或疑难刮宫尤应小心谨慎。例如：

①年龄＜20 岁，有些女性生殖系尚未发育成熟，易致创伤。

②6 个月内有终止妊娠史或 1 年内有 2 次人工流产史者，常有子宫恢复不良。

③人工流产 3 次或以上者，子宫内膜及近子宫内膜的浅肌层易创伤、粘连。

④足月阴道分娩后 3～6 个月者若再次妊娠做流产术者，因子宫尚未完全恢复，尤其是哺乳者月经尚未恢复者，子宫软而薄者。

⑤剖宫产术后未满 2 年者，子宫切口尚未完全愈合良好。

⑥长期服用甾体激素避孕药者，子宫壁也薄而软者。

⑦子宫位置极度倾屈，又不能纠正者易致子宫穿孔或流产不全，操作困难。

⑧宫颈暴露困难，常因阴道长、松弛、子宫与腹壁粘连，宫颈位置高，位于

耻骨联合后方，或子宫前后有肿块压迫者等，阴道壁肿病者均可影响视野，增加手术操作困难也易致创伤。

⑨膀胱截石位困难、双下肢不易分开或脊柱畸形，骨盆畸形等不能平卧等体位因素影响手术操作的刮宫术。

⑩特殊部位妊娠刮宫，如子宫角部、宫颈、子宫峡部妊娠以及剖宫产瘢痕妊娠等刮宫术。

⑪畸形子宫的各种刮宫或宫腔操作。

⑫有血液系统疾病者的刮宫，因凝血功能异常易致大出血。

⑬有子宫创伤、穿孔或宫颈、穹窿部损伤史者，刮宫时易引起新的创伤。

⑭曾有胎盘粘连或植入史者再次刮宫时易致穿孔等。

⑮带宫内节育器妊娠者刮宫者。

⑯生殖道合并肿瘤时，如子宫肌瘤、宫颈肌瘤等均增加手术操作难度。

⑰绝经后阴道出血诊刮、宫腔积脓、子宫内膜息肉、取宫内节育器尤其是有嵌顿等操作均易引起创伤。

如人工流产，尤其是多次人工流产刮宫，损伤子宫内膜基底层或浅层肌肉；探针、刮匙、卵圆钳穿孔；中期妊娠引产引起子宫破裂、子宫下段破裂甚至后穹窿破裂，胎儿由阴道娩出等；放取宫内节育器的钩针、探针等，尤其是产后哺乳期子宫因卵巢内分泌激素因素，子宫壁软而薄，或因有炎症感染，呈病理子宫，更易引起子宫外伤，日后产生瘢痕。

（5）妊娠滋养细胞疾病：如葡萄胎刮宫、胎盘部位滋养细胞肿瘤（PSTT）、息肉型刮宫，又因肌层也有病变，或侵蚀性葡萄胎、绒癌病灶自发破裂修补术后。

（6）子宫畸形矫正术：弓形子宫矫正术、子宫纵隔去除术等。

（7）宫腔操作：宫腔镜、腹腔镜、羊膜镜、胎儿镜、输卵管镜等操作均有可能导致子宫损伤。

（8）分娩损伤：阴道自然分娩严重宫颈裂伤可累及子宫下段，剖宫产分娩刀口过小也可引起侧裂或撕裂。

（9）妇科肿瘤放射治疗器械损伤：子宫腔内放疗时探针、宫腔内放置放疗源等。

（10）绝经妇女阴道出血，宫腔积脓，绝经后取宫内节育器等致子宫穿孔、宫颈撕裂损伤等。

（11）各种子宫内膜去除术（ablation）：操作也有可能引起。

2．开腹或腹腔镜行妇科手术操作　因手术操作粗糙，或使用手术刀、电刀等器械在切割、分离粘连时损伤子宫浆膜及其肌层。

3．辅助生育技术操作　减胎术，先天性宫颈闭锁行子宫穿刺注入孕囊等。

4．产科操作　羊水穿刺，宫内手术、羊膜腔内注入等。

5．工农业劳动生产意外伤害　碰巧异物触入伤及子宫，耕牛突然抬头，牛角伤及外阴、阴道、子宫。

6. 交通意外　轧伤骨盆、下腹致子宫等严重损伤。

7. 性虐待　将铁器、木棒等尖锐物插入阴道、子宫等。

8. 化学、药物性损伤　将化学物品或误用药致子宫内膜、肌层等创伤，内膜毁坏、粘连等。

总之，能造成瘢痕子宫的临床疾病诊治过程或少见各种意外情况，均可引起子宫壁各层组织损伤，形成瘢痕，真是举不胜举。临床医师从仔细询问病史，了解有无造成子宫创伤等均应考虑是否有瘢痕子宫形成的可能或日后引起瘢痕子宫的可能，结合相应检查（影像学、术中肉眼观察，有的可经病理证实）等，或从患者的月经变化、孕育、分娩症状等警惕有无瘢痕子宫可能，特别应对日后仍有生育要求者尤应重视，因涉及母婴二代的安危。

笔者近知某三甲著名妇产科专科医院有一病例系多次人工流产术者，引发宫腔粘连，后行宫腔镜分离术，因在宫角部粘连致密操作相应为多，日后做辅助生育技术成功宫内妊娠，至孕晚期出现慢性腹痛，经内外科等多次会诊及一般治疗仍无好转和明确诊断，后再做B超，发现子宫有破裂，破裂口处有血凝块，腹腔也有积液，胎心消失，即于抢救，虽挽救了母体生命，但胎儿夭折，引起医患纠纷。实际此例多次人工流产刮宫，也伤及子宫浅肌层，后致宫腔粘连，且见宫角部粘连致密，在该处操作相对较多，也因子宫角部肌层厚度相对为薄弱部位，孕晚期发生慢性腹痛，实为子宫逐步发生破裂，属瘢痕子宫破裂。

此外，剖宫产后再妊娠、剖宫产瘢痕子宫妊娠、子宫肌瘤剔除术妊娠、瘢痕子宫引产等发生子宫破裂相对临床多见，而上述1例人工流产、宫腔粘连、再次妊娠后瘢痕子宫破裂则易忽略，值得引以为戒，应防止重蹈覆辙，并引起临床医师对瘢痕子宫概念和临床问题的重视。

有关瘢痕子宫的形成、愈合机制，对日后妇产科临床表现及后果等表现不一，轻者、浅者、范围小者可无任何临床症状或不良结局，如子宫探针穿孔子宫全层贯通，未累及血管等经观察或子宫收缩药应用等均无影响，而其他则应考虑瘢痕子宫的其他不同症状和结局（腹痛、粘连、不同程度出血、胎盘异常、胎盘低置、前置、植入、瘢痕妊娠、子宫破裂、大出血、死亡等）。

瘢痕子宫的治疗方式及结果各异。目前临床上以剖宫产术后切口愈合不良的瘢痕子宫为多见，对此主要使用抗炎，人工周期治疗至少3～6个周期以控制月经前后的不规则阴道出血及月经期延长或出血量多；宫腔镜治疗瘢痕处愈合不良以电烧灼、切割等为主，但对深入肌层或形成憩室者效果并不理想或因操作引起肌层更大创伤或缺损。所以，也有提出否定观点和看法；腹腔镜下切开和去除病灶，烧灼，再缝合；或在宫腔镜引导和指示下上述处理；或开腹或经阴道前穹窿切除病灶再缝合为目前较为彻底的治疗，大多可达到良好效果。但术前仍应与患者等充分沟通，因局部组织原有病理改变，手术后个别仍有症状或较前改善，影像学上局部仍有愈合瘢痕或愈合不良图像所见。也有使用栓塞或中医中药治疗，对部分患者有效。

对于其他小的、贯通整个子宫壁层或部分壁层者，采用对症处理均有一定效果，但若再次妊娠则应在早期及早排除异常，孕期均按高危妊娠处理。

妇产科临床各亚学科和分支学科应重视瘢痕子宫的预防，若不可避免地要伤及子宫，也应尽量正规操作，如选择子宫切口、大小、部位、止血、缝合、防止感染等均有讲究；严格各种手术指征；做好计划生育宣教工作；对女职工的劳动保护；避免意外事件发生等，均要防范于未然。影像学医师检查、摄片、读片等也应将有问题和可疑处提示临床医师。手术和腔镜医师等对各种子宫手术操作均应全面考虑，既治疗现有疾病，也应对日后的临床问题，再孕育、分娩等问题和日后生活质量有所考虑。共同为减少瘢痕子宫可能对妇女的危害降低到最低。

（石一复）

第 22 章
高龄妇女再生育与
剖宫产（首次、再次）问题

生育年龄推迟已是全球性问题，与生育观念、学业、工作、经济等因素有关。2011 年内美国疾病控制中心（CDC）报道显示，全美国 35—39 岁的生育率由 1980 年的 19.8‰增加至 2011 年的 47.2‰，所以以美国整个而言，20—29 岁生育率下降，而 35—44 岁高龄女性生育率在上升。瑞典 35 岁以上的初产妇从 1973 年的 2%增加到 2003 年的 10%。我国也不例外，生育观念也在发生明显变化，女性生育年龄普遍推迟，又因 2014 年来全面开放"二孩"生育政策，使大量高龄女性燃起再生育的愿望。①我们原提倡"一对夫妇只生一个好"的生育政策，采取剖宫产分娩的比率甚高，均成为剖宫产瘢痕子宫，现也要求再次生育，即瘢痕子宫再次孕育和分娩；②因有首次剖宫产后胎儿发生意外，或再婚等重组家庭等也符合或均有生育要求；③近 20 年前中国高剖宫产率，也使我国这些高龄剖宫产瘢痕子宫面临着严重问题，即瘢痕子宫能否会自然正常妊娠或不孕，瘢痕子宫再次妊娠易致瘢痕子宫妊娠，增加凶险型前置胎盘发生，导致产时、产后大出血的风险增加。

综上所述，高龄妇女再生育，尤其是剖宫产瘢痕子宫者的孕育和分娩均给围生保健工作和产科医务人员及相关学科人员带来许多新问题和挑战，若稍有疏忽，即会带来不同程度不良结局。

一、高龄孕妇有其特殊性

高龄妇女孕期易致超重、肥胖，妊娠合并症和并发症增加，如妊娠期糖尿病、妊娠高血压、子痫前期、产前及产后出血、胎盘植入、胎膜早破、产力异常、产道扩张弹性差，随年龄增长染色体疾病增加；婴儿则有胎儿宫内窘迫、新生儿窒息、死产、低体重儿、小于胎龄儿、大于胎龄儿、出生缺陷儿、围生儿死亡，孕产妇围生期发病、围生期死亡等严重不良妊娠结局。此外，高龄孕妇的不良妊娠期结局与母儿远期的高血压、2 型糖尿病、代谢综合征、动脉粥样硬化、青少年肥胖等心血管代谢风险也与之关系密切，不可轻视。

二、高龄孕妇产时的危险因素

1. 胎盘异常　高龄孕妇常可能有过多次孕产史和多次刮宫史，若为有剖宫产史者也常以防万一小孩夭折或有缺陷等而不做输卵管结扎或男方绝育术，又因避孕不严，故常有多次流产和刮宫史，子宫内膜受损、变薄、炎症等，影响孕卵植入，又因多次或过度刮宫，使血供不足，使胎盘低置、前置胎盘，甚至中央型前置胎盘、瘢痕妊娠等发生。也有对照研究报道，随年龄每增加 1 岁，前置胎盘发生危险增加 12%。

2. 大出血　高龄孕妇因精神因素，宫缩乏力，软产道扩张弹性不及年轻产妇，会阴肌肉弹性减退，宫颈坚韧，不易扩张，或原有多次刮宫等内膜创伤史等手术产概率增加，剖宫产手术概率增加，术中术后出血增加。若原为瘢痕子宫，此次因前置胎盘甚至凶险型前置胎盘等更易致大出血、失血性休克、弥散性血管内凝血（DIC）发生，或最后做子宫切除等重大事件发生。

3. 羊水栓塞　高龄产妇是羊水栓塞的高发人群。其发生与多次流产、子宫内膜损伤。宫颈内口存有不同程度的损伤，高龄宫颈坚硬，不易扩张，先露娩出易致宫颈不同程度裂伤，或因高龄宫缩乏力，使用促宫缩药物，或催产、引产，使宫缩强力收缩，或自然分娩，阴道助产，或剖宫产等促使羊水由上述相关部位创面进入血液循环，引起羊水栓塞。

三、高龄孕妇产后危险因素

1. 产后恢复缓慢　子宫复旧及缩复功能降低；胃肠功能减退，肠蠕动减慢，若剖宫产术后因手术创伤，术中血液或羊水污染，加之术后活动少，易致肠胀气，术后排气延迟，也易引起尿潴留等。

2. 腹腔粘连　手术操作，术中血液、羊水污染，术后活动减少，手术操作若粗糙等均易使腹腔内粘连，术后合并感染则更易发生。

3. 静脉栓塞　孕期血液均处高凝状态，增大的子宫压迫下腔静脉，回流障碍，又因麻醉、手术、术后活动少，卧床；孕期有高血压、心脏病史，体型肥胖；或原有使用避孕药等雌激素史者；或原有血栓史者均增加静脉血栓形成风险，应严密观察，及时给予相应诊治处理。

4. 长期随访，注意远期疾病　代谢性、心血管疾病，注意和重视"健康与疾病的起源"关系，生命早期的发育与成年后慢性疾病有很大关系，将会增加成年后肥胖、糖尿病、心血管疾病发生概率（DOHaD 理论）。"成年人疾病的胎儿起源"概念的发展和演进，DOHaD 概念与生殖系统的健康和疾病密切有关。在生命早期第 1000 天（即从孕育开始至 2 岁）可改变一生，改变未来（1000 days：change a life，change the future）。所以高龄妇女若孕育对胎儿及未来关系重大。

☆☆☆☆

四、高龄孕妇分娩方式

1. 剖宫产　高龄妇女通常剖宫产指征适当放宽，因为：①孕期产科并发症、合并症多；②妇科合并症（如子宫肌瘤、宫颈手术、各种妇科瘢痕子宫史）；③产道因素；④社会因素（再婚、子女夭折等）；⑤辅助生育技术后孕育；⑥若阴道分娩有不确定因素；⑦原有剖宫产指征；⑧前为古典剖宫产或裂伤切口异形，或 2 次以上剖宫产史等。

2. 阴道分娩　若骨盆、阴道、会阴条件无异常，胎儿估计能阴道分娩，也无窘迫，产力及产程正常，又有给予精神鼓励和支持，配合无痛分娩等措施，更使高龄产妇有足够信心，也完全可以经阴道分娩。高龄多胎者以往均是经阴道自然分娩。

3. 前次剖宫产后阴道分娩试产（trial of labor after cesarean delivery，TOLAC）详见有关章节。有剖宫产史者 TOLAC 成功率可达 60%～80%，发生子宫破裂率＜1%，若发生子宫破裂则母婴结局不良。TOLAC 给产科医师和助产士等提出更严格的要求，因此，必须充分评估 TOLAC 的风险。严格筛查适应证，严密产程观察和持续胎儿监护，及早发现有无子宫先兆破裂现象，并应有产科、麻醉、新生儿救治设备和技术，训练有素，反应快速，能随时施行急诊剖宫产的条件，以确保母婴安全。有关前次剖宫产后阴道分娩试产（TOLAC）与成功的剖宫产产后阴道分娩（vaginal birth after cesarean section，VBAC），包括自然分娩成功和人工引产后阴道分娩，含义相同。后者是指成功，前者是试产，可能成功，可能失败，改为急诊剖宫产。

通常剖宫产术后再次剖宫产率约占 25%，但也有受 1916 年提出"一次剖宫产，永远剖宫产"（once cesarean，always a cesarean）的影响，国内重复剖宫产率提高，实际当时剖宫产以古典型为主，若阴道分娩则发生子宫破裂及母婴死亡率极高。1926 年，推出子宫下段横切口剖宫产术，又因现今下段剖宫产，则技术水平提高，情况与前明显不同，多以 20 世纪 60—70 年代已重视 VBAC 或 TOLAC 的临床验证和实践，但不论怎样，凡有剖宫产史者再次孕育和分娩均应予以高度重视。

五、有关剖宫产后阴道分娩成败的预测因素

有关剖宫产后阴道分娩成败的预测因素，见表 22-1。

表 22-1　剖宫产后阴道分娩成败的预测因素

成功相关因素	失败相关因素
1. 有阴道分娩史	1. 无阴道分娩史
2. 本次为自然分娩	2. 本次为阴道试产
3. 宫颈扩张≥4cm	3. 宫颈扩张＜4cm

续表

成功相关因素	失败相关因素
4. 宫颈管消失≥25%	4. 宫颈管消失<25%
5. 距上次剖宫产>18 个月	5. 距上次剖宫产≤18 个月
6. 体重指数<30kg/m²	6. 体重指数≥30kg/m²
7. 胎儿体重<4000g	7. 胎儿体重≥4000g
8. 孕<39 周	8. 孕≥39 周
9. 女婴	9. 男婴
10. 硬膜外麻醉	10. 无硬膜外麻醉
11. 产妇年龄<40 岁	11. 产妇年龄≥40 岁
12. 产妇身高>150cm	12. 产妇身高≤150cm

（石一复）

第 23 章
剖宫产术（初次、再次、剖宫产瘢痕妊娠）的护理

第一节　初次剖宫产的护理

一、初次剖宫产

瘢痕子宫是指剖宫产手术或子宫手术后的子宫，其对再次妊娠的孕期和分娩及产后等过程有较大影响，主要发生于剖宫产术、子宫肌瘤剔除术、子宫穿孔或破裂修复术、子宫成形术等妇产科手术之后，其中剖宫产术是瘢痕子宫产生的最主要原因。

近 40 年来，我国的剖宫产率居高不下。伴随着"二孩"政策的开放，由此带来了一系列的问题。鉴于剖宫产的相关风险及其对今后的妊娠的影响，应减少初次剖宫产的发生。降低剖宫产率最有效的方法是严格掌握剖宫产适应证，结合分娩方式教育和分娩镇痛的实施，达到减少无指征剖宫产发生的目的。

1. 初次剖宫产适应证　见第 3 章。

2. 针对无指征剖宫产的情况，美国妇产科医师协会（ACOG）建议

（1）孕周不小于 39 周。

（2）即使没有有效的疼痛管理，也不应激发孕妇剖宫产的积极性。

（3）不适用于计划多次生育的母亲。

因此，医护人员在产前应向孕妇及其家属耐心宣教剖宫产和阴道分娩的利与弊，对再次妊娠的影响等，孕期指导孕妇合理饮食，控制体重，鼓励无分娩禁忌证的孕妇自然分娩。在分娩过程中，尽量争取为每位产妇配备经验丰富的助产士，提供一对一的全程陪伴分娩，密切观察产程，及时为产妇及其家属提供产程进展信息，给予安慰、支持和鼓励，缓解紧张、恐惧情绪。必要时可实施分娩镇痛。如发现异常情况，应及时报告医生，做好与家属的沟通工作。

3. 剖宫产手术的时机　根据剖宫产时机的不同，剖宫产手术可分为择期剖宫产和急诊剖宫产。择期剖宫产也称选择性剖宫产，指对尚未临产而进行有计划的剖宫产，除了双胎和前置胎盘的情况下，择期剖宫产应该在 39 周之后进行。急诊

剖宫产术指严重威胁到母儿生命的紧急状况下的剖宫产手术，受时机和人力的影响，对手术指征和手术时机的掌握有一定的局限性。

二、如何在产程观察中识别异常产程

明显的胎位异常，胎儿发育异常，产道异常在产前容易诊断。而多数的异常分娩发生在分娩过程中，必须仔细观察产程，结合病史、体格检查，综合分析才能及时发现异常。

1. **孕妇出现全身衰竭症状**　由于产程延长，孕妇出现烦躁不安，体力衰竭，严重者出现脱水、代谢性酸中毒及电解质紊乱。由于自主神经功能紊乱引起肠蠕动减弱及膀胱平滑肌无力，导致肠胀气和尿潴留，应及时发现，通知医师，予以纠正。

2. **胎头下降受阻**　潜伏期胎头迟迟不入盆，应警惕宫缩乏力及头盆不称，应检查胎头有无跨耻征。活跃期及第二产程，胎头下降速度<1cm/h 或停留原处，最多见中骨盆狭窄及持续性枕后位及枕横位。

3. **宫颈口扩张延缓或阻滞**　提示可能有无效的子宫收缩或子宫收缩乏力，宫颈水肿、宫颈坚韧及宫颈瘢痕、头盆不称、胎位异常、巨大儿、中骨盆或骨盆出口狭窄。

4. **子宫收缩力异常**　首先区别是协调性或不协调性子宫收缩乏力或过强。然后区分单纯性子宫收缩乏力或由其他原因所造成子宫收缩过强，胎头下降受阻，可发生先兆子宫破裂甚至子宫破裂。因此，必须及时发现，查明原因，告之医师，妥善处理。

5. **胎儿窘迫**　由于产程延长，导致胎儿缺氧，胎儿代偿能力下降或失代偿可出现胎心率快慢不规律，羊水污染等胎儿窘迫征象，需及时处理。

6. **胎膜早破**　往往是异常分娩的征兆，必须查明有无头盆不称或胎位异常，破膜后应立即听胎心音，注意有无脐带脱垂。

三、有指征剖宫产的护理

1. **术前护理**

（1）病情观察：病房/产房护理人员评估产妇的生命体征和重要脏器的情况，评估宫缩、胎心、手术指征等情况，及时记录病情变化。

（2）心理护理：评估孕妇对手术的认知和情绪反应，给予针对性的心理疏导，告知剖宫产的目的，简单介绍手术流程，取得其理解和配合，缓解其紧张和恐惧心理，以最佳状态接受手术。指导孕妇学会有效深呼吸、有效咳嗽，术后疼痛的评估方法和应对措施，说明术后早期活动、进行母乳喂养的重要性等。

（3）胃肠道准备：术前 8h 禁食，4h 禁水。急诊剖宫产手术者决定手术后即刻禁食、禁水。

（4）术前准备：病房/产房护理人员做好药物敏感试验，抽送血交叉，做好配血。监测并记录血压、胎心、胎动、宫缩情况。取下义齿、眼镜、首饰等物品，按医嘱携带术中用药，护送产妇至手术室，向手术室护士介绍患者，当面点交、核对无误后签字，并做好记录。

（5）手术室准备：手术室护士应及时准备好剖宫产手术所需器械物品和仪器等，调节好手术室的温湿度。做好新生儿窒息复苏的物品及药物准备，备好腹带、婴儿衣被。向产妇介绍手术室环境，消除其紧张焦虑情绪，使其积极配合。

（6）病房准备：病房护士应铺好麻醉床，备好术后监护用具及急救用物。

2. 术中护理

（1）一般护理：巡回护士应协助麻醉师进行产妇麻醉前的留置导尿管、开通静脉通路等工作。麻醉穿刺成功后，巡回护士指导和协助产妇取仰卧位，手术床向左下倾斜 15°～30°，防止压迫下腔静脉，预防术中发生仰卧位低血压综合征。密切观察和监测胎心、宫缩、孕妇的意识、生命体征等，并做好护理记录。巡回与器械护士做好手术器械和辅料的核对，器械护士应与医生密切配合，观察产妇的出血量、羊水性状等。若剖宫产术中出血量＞500ml，则需及时配合医生进行处理。正常情况下，羊水呈半透明、清亮水性，胎儿宫内缺氧的程度往往与羊水污染的程度成正比。

（2）新生儿护理：新生儿娩出后，进行新生儿的全身检查、称重、Apgar 评分。Apgar 评分 7 分以上只需进行一般处理；4～7 分缺氧较严重，需进行呼吸道清理、人工呼吸、吸氧、用药等；4 分以下缺氧严重，需紧急抢救，呼叫新生儿科医生进行气管内插管并给氧，需送至新生儿科。经处理呼吸道通畅、面色红润、大声啼哭后放入婴儿床，置侧卧位以防呕吐窒息，做好新生儿保暖。告知产妇新生儿性别、体重、出生时间，留取新生儿足印、母亲手印。新生儿情况良好者，可将其抱至母亲头胸部，进行早接触，以利于母婴感情的建立，为母乳喂养打下良好基础。待手术完成后，送产妇及新生儿返回病房，与病房的护士做好交接班。病房护士将新生儿护理的注意事项告知家属，使其配合观察和护理。

3. 术后护理

（1）入室接待：环境安静、舒适，定时开门窗通风换气。安全搬移产妇至病床，安置合适体位。评估产妇的意识及生命体征，检查输液通路和尿袋尿管的通畅，与手术室护士做好交接班，检查新生儿的情况，告知产妇及其家属注意事项。

（2）术后观察：密切监测生命体征，检查腹部切口敷料有无渗血，观察产妇子宫收缩及阴道出血状况。有些大出血产妇宫腔积血排出不畅，需要按压宫底才能发现出血量多。如果发现产妇出血量多，要及时报告医师，给予及时处理。

（3）体位及运动：术后产妇取平卧位，6h 后改舒适自由体位。术后知觉恢复后，鼓励产妇做深呼吸、勤翻身，情况允许时鼓励产妇早日下床活动，有利于促进恶露排出、子宫复旧和肠功能的恢复，防止肠粘连、下肢深静脉血栓形成等并发症。

（4）饮食护理：术后饮食恢复视麻醉方式和产妇具体情况按医嘱执行。一般术后 6h 进流质饮食，在胃肠功能恢复前避免进食易产气食物，以免发生腹胀。待排气畅、功能恢复后改进食清淡富含营养的半流质，再过渡到高热量、高蛋白、高维生素普食，指导产妇少量多餐，评估进食后反应。

（5）留置导尿管的护理：保持导尿管通畅、注意尿量和颜色的变化，一般术后 24h 拔导尿管，拔管后注意能否自行排尿。

（6）用药护理：术后遵医嘱给予输液、止血、促宫缩、预防感染治疗，对出血较多者根据血红蛋白含量给予相应的输血治疗，并认真做好"三查七对"和严格执行无菌操作原则。

（7）乳房护理及哺乳指导：产妇回病房后，应进行早接触、早吸吮、早开奶，以利于乳汁的分泌，避免乳腺炎的发生，同时可促进子宫收缩。在哺乳过程中，应指导产妇取侧卧式哺乳姿势和哺乳技巧，鼓励产妇坚持母乳喂养。对于不宜母乳喂养的情况，如产妇处于传染病急性期，患有严重心脏病、严重肾疾病、严重精神病等消耗性疾病，患慢性疾病需长期用药等，或新生儿患有半乳糖血症、枫糖尿病等，应告知产妇及其家属为了婴儿的健康，应进行配方奶喂养。

（8）腹部切口护理：根据产妇产后腹围选择合适的腹带，包扎于腹部切口敷料外，松紧适宜，以不影响呼吸及血液循环为准。定期观察伤口有无红、肿、发热、触痛及有无硬结和异常分泌物等情况，每日进行伤口消毒，保持伤口及其周围清洁干爽，防止发生伤口感染。

（9）外阴的护理：勤换会阴垫，每日用消毒药物擦洗外阴 2～3 次，以保持会阴清洁，防止逆行感染。

（10）疼痛护理：指导产妇采取侧卧微屈位，避免剧烈咳嗽、用力排便，以减少腹壁张力，缓解疼痛。产妇术后主诉疼痛明显，可使用镇痛泵或遵医嘱给予镇痛药物。

4. 出院指导　指导产妇出院后注意休息，继续观察阴道出血情况，保持外阴清洁，勤换卫生垫，勤换内衣内裤，预防感冒的发生。保持腹部切口清洁、干燥。产后 42d 内禁止盆浴。禁止性生活 3 个月，落实避孕措施，至少避孕 2 年。鼓励符合母乳喂养的产妇坚持母乳喂养。做产后保健操，摄取营养丰富的食物，有利于体力恢复、排尿及排便，促进骨盆肌及腹肌张力恢复，避免腹部皮肤过度松弛。产后 42d 去医院做产后健康检查。

第二节　再次剖宫产的护理

一、风险评估及分娩方式的选择

再次剖宫产对母亲的风险有子宫、肠道及膀胱粘连，前置胎盘、胎盘粘连或植入、子宫破裂、产后出血、产后感染、子宫切除等。由于剖宫产术后再次妊娠子宫破裂、前置胎盘、胎盘植入发生率增加，导致死胎、早产发生率增加，围生儿成活率降低。

1. **风险评估**　应了解前次剖宫产指征、子宫恢复情况、月经情况；前次剖宫产产后情况、有无发生感染等；子宫下段有无压痛，正确评估孕周，胎儿大小，有无临产先兆；骨盆情况，B 超检查（胎儿双顶径、羊水、胎位）、其他产科情况等。

2. **分娩方式的选择**　对于剖宫产后再次妊娠的孕妇，符合阴道试产指征的要给予试产的机会，以提高剖宫产术后阴道分娩的成功率，降低再次剖宫产率，减少再次手术对孕产妇的损伤。

（1）剖宫产后再次妊娠阴道试产指征：①此次妊娠距上次剖宫产时间在 2 年以上，且前次剖宫产为子宫下段剖宫产，未合并术后感染等并发症；②不存在前次剖宫产的指征，且未出现新的剖宫产指征；③超声检查提示子宫下段具有较好的延续性，无缺陷，瘢痕厚度为 2～4mm；④试产中胎先露已入盆，产程进展顺利；⑤具有完善的医疗监护设备，具备随时手术、输血和抢救的条件。

（2）剖宫产后再次妊娠经阴道分娩的禁忌证：①前次剖宫产的指征依然存在；②前次剖宫产为古典式、"T"形子宫切口，或虽为子宫下段切口但愈合不良或术后感染；③有子宫破裂史；④此次妊娠距前次剖宫产不足 2 年（相对禁忌）；⑤有 2 次以上的剖宫产史；⑥本次妊娠存在明显的产科指征，如本次妊娠胎儿估计体重偏大或超过 4000g；⑦有严重内科合并症及产科合并症，多胎妊娠；⑧试产失败或出现先兆子宫破裂；⑨高龄，且前次剖宫产未经阴道试产；⑩不具备抢救急症患者的条件；⑪子宫瘢痕处有胎盘附着；⑫家属及本人要求行剖宫产，并同时结扎输卵管者；⑬下段瘢痕厚度＜3mm。

（3）再次剖宫产指征：凡不符合瘢痕子宫再次妊娠试产条件的，均需再次剖宫产，对于瘢痕子宫再次剖宫产要掌握以下几个指征：①具有明显的剖宫产手术指征或合并不适宜阴道分娩的内科疾病；②前次剖宫产切口为古典式或者具体不详；③距上次剖宫产时间在 2 年以内；④剖宫产史有 2 次及以上；⑤超声检查提示子宫下段壁薄；⑥孕妇耻骨联合处有自发痛和压痛表现；⑦社会因素。

二、再次剖宫产的护理

1. **术前护理**　除了同初次剖宫产的术前护理外，还需要特别注意如下几点。

（1）评估前次剖宫产及本次妊娠情况：由于子宫瘢痕愈合情况、前次术后恢复情况均与子宫破裂明显相关。因此，瘢痕子宫拟实施再次手术时应全面了解孕妇前次手术相关信息及本次妊娠情况，包括前次剖宫产原因、指征，前次剖宫产前是否有试产；子宫恢复情况，月经情况；前次剖宫产术后恢复情况，有无发生感染等；评估子宫下段有无压痛，孕周、胎儿大小，有无临产先兆；评估骨盆情况，B 超检查（胎儿双顶径、羊水、胎位）等。

（2）心理护理：应做好孕妇思想工作，做好护患之间的沟通工作。自我介绍、彼此熟悉，使其精神放松，积极配合。及时认真观察产妇的心理变化，友善交谈做好心理疏导工作，消除不良情绪，增强其分娩信心。

（3）对于符合剖宫产后再次妊娠阴道试产指征的产妇，在试产过程中，必须严密观察产力、胎心、宫口扩张和胎先露下降情况。试产时间不宜过长。在分娩过程中发现潜伏期或活跃期延长，宫口扩张延缓或阻滞，胎头下降延缓或阻滞等异常，首先应行阴道检查，如发现明显头盆不称应行剖宫产术。注意观察宫缩的节律、强度、腹部形状、有无子宫压痛等。一旦破膜，立即听胎心音，注意羊水的性状和宫缩情况，有无脐带脱垂。如胎心率变快、转慢或不规律，特别是出现频繁的重度变异减速或晚期减速，应寻找原因，对症处理。总之，发现异常应及时与医师联系，根据具体情况协助医师妥善处理。若胎心仍不见好转，宫口开全者，应经阴道助产手术，估计短时间内不能经阴道分娩者，为抢救胎儿，行剖宫产手术。

（4）先兆子宫破裂：注意 TOLAC 子宫破裂的临床征象：①胎心监护异常，为子宫破裂后脐带受压或胎盘早剥所致，是 TOLAC 子宫破裂最常见的临床征象(70%)；②剧烈腹痛，特别是在宫缩间歇期的腹痛，占 50%；③腹腔内血液刺激膈肌致胸痛、肩痛及突发的呼吸急促；④异常阴道出血、血尿；⑤胎先露消失；⑥子宫张力基线下降；⑦甚至出现休克、低血容量表现等。

先兆子宫破裂的护理：观察产程，注意胎心的变化及子宫收缩，若发现产妇出现先兆子宫破裂征象，立即报告医师，同时测量产妇的生命体征，按医嘱给予宫缩抑制药、吸氧及做好剖宫产的术前准备。

2．术中护理　除了同首次剖宫产的术中护理外，还需要特别注意术中出血的护理。术中出血的主要原因为宫缩乏力、子宫切口出血和胎盘因素等。手术中医师处理出血的方法有：热敷、按摩子宫；使用缩宫药；宫腔填塞纱条，于 24～36h 后取出纱条效果满意；子宫动脉结扎或者髂内动脉结扎；必要时可行子宫切除术。对胎盘剥离面出血，行宫腔内血管结扎，有时可收到立即止血的效果。

3．术后护理　同首次剖宫产术后护理。

4．并发症护理

（1）子宫破裂：子宫破裂是指子宫体部或子宫下段于分娩期或妊娠期发生裂伤，是直接威胁产妇及胎儿生命的产科严重并发症。瘢痕子宫是发生子宫破裂的高危因素和最常见的原因之一。子宫破裂的临床表现为剧烈下腹痛，伴有面色苍白，脉搏细数，呼吸急促，血压下降等休克表现，胎心胎动消失，阴道检查可见鲜血流出，先露部升高，甚至部分产妇可扪及宫颈或子宫下段裂口。

子宫破裂的护理：瘢痕子宫破裂，应立即协助医师，执行医嘱，做好剖腹探查术的术前准备。迅速开通两条静脉通道，保证快速补液、补血，短时间内补足血容量；同时补充电解质及碱性药物，纠正酸中毒，积极进行休克处理。术中、

☆☆☆☆☆

术后按医嘱应用大剂量抗生素以防感染。严密观察并记录生命体征、出入量；急查血红蛋白，评估失血量以指导治疗护理方案。做好产妇及其家属的心理护理，介绍同类救治成功病例，使其心理放松，积极配合医生抢救。

（2）感染：瘢痕子宫再次剖宫产产后感染主要原因有胎膜早破、滞产、产前出血、多次阴道检查、手术时间长（＞1.5h）、严重贫血等。

①病情观察：评估产妇的全身情况，是否有发热、寒战、恶心、呕吐、全身乏力、腹胀、腹痛等症状。同时评估产妇有无持续性疼痛、局部静脉压痛及下肢水肿等。并做好生命体征，恶露的颜色、性状与气味，子宫复旧情况，腹部体征及手术切口情况的记录。

②一般护理：保持病室的安静、清洁、空气新鲜，每日通风，注意保暖。保持床单位及衣物、用物清洁。保证产妇获得充足的休息和睡眠；给予高蛋白、高热量、高维生素易消化饮食；鼓励产妇多饮水，保证足够的液体摄入。对产妇出现高热、疼痛、呕吐时按症状进行护理，解除或减轻不适感。做好心理护理，解除产妇及其家属的疑虑，提供母婴接触的机会，减轻焦虑。

③治疗配合：根据医嘱进行支持治疗，纠正贫血和水、电解质紊乱，增加蛋白质、维生素的摄入。注意抗生素使用的间隔时间，维持血液中有效浓度。

第三节　剖宫产瘢痕妊娠的护理

剖宫产瘢痕妊娠（CSP）指孕囊、受精卵或胚胎种植于剖宫产后子宫切口瘢痕处，是一种罕见而危险的异位妊娠，属于剖宫产的远期并发症之一。

一、CSP 的护理

治疗原则：药物治疗、手术治疗（刮宫、宫腔镜手术、腹腔镜手术、开腹手术）、子宫动脉栓塞术(uterine arterial embolization, UAE)、综合治疗措施（包括药物+手术治疗）。单一或联合药物非手术治疗 CSP，常需时较长，且难保突发性阴道大出血及子宫瘢痕处破裂等发生。因此，常需结合药物治疗或 UAE，必要时行清宫术或子宫修补术的综合治疗，这样可有效控制 CSP 出血，保留患者子宫。具体采取何种治疗方案需要结合临床病例中患者的停经周数、血 HCG 及胚囊周围血流状况等。

（一）药物治疗 CSP 的护理

治疗 CSP 的药物主要有甲氨蝶呤(methotrexate，MTX)、米非司酮。MTX 是一种十分有效的叶酸拮抗药,CSP 患者应用 MTX 24h 内，可抑制二氢叶酸还原酶，从而抑制细胞内胸腺嘧啶核苷酸和嘌呤核苷酸合成，致滋养细胞死亡，使绒毛变性坏死而致胚胎死亡，便于清宫时妊娠物清除，减少术中出血量。以 MTX 为例，护理要点如下。

1. 向患者讲明 MTX 治疗瘢痕部位妊娠的作用机制，告知常见的不良反应有口腔黏膜溃疡、胃肠道反应、骨髓抑制和肝肾功能的损害，可引起机体抵抗力低下，易发生感染和出血。

2. 进食高热量、易消化的饮食，忌辛辣等刺激性食物。

3. 加强口腔护理，每日用生理盐水 500ml 分多次漱口，检查口腔有无溃疡。禁止牙签剔牙、刷牙选用优质软毛刷。

4. 定期查血常规、肝肾功能、血 HCG。骨髓抑制现象一般停药 1 周左右可自行恢复。

5. 保持病房通风良好，减少探视和陪护，防止交叉感染。

（二）手术治疗

手术治疗包括刮宫术、宫腔镜手术、腹腔镜手术、经腹手术（局部病灶切除+子宫修补术）。

1. **刮宫术**　CSP 确诊后，直接行刮宫术常导致阴道大出血、子宫穿孔、邻近脏器损伤等并发症，故不提倡。刮宫术仅适用于药物治疗和 UAE 后 CSP 患者的治疗。

（1）术前护理

①病情观察：评估患者生命体征和心、肺、肝、肾等重要脏器的状况；评估专科情况，及时记录病情变化。健康教育：根据患者情况，进行多种形式的术前教育。与患者沟通术后疼痛评估方法及疼痛的应对措施；简单介绍手术流程。

②心理护理：评估患者及其家属的认知情况和文化程度，评估常见的心理反应，识别并判断其所处的心理状态，有针对性的介绍和解释有关疾病的知识，及时提供有效的心理护理，消除患者的紧张情绪，取得患者和其家属的理解和信任，以积极的心态配合手术。

③胃肠道准备：术前不需禁食。

④术前准备：术前外阴皮肤准备。术前做好血型和交叉配血试验，备好一定数量的全血。开通静脉通路，为输液、输血做准备。出血时间长有感染时应根据医嘱使用抗生素。术日晨测体温、脉搏、血压；进手术室前排空膀胱，核对手腕带；更衣；取下假牙、手表、眼镜、首饰等。

（2）术后护理

①观察阴道出血量及子宫收缩等情况,出血多或腹痛剧烈者应及时报告医师。

②术后如有体温异常升高，白细胞增多，应查明原因，予以处理。

③根据医嘱注射宫缩药。

④保持外阴清洁，术后用消毒月经垫以防感染，每日清洗外阴 1 次，便后随时清洗。

⑤嘱术后 1 个月内禁止性生活和盆浴。

2. **宫腔镜手术**　多用于 UAE 或 MTX 使用后。

☆ ☆ ☆ ☆

（1）术前护理

①病情观察：评估患者生命体征和心、肺、肝、肾等重要脏器的状况，纠正水、电解质和酸碱平衡失调，改善全身营养状况。评估专科情况，及时记录病情变化。

②健康教育：根据患者情况，结合病情进行多种形式的术前教育。与患者沟通术后疼痛评估方法及疼痛的应对措施；告知手术体位；简单介绍手术流程。

③心理护理：评估患者及其家属的认知情况和文化程度，评估常见的心理反应，识别并判断其所处的心理状态，有针对性的介绍和解释有关疾病的知识，及时提供有效的心理护理，消除患者的紧张情绪，取得患者和其家属的理解和信任，以积极的心态配合手术。

④胃肠道准备：术前 8h 禁食，4h 禁水，如需服药可进少许水。

⑤术前 1d：按医嘱准备皮肤及外阴阴道（术前 1d 下午阴道冲洗消毒）；做药物过敏试验并做好记录和标识；抽送血交叉配血试验。手术前晚可根据情况给助眠药，保证患者良好睡眠。18:00 测体温，发现有体温升高、血压升高、血糖不正常等情况及时与医师取得联系。

⑥转送前准备：清洗外阴，根据需要做好阴道准备；除去内衣裤及所有首饰；更衣；取下义齿、手表、眼镜、首饰等；测体温、脉搏、呼吸、血压，观察有无病情变化，发现异常及时通知医生。遵医嘱术前用药。送手术室前核对手腕带、备好病历，与手术室护士交接填写交接单。

⑦病室准备：按手术、麻醉方式备好术后用物，如麻醉床等。

（2）术后护理

①术后接待患者流程要求：安全搬移患者至病床，安置合适卧位；评估患者意识及生命体征，评估感知觉恢复情况和四肢活动度。检查输液通路并调节滴速。填写交接单并签字。告知患者及其家属注意事项。核对并执行术后医嘱。记录术后护理单。

②监测生命体征及意识情况：术后测血压、脉搏，每 1 小时测 1 次，共 3 次；每 2 小时测 1 次，共 3 次；以后每 4 小时测 1 次至 24h。

③体液管理：及时评估患者血压、脉搏，观察末梢循环；评估水、电解质酸碱是否平衡，按医嘱记录 24h 尿量和（或）出入量，合理安排补液速度和顺序，合理使用抗生素。

④呼吸道管理：评估呼吸、氧饱和度情况，保证病室合适的温度和湿度。

⑤做好疼痛护理：根据患者的疼痛情况合理使用镇痛药物。

3. 腹腔镜手术　腹腔镜下妊娠物切除和缺陷处缝合手术。

（1）术前护理

①病情观察：评估患者生命体征和心、肺、肝、肾等重要脏器的状况，纠正水、电解质和酸碱平衡失调，改善全身营养状况。评估专科情况，及时记录病情

变化。

②健康教育：根据患者情况，结合病情进行多种形式的术前教育；指导患者学会有效深呼吸、有效咳嗽；练习床上大小便；共同制订手术后活动锻炼计划，说明术后早期活动的重要性；与患者沟通术后疼痛评估方法及疼痛的应对措施；告知术后体位、吸氧及引流管等情况；简单介绍手术流程。

③心理护理：评估患者及其家属的认知情况和文化程度，评估常见的心理反应，识别并判断其所处的心理状态，有针对性的介绍和解释有关疾病的知识，及时提供有效的心理护理，消除患者的紧张情绪，取得患者和其家属的理解和信任，以积极的心态配合手术。

④肠道准备：术前 8h 禁食，4h 禁水，如需服药可进少许水。术前 1d 下午及手术前 4h 肥皂水灌肠各 1 次，或术前 1d 下午口服泻药清洁肠道，手术前 1d 晚餐进少量饮食。如考虑手术可能涉及肠道则根据医嘱行全肠道灌洗或清洁灌肠。

⑤术前准备：同宫腔镜的术前准备。

⑥转送前准备：同宫腔镜的转送前准备。

⑦病室准备：按手术、麻醉方式备好术后用物，如麻醉床、氧气、心电监护等。

（2）术后护理

①术后接待患者流程要求：安全搬移患者至病床，安置合适卧位。评估患者意识及生命体征，评估感知觉恢复情况和四肢活动度。按医嘱吸氧。检查切口部位及敷料包扎情况，妥善固定引流管并观察引流量、性状，按要求做好标识。检查输液通路并调节滴速。与麻醉师或复苏室护士交接班并签字。告知患者及其家属注意事项。核对并执行术后医嘱。记录术后护理单。

②监测生命体征及意识情况：术后测血压、脉搏同宫腔镜术后。

③体液管理：及时评估患者血压、脉搏，观察末梢循环；评估水、电解质酸碱是否平衡，按医嘱记录 24h 尿量和（或）出入量，合理安排补液速度和顺序，合理使用抗生素。

④呼吸道管理：评估呼吸、氧饱和度情况，正确使用氧疗；鼓励做有效深呼吸和有效咳嗽；保证病室合适的温度和湿度。

⑤疼痛管理：根据疼痛情况合理使用镇痛药。

⑥导管护理：留置导尿期间保持会阴清洁，注意尿量及性状。腹腔引流者术后每日更换引流袋，注意观察引流液的量、色及性状。妥善固定防止滑脱，保持清洁，标识清晰；保持引流通畅、防止逆流；遵守无菌操作；观察记录引流量及性状；了解拔管指征；加强安全教育。

⑦卧位管理：按手术及麻醉方法决定术后体位，腹腔镜手术一般采用全身麻醉。硬膜外麻醉者术后去枕平卧 6h，呕吐时头偏向一边。病情稳定后，根据麻醉方式、患者的全身情况、术式、疾病性质和医嘱选择合适的卧位。

⑧活动与安全：术后 6h 指导翻身活动，以促进肠蠕动，防止腹胀。根据患者的病情循序渐进增加活动量，鼓励患者早期活动。

⑨饮食管理：术后饮食恢复根据手术和患者具体情况按医嘱执行，做好饮食宣教，评估进食后反应。

⑩皮肤黏膜护理：留置导尿期间保持会阴清洁，注意尿量及性状。禁食期间口腔护理每日 2 次。

⑪术后不适护理

发热：评估体温及手术后天数，安抚患者解释原因，按医嘱选择物理降温或药物降温，能进食者鼓励多饮水，及时擦干汗液，保持皮肤清洁干燥。

恶心、呕吐、腹胀：评估恶心、呕吐、腹胀原因及伴随症状体征，记录并汇报医师，配合辅助检查，按医嘱对症处理。

肩胛痛：是二氧化碳对膈肌刺激的缘故，术后数日内会减轻或消失。

尿潴留：评估尿潴留原因、症状，稳定患者情绪，给予下腹部热敷、按摩膀胱区、听流水声诱导排尿，如无禁忌协助患者床上坐起或下床排尿，必要时按医嘱导尿。

⑫并发症的护理

内出血的护理：出血是腹腔镜手术中最常见的并发症。主要有腹膜后大血管损伤、腹壁血管损伤等，要密切观察生命体征、尿量、意识、皮肤黏膜弹性等。

脏器损伤的护理：主要指与内生殖器邻近的脏器损伤，如膀胱、输尿管及直肠损伤。

与二氧化碳有关的并发症：皮下气肿、术后上腹部不适及肩痛是常见的与二氧化碳有关的并发症。

4. 经腹手术　包括局部病灶切除术+子宫修补术。经腹局部病灶切除术，可完整切除病灶及微小裂隙，修复瘢痕，较快降低血 β-hCG 水平。目前多数学者认为，经腹手术是一种安全、有效治疗 CSP 的方法。关于对 CSP 行局部病灶切除术的指征，对于药物治疗或 UAE 后出血仍多，血 β-hCG 值＞100U/L，妊娠物＞3cm，距细胞质膜＜2mm，经阴道彩色多普勒超声显示血流丰富者，应行局部病灶切除。

护理方法同其他一般妇科腹部手术。

5. 子宫动脉栓塞（UAE）　是一种介入治疗手段，经股动脉行单侧或双侧子宫动脉栓塞，栓塞后 14～21d 明胶海绵栓塞剂开始吸收，3 个月后吸收完全。因此，可在 UAE 后 1 周内对 CSP 患者行清宫术，术中还可联合血管内或孕囊内注射 MTX。UAE 可快速、安全、准确进行栓塞，并可保留患者子宫，对病情危重的出血患者，不失为值得选用的应急止血手段，可作为 CSP 首选治疗方法。

（1）术前护理

①心理护理：术前向患者介绍导管室的环境、仪器、手术方法及注意事项，

以解除患者的恐惧心理。

②术前准备：术前晚及术日晨测体温各 1 次，做碘过敏试验，术前 6h 禁食禁水，术前 1d 腹部备皮，备皮范围：脐以下至大腿上 1/3，两侧至腋中线，包括外阴部。用红笔在足背动脉搏动明显处画红圈做记号，便于术中、术后观察。触摸足背动脉搏动，携带所用的药物和物品至放射科。

（2）术后护理

①严密观察生命体征变化：测血压、脉搏、呼吸、体温，以及下肢血循环情况，每 1 小时 1 次，共 3 次；每 2 小时 1 次，共 3 次；以后每 4 小时测 1 次，直至 24h；如不稳定则随时测量；观察远端肢体颜色、温度、感觉、肌力及足背动脉搏动情况，注意有无动脉栓塞的"5P"征发生，即疼痛（Pain）、麻木（Paresthesia）、运动障碍（Paralysis）、无脉（Pulseless）、苍白（Pale）。

②根据麻醉方式选择卧位，局部麻醉取平卧位，保持穿刺侧肢体伸直，制动6h。穿刺局部采用弹性绷带包扎并置沙袋加压 6h。注意观察穿刺点有无异常。

③注意术侧肢体发麻、疼痛的情况；准确及时观察疼痛部位、时间、性质及程度。

④观察有无造影剂的不良反应：皮肤潮红、荨麻疹、瘙痒等症状。

⑤并发症护理

药物不良反应：介入治疗主要药物 MTX 注入人体后经血循环到达全身，最后通过肝代谢经肾排出体外。目前临床采用的造影剂，均有一定的不良反应，特别是肝肾功能的影响；MTX 对骨髓有抑制作用可使白细胞下降，血小板减少而使机体的免疫功能下降；MTX 可引起食欲缺乏、恶心、呕吐等消化道症状，严重时可导致电解质紊乱。护理人员应于术前、术后对患者进行肝肾功能血常规检查，发现异常，及时报告医生采用相应药物治疗，防止脏器功能进一步伤害；鼓励患者多饮水，并增加输液量，以增加尿量的产生，促进药物排泄，减轻造影剂对机体的不良影响。

泌尿道感染：术后患者留置导尿 24h 增加泌尿道感染的机会；栓塞术后宫颈部位供血不足，使泌尿生殖道感染概率增加；盆腔手术后会阴部局部免疫力下降，手术后下腹部剧烈疼痛，患者不敢或不愿增加腹压排尿。护理人员于术后巡视时注意患者尿色、尿量变化，是否有尿道口刺痛，做好会阴部护理，每日用 5%聚维酮碘稀释 10 倍清洗外阴，嘱患者多饮水，早期下床活动。

下肢静脉栓塞形成：盆腔手术患者特殊体位压迫下腔静脉，阻碍静脉回流，使下肢及盆腔静脉血流缓慢，术后患者卧床，肢体活动减少，下肢血流也缓慢，易形成静脉血栓；妊娠时患者处在生理性高凝状态。护理人员指导产妇术后正确穿着弹力袜，穿着时间每天至少 15h，早、晚可各放松 2h。观察患者弹力袜是否穿着妥当，肢端皮肤色泽、温度、活动度是否正常；术后每 30～60 分钟观察足背动脉搏动，观察双侧肢体温度、足背动脉搏动强度、皮肤颜色和感觉。注意有无

☆ ☆ ☆ ☆ ☆

"5P"征：疼痛、麻木、运动障碍、无脉、苍白。鼓励早期活动，行主动及被动的腿部活动，对血液黏稠度高者，遵医嘱预防性静脉输入低分子右旋糖酐等药物；一旦下肢深静脉血栓形成，积极进行抗凝溶栓治疗，同时抬高患肢。心电、血氧监护，注意呼吸困难、胸闷、胸痛等症状，防止肺栓塞，对患者和其家属做好宣教工作。

血管迷走神经反射症状：子宫动脉血流突然阻断，子宫组织的急性缺血水肿并发疼痛，刺激大脑皮质和下丘脑，使胆碱能自主神经张力突然增强，引起内脏及肌肉小血管强烈反射性扩张；子宫动脉栓塞后局部组织缺血、坏死，加之栓塞剂注入和子宫收缩，可引起疼痛，疼痛刺激造成过度迷走神经反射；患者术前禁食、禁水时间长，加之精神高度紧张，出汗多而引起迷走神经反射。护理人员应做好术前、术中的心理护理和健康指导，向患者介绍手术方法，使其了解手术过程，消除顾虑，缓解紧张恐惧心理，对过度紧张焦虑的患者，术前遵医嘱给予地西泮 5mg 口服；对连台手术的患者，手术日早晨给予葡萄糖注射液静脉滴注，预防低血糖反应；术中注入栓塞剂较多的患者，提前遵医嘱使用镇痛药，避免剧烈疼痛的不良刺激；术后监测生命体征外，经常询问患者有无不适感；出现紧急情况进行抢救时，护士保持冷静，动作迅速。

穿刺部位出血和血肿：穿刺点弹力绷带包扎，沙袋加压止血；密切观察穿刺部位情况；术后绝对卧床 24h，术侧肢体制动 6h。

疼痛：为最突出的症状，与造影剂引起动脉痉挛及栓塞动脉供血减少有关。表现以下腹痛为主，还包括腰部、臀部及下肢的疼痛，是影响患者舒适和睡眠的突出的问题，护理人员应准确评估疼痛程度；选择合适镇痛方法。

发热：多发生于术后 5d 内，一般不超过 38.5℃，术后早期的发热，多为栓塞剂、造影剂的反应。护理人员应指导产妇多饮水，2000ml/d 左右。密切监测体温，遵医嘱降温处理。

（3）出院指导：每周监测血β-hCG 结果直至正常，对于行剖宫产瘢痕切除和修补的患者，术后建议避孕 1～2 年，对于剖宫产瘢痕处组织缺损仍存在的患者，术后应严格避孕以防再次发生 CSP，应向患者提供适宜的避孕方法。

二、避孕方法

避孕对于初次剖宫产、再次剖宫产、CSP 治疗后的妇女均很重要，尤其对于发生过 CSP 的患者。目前临床较公认的剖宫产后再次妊娠的间隔为 2 年，妇产科医护人员在剖宫产后产妇出院时应告知其如计划再孕应至少在 2 年后，因此，2 年内应做好避孕工作。妇幼保健人员及计划生育技术服务人员在产后访视过程中应及时指导产妇采取避孕措施，并免费提供避孕药具。把剖宫产后妇女作为重点对象，除介绍避孕节育知识外，还要重点强调剖宫产术对身体的影响及术后过早妊娠对妇女身心的危害等，有针对性地指导她们选择安全有效和适宜的避孕措施，减少 CSP 的发生。

　　避孕方法的选择：近年来国际上倡导长效可逆的避孕方法（LARC）或长效和永久的避孕方法（LAPM），已有子女的妇女应将 LAPM 作为首选。

　　1. 根据我国的计划生育技术规范，剖宫产妇女应在术后 6 个月放置宫内节育器（IUD）。

　　2. 对已生育 2 个子女的妇女，建议选择绝育手术。

　　3. 促进哺乳期闭经避孕法（LAM）的使用，LAM 是一种借哺乳调节生育间隙和达到避孕目的的自然避孕方法。WHO 的研究证实，产后 6 个月内，完全母乳喂养或几乎完全母乳喂养，月经尚未恢复，避孕失败率仅为 1%～2%。LAM 指标明确，易于掌握，应作为剖宫产后短期内推荐的避孕方法。哺乳时强而频繁的吮吸刺激可抑制下丘脑促性腺激素释放激素（GnRH）的释放，影响垂体黄体生成素（LH）正常分泌，导致滤泡发育不良、无排卵或黄体不健全而达到避孕的目的。

　　4. 激素避孕方法的使用：皮下埋植是长效可逆的单纯孕激素避孕方法，醋酸甲羟孕酮避孕针为中效的单纯孕激素避孕方法，由于不含雌激素，对产后妇女十分安全。考虑到甾体激素对凝血功能的影响，对不哺乳的妇女，产后 3 周即可开始使用这两种方法；而对于哺乳的妇女，WHO 建议产后 6 周可开始使用皮下埋植或狄波普维拉避孕针。

　　因此，为剖宫产后妇女提供较全面的避孕方法信息，指导她们选择安全有效和适宜的避孕方法，避免短期内的再次妊娠，是计划生育技术服务人员和妇产科医生应尽的职责，对保障妇女身心健康具有重要的意义，患者一旦确诊 CSP 立即终止妊娠。

　　　　　　　　　　　　　　　　　　　　　　　　　　　　（徐鑫芬）

第 24 章
剖宫产瘢痕愈合不良与再生修复

目前剖宫产瘢痕愈合不良可由多种因素所致。而剖宫产瘢痕妊娠（CSP）的发生，可能是由于剖宫产等侵入性手术操作后子宫切口愈合不良，切口较大或炎症刺激等因素造成瘢痕处产生微小裂孔，运行过快或发育迟滞的受精卵通过子宫内膜和瘢痕间的微小腔道着床于瘢痕组织中，而后胚囊被瘢痕组织肌层及纤维组织包绕，与子宫腔隔离。

从广义而言，子宫手术除了剖宫产术以外，还包括肌瘤剔除术、刮宫术、子宫畸形矫正术、异位妊娠、IVF 以及宫腔镜等侵入性手术。CSP 的胚囊滋养细胞可浸润膀胱，可穿透瘢痕组织落入腹腔形成腹腔妊娠，也可导致胎盘植入、自然流产、大出血、子宫破裂甚至孕产妇死亡。早在 1955 年，《柳叶刀》（*Lancet*）上就有子宫下段剖宫产瘢痕妊娠子宫破裂的报道，随后 20 世纪 90 年代多个杂志陆续发表了 CSP 的相关文献案例报道，近年来随着剖宫率的增加及二孩的开放，CSP 的发病率也呈上升趋势。但其诊疗方法存在争议，临床缺乏完善的子宫瘢痕再生修复方法。

按子宫瘢痕处种植的深浅程度可把 CSP 分为 2 种亚型。

亚型 I：受精卵着床于瘢痕浅层，主要往宫腔方向生长，可能发育为活胎，但大出血的风险很高。

亚型 II：受精卵种植于瘢痕深处肌层组织，向子宫肌层、腹腔、甚至膀胱方向生长，在孕早期即可发生子宫破裂、大出血，严重时可发生休克，严重危及患者健康和安全。

临床实际工作中也有学者根据着床部位和胚胎情况将 CSP 分为 3 型。

I 型：瘢痕处宫腔内孕囊存活型。孕囊大部分位于剖宫产瘢痕上方下段的宫腔内，可见胚胎及胎心搏动，绒毛下肌层薄，孕囊周围血流信号丰富。

II 型：瘢痕处肌层内孕囊型。孕囊生长于子宫前壁下段瘢痕处肌层组织，附着处肌层变薄或缺失，胚胎结构模糊，孕囊周围血流信号丰富。

III 型：包块型或类滋养细胞疾病型。主要表现为子宫前壁下段可见囊实性或实性混合回声包块，与正常肌层界限不清，局部血流信号丰富，可探及高速低阻的血流频谱。

1996 年发表在《柳叶刀》杂志上的一篇关于瘢痕子宫妊娠破裂的前瞻性观察研究显示，瘢痕子宫破裂的风险与妊娠 37 周左右变薄的子宫下段的厚度密切相关，如果厚度<3.5mm，发生子宫破裂的风险大，建议直接行再次剖宫产术而不试产。2006 发表于 *Obstetrics & Gynecology* 杂志的一篇关于瘢痕子宫异位妊娠的病理、诊断以及治疗的文章提出，考虑到瘢痕子宫继续妊娠子宫破裂的风险，手术治疗或 MTX 联合化疗在瘢痕子宫妊娠的治疗有效性，建议妊娠前及妊娠期间应对子宫瘢痕进行详尽评估。2012 年，中华医学会计划生育学分会制订的 CSP 诊断与治疗共识（2012 中华医学杂志）提出治疗目标为：终止妊娠、去除病灶、保障患者的安全；治疗原则为早发现、早治疗、减少并发症，避免期待治疗和盲目刮宫。

瘢痕子宫的妊娠结局不尽如人意，一度使得越来越多想要生"二孩"的瘢痕子宫女性愁眉不展，然而最近"再生医学"领域的一些研究结果为广大 CSP 患者带来了希望。

如何提高瘢痕子宫妊娠患者日后妊娠的活产率以及如何妥善保护患者的生育力是未来亟待解决的难题。随着相关领域的研究深入以及临床工作者的总结与探索，多学科交叉协作，治疗方法上稳步创新，可预期的将来终可能攻克难关。

第一节　再生医学与临床应用

一、再生医学概述

再生生物学家 Richad J. Gross 曾说："如果没有再生，就没有生命；如果处处再生，就没有死亡。"生理情况下，机体应对创伤的修复机制包括再生和纤维化。纤维化是指生成结构不同于原来组织的瘢痕组织来修复创口，维持器官或组织的完整性，竞争性的纤维化应答掩盖了再生应答，导致疾病的发生，生命受到威胁。据报道，全世界每年约有上千万人遭受各种形式的创伤，有数百万人因疾病康复过程中重要器官发生纤维化而导致功能丧失。临床上，此类疾病不胜枚举：如心肌梗死后心肌的损伤，泌尿系肿瘤、炎症等引起的病损，神经退行性病变如帕金森病，半月板、关节软骨损伤，胰岛功能减退所致的糖尿病，龋齿等引起的牙齿、牙周组织病损等。在妇产科领域，如剖宫产瘢痕纤维化/憩室形成，子宫内膜过度损伤或宫腔重度粘连、输卵管炎症或积水导致不孕等也成为许多医生和患者的困扰。

再生医学旨在通过研究机体正常的组织特征与功能、受创伤后修复与再生机制及干细胞分化机制，寻找有效的生物治疗方法，促进机体自我修复与再生，或构建出新的组织与器官，以改善或恢复损伤组织和器官功能。这是一门研究组织再生的新兴学科，其核心内容与最终目标是再生出一个与受创前一样或无限接近的组织或器官。

☆ ☆ ☆ ☆

再生医学是生命科学、医学、生物工程学、材料科学、化学等学科中发展快速、最具活力和潜力的领域，涉及细胞分化与调控、干细胞、组织工程、组织器官移植与功能重建，也涉及生物学、医学、材料学等相关学科的交叉内容，在临床医学中的应用前景也越来越受重视。

二、"再生医学"溯源

再生的概念可追溯到早期的传说，相传上帝用亚当的一根肋骨创造夏娃，古希腊神话中普罗米修斯每天被恶鹰啄食肝，但肝吃掉多少很快又恢复原状。再生医学历史悠久，从人类出现创伤以来，就有为促进创伤修复和再生而进行的治疗史。早在公元前 460—377 年，西方现代医学之父及其学派为了使离断的骨折断端和软组织重新愈合，专注于仔细的骨折断端对接；公元前 21—16 世纪，中国祖先为了促进组织再生和伤口愈合，发明了砭石、骨针等进行伤口按压、排脓。系统的探索始于 16 世纪，Abraham Trembley，一名瑞士科学家，研究水螅被切成片状后的再生过程，之后进行了多种动物的研究，包括蝾螈及斑马鱼等。

20 世纪 80 年代以来，工程学的理论和技术的引入将再生医学提升到了一个新的研究高度。科学技术的发展和现代高新技术在生物医学领域的应用，不仅给再生医学注入了新的活力，同时也对再生医学的发展提出了更新更高的要求，即人类要真正实现高等动物受创后组织结构和功能的完全修复和再生。20 世纪 90 年代新一轮的干细胞生物学研究为再生医学的发展奠定了科学基础，而组织工程学的建立又为再生医学的临床应用提供了基本的技术手段和方法。

目前，关于再生医学的概念还没有统一的认识，与组织工程、干细胞生物学等学科存在一定程度的交叉。但随着医学科学的发展，再生医学已经逐渐成为一门独立的颇具发展前景的学科。

三、再生研究现状

再生医学的核心和终极目标是修复或再生各种组织和器官，解决因疾病、创伤、衰老或遗传因素造成的组织器官缺损和功能障碍。现阶段，再生医学的研究内容主要包括了细胞移植、组织工程、治疗性克隆、干细胞治疗、原位诱导等。

1. 细胞移植　是最早用于临床的再生治疗手段，即将供区或供体的细胞移植到受损区，以促进再生。移植的细胞可以是分化细胞、干细胞、正常细胞或者基因修饰的细胞，即通过转基因手段使细胞分泌再生刺激因子或再生抑制拮抗因子。供体可以是自体、同种异体，甚至异种。尽管使用自体分化细胞避免了免疫排斥反应，但细胞来源有限，体外扩增困难，扩增过程中容易出现老化或去分化现象。自体干细胞移植可以弥补自体分化细胞移植的一些不足。近年来关于异种细胞移植的研究虽已取得一定进步，但如何解决免疫排斥反应及物种间的交叉传染仍是尚待解决的问题，且存在一定的伦理争议。通过转基因或核转移技术获得基因修饰的供体细胞或使供体细胞的有害基因发生突变可能是有效的方法。移植细胞要发挥作用的前提是必须分化成所需的细胞，且能定位到所需修复的器官的三维结构并整合到周围的环境中，这个过程需要特定信号分子和黏附分子的存在以及周围正常组织结构的存在。

2. **组织工程学**　对再生医学的发展具有重大意义，甚至一度有学者将组织工程学等同于再生医学。组织工程是将功能细胞和可降解的三维支架材料(人工细胞外基质)在体外联合培养，构建成为有生命的组织和器官，然后植入体内，替代病损的组织，恢复其形态、结构和功能；或构建一个有生命的体外装置，用于暂时替代病损器官的部分或全部功能；或以某些生物活性物质，如生物活性因子和干细胞等植入体内，引导或诱导自身组织再生，达到修复组织和恢复功能的目的，并弥补人工器官造成的功能不全和器官移植的供体受限、免疫排斥等缺陷。

目前，人们按照植入方式将组织工程分为两大类，体外再生工程和体内再生工程。体外再生工程指在体外制造出组织再生结构，然后将再生组织移入体内或体表，因此法有望实现产业化，故是目前该领域的研究重点。体内再生工程通常是指将在体外大量培养的细胞播种于可降解支架上，将此复合体移入体内，使其再生为组织。细胞与人工支架是组织工程的核心。人工支架在组织构建中起着细胞依附支架、组织支撑、生长因子控释、免疫隔离的作用，在设计生物支架时应考虑上述各方面作用，使其更符合天然胞外基质结构。

3. **克隆**　也被称为核克隆或核转移，是将供体的细胞核转移入脱核的卵母细胞中，构成一个与供体基因结构一致的胚胎细胞。克隆羊多利诞生标志着利用核转移技术可以从成体细胞中获得新的生命，此后陆续出现克隆牛、克隆鼠和克隆猪等。克隆主要包括生殖性克隆和治疗性克隆两种类型。生殖性克隆指将通过核转移技术获得的胚胎细胞植入女性子宫内，孕育成胎儿，从而获得供体的克隆，目前这一做法在大多数国家被禁止。治疗性克隆是将早期胚胎细胞进行体外培养，获得与供体基因型一致的胚胎干细胞，理论上这些干细胞可以分化为供体身上的任何组织，而且不存在免疫排斥反应，是理想的再生治疗的种子细胞。

4. **干细胞**　是具有自我更新、高度增殖和多向分化潜能的细胞群体，即这些细胞可通过分裂维持自身细胞的特性和大小，又可进一步分化为各种组织细胞，从而构成各种复杂的组织器官。根据发生学可将干细胞分为胚胎干细胞和成体干细胞两类，前者来源于胚胎内细胞群或原始生殖细胞，后者存在于已经分化组织（如肝、脑、骨髓等）中的未分化细胞。近年来国内外新兴的围生期干细胞来源于脐带/胎盘，因其可获得干细胞数量的显著增多、获取脐带/胎盘对患者的无创伤以及广泛的应用领域和应用价值，正引起众多研究者、临床医生和患者的关注。干细胞在再生医学疾病治疗中的应用前景广泛，包括软骨和骨的再生（如股骨头

☆ ☆ ☆ ☆

坏死、半月板损伤、骨不连等）、皮肤再生（烧伤、压疮等）、尿道括约肌的再生（压力性尿失禁）、肝细胞再生、血管再生、心肌再生等，新近有研究报道干细胞用于糖尿病患者的临床研究。

5. 通过化学诱导促进体内再生　再生治疗的另一个有效手段就是激活潜在的组织再生能力或控制组织再生的抑制因素，如联合使用再生促进分子或再生抑制拮抗分子，激活或募集损伤周围有再生能力的细胞或诱导无再生能力的细胞转化为有再生能力的细胞，引起代偿性增生或成熟细胞的去分化等。这些分子的给予方式包括"分子鸡尾酒"法及复合在无细胞支架上等。这种方法避免了免疫排斥、伦理争议及供体相关问题，并且费用相对低廉。已有诸多研究对具备再生能力和不具备再生能力的组织进行基因组比较、蛋白组比较、生物信息分析等，并在分子水平上了解再生细胞激活、增殖、分化及形成组织的信号调控方式，明确这些信号是否出现在损伤部位，判断哪些抑制性因素需要被控制或中和。许多动物实验已成功促进了组织再生，甚至诱导非再生组织发生再生，部分已应用于临床。

四、再生医学在临床多学科的应用

1. 在皮肤再生中的应用　皮肤的损伤是临床医疗工作者所面临的最古老、最常见和最昂贵的疾病之一。由于炎症、溃疡、外伤、烧伤、肿瘤术后以及先天性畸形等原因常造成皮肤的缺损与异常，皮肤的再生一直是国内外研究的热点。可利用培养的表皮细胞进行自体或异体皮片覆盖创面。表皮干细胞的培养产生的皮片，则有可能缩短培养时间，且其中的干细胞仍保持自我更新能力，维持皮肤的更新，促进更好的修复。表皮干细胞可分化为过渡扩充性细胞，继而分化为分裂后细胞、终末分化细胞，为研究细胞谱系提供便利的模型。此外，已有动物实验证实，脂肪源性干细胞能够通过增强血管生成、胶原沉积和脂质形成促进皮肤全层重度烧伤的修复。另外，亦可利用基因转染干细胞对遗传性皮肤病进行基因治疗。

2. 在糖尿病治疗中的应用　糖尿病是威胁人类健康的主要疾病，患者由于胰岛 B 细胞缺陷或缺失导致胰岛素分泌绝对或相对不足致发病。药物治疗和长期注射外源性胰岛素是目前糖尿病的主要治疗措施，但这些方法并不能从根本上解决糖尿病患者对胰岛素的依赖问题，也不能很好地防止糖尿病并发症的发生。

胰岛移植是治疗糖尿病的有效方法。胰岛再生包括体外再生和体内再生两种策略。体外再生是指在实验室条件下将干细胞或其他类型细胞诱导为胰岛样细胞后再移植入体内，以补充胰岛 B 细胞的数量，并使其发挥分泌胰岛素的功能。体内再生则是利用各种手段将机体自身的干细胞或其他类型体细胞转化为胰岛样细胞，或者保护残存的胰岛细胞功能，并且促进胰岛细胞的自我复制，重建机体内胰岛细胞数量的稳态平衡。自 1990 年 Scharp 等报道首例人同种异体胰岛细胞移

☆ ☆ ☆ ☆

植治疗 1 型糖尿病获得成功以来,迄今已有约 1000 例糖尿病患者接受了胰岛细胞移植的治疗。亦有学者证明,胚胎干细胞能分化形成分泌胰岛素和其他胰岛内分泌物质的胰岛细胞,并形成胰岛样结构。Millman 等学者在最近的研究中报道 1 型糖尿病患者皮肤成纤维细胞经重编程为多能干细胞后、经再分化形成的 B 细胞与无糖尿病正常人体来源的 B 细胞无差异,因此,认为 1 型糖尿病患者干细胞来源的 B 细胞可能可以用于糖尿病的治疗。

3. 在心血管疾病治疗中的应用　心血管疾病严重危害人类健康,心肌的损伤与修复对心脏疾病的治疗具有重要的意义。心肌缺血或梗死会造成心肌损伤、细胞数量较少和瘢痕形成,继而进行性左心室重构,导致顽固性心力衰竭。针对缺血性心脏病,传统治疗是恢复缺血区周围的血流量,但不能阻止心肌损伤的进程。随着对干细胞认识的提高和研究的深入,利用干细胞分化潜能再生心肌细胞,修复受损心肌组织;利用干细胞分化潜能再生血管内皮细胞,分泌促血管生成因子如血管内皮生长因子等,促进血管生成,增加心肌灌注,阻止细胞凋亡,恢复心脏功能,已成为目前治疗心力衰竭的一种新的策略。在心肌再生研究中,细胞移植和心肌组织工程也已取得明显的进步,基于纳米技术的组织工程方法为心肌干细胞移植提供了合适的支架材料和干细胞微环境,使得心肌组织工程在心血管疾病治疗方面具有广阔的临床应用前景。

4. 神经损伤性疾病的治疗　神经再生是一个非常复杂的病理生理过程。从再生医学角度看,促进神经再生的策略主要包括手术修复、细胞与组织移植、组织工程、物理与化学干预、基因治疗等。传统观念认为高等动物的中枢神经不能再生,但近年来许多研究表明,中枢神经系统也存在一定再生潜力,这方面研究给中枢神经系统损伤的治疗带来了新希望。大量动物实验研究发现,间充质干细胞移植对于多种原因造成的中枢神经损伤具有促进修复和改善神经功能的作用。周围神经系统虽然在再生能力上比中枢神经系统强,但因其缺少 Schwann 细胞的支持以及再生能力的维持障碍,其外周神经损伤修复的能力仍然欠缺。黏附于 Schwann 细胞支架的不同干细胞组织工程模型被认为在外周神经损伤修复中具有重要应用前景。目前干细胞在神经系统疾病中的研究和应用主要集中于脊髓损伤、脑梗死、脑出血后遗症、肌萎缩脊髓侧索硬化症、缺氧性脑病(脑瘫)及帕金森病等方面。

5. 在骨外科的应用　迄今为止临床上对创伤、感染和肿瘤切除术后所造成大范围骨缺损的修复尚未得到有效解决。自体移植骨移植是目前最常用的方法,但自体骨的供给有限,且供区会出现一些并发症,异体骨和异种骨具有抗原性,尤其在移植骨较大时,常因剧烈的免疫排斥反应导致移植失败。采用组织工程的原理和技术,将具有成骨潜能的细胞诱导分化、增殖并种植到生物降解的支架材料上,形成组织工程将有助于促进大范围骨缺损的修复。此外,再生医学在肌肉与肌腱的再生方面亦有一定应用前景。近年来肌肉来源或非肌肉来源的干细胞被发现具有促进肌肉再生的功能，利用干细胞局部注射或全身应用已在动物实验中被证实具有促进骨骼再生和治疗肌肉疾病的功效。组织工程肌腱/韧带构建技术已在大动物实验中显示出对缺损组织进行功能性修复的效果，如 Chen B 等的最新研究发现，bFGF/BMP2 基因修饰后的骨髓间充质干细胞的肌腱重建能力显著提高，为临床应用奠定了基础。

（张　丹）

第二节　瘢痕子宫的再生修复

剖宫产、子宫肌瘤剔除、人工流产/宫腔操作、间质部妊娠手术、子宫内膜结核均能引起子宫创伤，导致子宫的纤维化/瘢痕形成、内膜组织的损伤或破坏。子宫腔内膜及肌层损伤后的瘢痕形成将给育龄女性的生育带来诸多问题，例如不孕、异位妊娠、瘢痕妊娠、难免流产、早产、甚至子宫破裂，对育龄妇女的生殖健康造成不利影响。因此，对子宫创伤的无瘢痕性修复及再生越来越引起人们的关注。

有关瘢痕子宫/重度子宫腔粘连的再生治疗已有研究，流行病学调查发现，不孕症患者中宫腔粘连的发病率报道在 2%～22%。宫腔操作不当或患者自身内膜修复潜能不佳、均可能导致宫腔粘连，宫腔粘连进一步发展又可能会加重子宫内膜损伤、纤维化和瘢痕形成。当子宫内膜干细胞大量缺失时，内膜的上皮、间质细胞再生修复障碍，新生血管形成减少，宫腔内因缺乏内膜覆盖，肉芽组织增生、前后壁发生纤维化。如何应用再生医学新兴技术预防子宫腔重度粘连和瘢痕化的发生、阻断其发展、并修复治疗子宫腔重度粘连和瘢痕化，是目前妇产科学和生殖医学的热点研究领域。

1. 血管重建与血管生长　有研究发现血管内皮生长因子（VEGF）对子宫内膜的上皮细胞重建及相应血管的形成起到重要作用，这都有助于子宫内膜及肌层的无瘢痕性修复。Jemma Evans 等通过对子宫内膜在月经增生期的修复和增生的过程（子宫内膜无瘢痕性修复）中的研究，发现细胞外基质的动态变化有重要作用，这可能提示我们通过调控细胞外基质的变化、细胞的黏附及相关蛋白酶活性，能改变创伤愈合的方式，减少无功能的瘢痕组织形成。南京大学的学者将含有 VEGF 的胶原注射入宫角离断的小鼠子宫内，通过增加血管内皮生长因子的创口的局部浓度，充分发挥 VEGF 的生物学作用，促进了创面组织的再生，包括内膜、血管、肌肉再生。在瘢痕的形成过程中参与了重构，减少了无功能瘢痕组织的产生。

2. 干细胞与生物材料修复　有学者将骨髓干细胞移入宫角受损的小鼠子宫，发现能诱导小鼠的子宫内膜的基底层的再生，并能分泌相应的生长因子，如bFGF，IGF-1，TGF-β_1 和 VEGF，促进血管生成，有助形成新的宫角。这种内膜的少瘢痕甚至是无瘢修复，能较好地预防宫腔粘连，大大提高有内膜损伤或是瘢痕子宫的瘢痕区域胚胎种植成功率，减少了滋养细胞侵入子宫肌层，胎盘植入的风险。因此，学者们预期这对于内膜菲薄或刮宫术后内膜损伤的患者可能将会是一种理想的治疗手段。Serap Cilaker Micili 等研究发现，在小鼠的创伤子宫模型中，通过硫辛酸的灌胃，观察到小鼠创伤子宫的修复再生都优于对照组，能加快组织愈合，可能在将来的临床中可作为无瘢愈合材料的加快组织生长的辅剂得到运用。

2014 年，中国科学院由戴建武教授领衔的再生医学研究团队与生殖临床医师合作，在伦理委员会通过和患者知情同意前提下，通过提取重度宫腔粘连妇女的自体骨髓干细胞、将其与团队开发的胶原膜材料结合后，植入修复瘢痕化子宫壁，已成功使重度宫腔粘连妇女贫瘠的子宫内膜再生，子宫内膜厚度从再生治疗前的不足 5cm 生长到 7～8cm，行体外受精-胚胎移植，最终患者成功受孕，并已顺利分娩。这是再生医学从基础研究到临床转化的一个极有意义的事件，但是提取骨髓干细胞是个有创操作且部分受试者疗效不显著，如何开拓一种数量丰富、分化能力强、安全性高、并发症少，且疗效明显的干细胞治疗方式是未来的研究热点，并启发相关学科专家继续探索再生医学在妇产科领域更多疾病中的应用。

（张　丹）

第三节　再生医学在妇产科领域的应用前景

再生医学已越来越多地渗透到妇产科研究和临床中，再生材料在瘢痕子宫、损伤内膜的修复方面体现出其独到的优势和前景。再生医学的多种手段如干细胞与克隆技术、组织工程、组织器官代用品和异体器官移植等，在临床不同领域（包括妇产科）都在逐渐发挥重要作用。近期关于再生医学在妇产科方向的研究报道日益增多，展望未来，我们可以大胆预测，再生医学将会在妇产科疾病的临床治疗方面发挥更多的作用，具有广泛的临床应用前景。

1. 卵巢功能不全与再生修复　随着女性生育年龄后延、环境污染加剧、遗传因素、不良生活方式影响、肿瘤发生年轻化、药物或手术损伤卵巢功能等多种原因，原发或继发卵巢功能不全、甚或卵巢早衰的发生率日益增高，已成为不容忽视的一个问题。随着价值医学理念的不断发展和人性化治疗的不断深入，如何保护卵巢功能及提高卵巢功能不全女性生活质量是每位生殖专科医生、妇产科或肿瘤专科医生的共同愿望。Fu X 等研究发现，间充质干细胞移植能够提高卵巢的功能，修复化疗造成的卵巢结构的损伤。另有研究发现，人羊膜上皮细胞能分化成颗粒细胞并在化疗所致卵巢早衰小鼠模型中恢复卵泡生成。此外，肿瘤生物防治已逐渐成为一种肿瘤治疗的新手段并广泛应用于临床，其中以肿

☆ ☆ ☆ ☆

瘤免疫治疗和基因治疗发展最为迅速。有研究通过腺病毒介导将白细胞介素-12基因转入间充质干细胞中，结果显著抑制卵巢癌 SKOV3 细胞的增殖并诱导其凋亡，抑制卵巢癌 SKOV3 移植瘤在裸鼠体内的生长，有助卵巢功能的维护。上海交通大学与浙江大学等多团队共同合作的课题尝试通过在体或体外诱导精原干细胞向雌性生殖细胞的分化、来治疗卵巢功能不全，在小鼠模式动物实验中已得到令人振奋的结果，但其分化诱导关键步骤、应用的安全性等问题尚有待进一步研究验证。

2. 宫内治疗　利用造血干细胞（hemopoietic stem cell，HSC）作为靶细胞，进行宫内基因治疗是较早开展的一种治疗方法，通常是利用一定的载体将外源性基因整合到 HSC 中，在干细胞分化、增殖过程中进行外源性基因的修复治疗。造血干细胞或其他干细胞宫内移植将有望给患有一系列先天性疾病、代谢性疾病、血液性疾病、免疫性疾病及宫内发育不良的胎儿带来福音。

3. 输卵管损伤的再生修复　急性或慢性输卵管炎造成的输卵管黏膜损伤、纤维粘连、积水形成及管腔破坏、伞端闭锁是造成女性不孕症的最主要原因，占不孕症病因的 35%～40%。致病菌除直接引起输卵管上皮损伤外，还可通过内毒素引起输卵管纤毛大量脱落，导致输卵管运输功能减退、丧失。另外，输卵管内膜异位症、输卵管结核也可导致输卵管黏膜、肌层和浆膜层的损伤，严重影响输卵管功能。输卵管绝育术后女性的再生育也是中国当前面临的一大问题，而输卵管再通手术后的瘢痕修复及功能重建是临床亟须改进的难题。再生医学技术中的干细胞诱导、结合特殊的有机生物材料植入输卵管管腔，或协同手术后处理，有望在输卵管损伤的再生修复中发挥作用，为输卵管性不孕女性带来一种新的临床诊疗切入点。

4. 盆底功能障碍及生殖器官损伤疾病的再生修复　随着女性预期寿命的延长以及对生活质量的重视，因女性盆底支持组织退化、创伤等因素所导致的盆底组织支持力量不足和盆底功能障碍，已被视为现代女性的"社交肿瘤"，严重影响相关女性人群的生活、心理和社交。

盆底障碍疾病及生殖器官损伤疾病包括压力性尿失禁、阴道膨出、子宫脱垂等。通过盆底肌肉锻炼等非手术疗法以及单纯手术缝合修补对部分严重病例的收效甚微。越来越多的学者开始将治疗方向及手段聚焦于再生医学上，例如 Zou XH 等的研究发现，骨髓间充质干细胞与蚕丝组成的吊带可用于治疗压力性尿失禁，脂肪来源干细胞与丝素微球组成的组织工程复合物亦可用于治疗严重固有尿道括约肌障碍引起的压力性尿失禁。这种借助干细胞诱导、特殊生物材料制成的生物补片、吊带等新型组织工程治疗手段，有望在未来对盆底组织的再生修复带来巨大改观。

综上所述，再生医学的发展与应用将使人类从中获益，如何将再生医学的研究成果以高效率、低风险转化应用到临床，使广大创伤患者的无瘢痕愈合成为可能，正是再生医学研究者和临床工作者追求的共同目标。相信在不久的将来，一定会有更完善的再生技术或材料诞生、并获得临床验证，促进人类机体创伤后的无瘢痕化再生修复，减少包括 CSP 等相关疾病的发生率。让我们共同期待再生医学真正成熟应用于临床，为人类的健康发展谋福祉，并为此目标而努力。

（张　丹）

第 25 章
剖宫产瘢痕妊娠有待商榷和重视的问题

中国是剖宫产大国已不容置疑，除人口众多，基数大以外，也与以往我国实行一对夫妇只生一个小孩的政策后，许多妇女选择剖宫产分娩有关。正因为如此，剖宫产结束分娩多导致瘢痕子宫也多，再次妊娠后发生剖宫产瘢痕妊娠比率也高，会给孕产妇、医疗机构带来不少问题。剖宫产是"因"，而剖宫产瘢痕妊娠是"果"之一。所以，我国剖宫产瘢痕妊娠的发病率也高。据统计，我国 7 所医学院校附属医院剖宫产瘢痕妊娠占异位妊娠的 10.58%，也涉及妊娠早期、中期和晚期有关医疗问题。为此，有关剖宫产瘢痕妊娠仍有许多问题需进一步商榷、研讨、重视和统一。

一、定义问题

从含义上说，似乎大家都能理解和知晓，但从文字、病理、影像学上表述，区分差异还大，均应统一。

1. 本病的诊断有时限性（妊娠早期、中期和晚期可有异）。

2. 受精卵、孕囊、胚胎、绒毛、妊娠物等在原剖宫产瘢痕处种植的描述和表达在各种教材、专业参考书、论文等中也很混乱；上述受精卵等 5 个名称也有时限性和不同的专有文字表达。

3. 诊断标准中宫腔内、宫颈管内到底可否存有受精卵不同发育阶段和发展方向而累及等也不统一，实际也有时限性。

二、影像学辅助诊断的分型

目前不统一分型甚多，主要是超声和磁共振，根据孕囊发展有分两型或三型的，但两型或三型的描述也有多种，也有表述不够清楚或明确，似有相似之处或模棱两可，对临床医师参考和应用也有无所适从之感。应由临床医师和影像学医师（特别是超声医师）共同研讨制定分型为好。除妊娠物在子宫瘢痕处的深度，与膀胱、宫腔或宫颈管的关系外超声多普勒血流指数的应用及其标准也应统一。

☆ ☆ ☆ ☆

三、剖宫产子宫切口愈合不良和剖宫产子宫切口瘢痕憩室的定义

定义和名称的正确使用还须强调，现使用混乱和混淆，也有错误成为正确之势，实际剖宫产切口愈合不良是总称，其可有不同形态，不同大小，不同深浅，不同程度之分，而形态呈囊状、袋形的才称为憩室，而不论什么形态均有发生受精着床于此而均有发生瘢痕妊娠的可能。所以，也并非只有憩室形成者才发生瘢痕妊娠的可能。

英文和拉丁文有关愈合不良和憩室的第一个字母大多为"D"，其有的使用 dehiscence 有裂开之意，有的使用 defect 有缺陷、不足、缺点之意，有的使用 deficient 有欠缺、不全、不足、缺陷之意；而拉丁文"憩室"是 diverticulum（单数），diverticula（复数）。在国内杂志，专业书籍上对剖宫产子宫切口愈合不良和憩室均缩写成 PCSD，此"D"若是泛指"愈合不良"可以，但不能完全代表是"憩室"。所以，PCSD 的"D"若译成中文或中文后标注英文两者均应译意清楚和正确，标注两者相符一致，不宜混为一谈。

此外，有关剖宫产瘢痕愈合不良还有 incomplete healing，isthmocele 等，其意也与前面所提及的 deficient，defect，dehiscence 相类同，而使用 niche 则不妥，其为壁龛、适当场所、隐蔽之意，与 diverticula 和 diverticulum 含义也不相同。

综上所述，有关引起剖宫产子宫瘢痕妊娠的先前子宫局部病变也应正确区分，记录和描述。

四、治疗方法

有关剖宫产子宫瘢痕妊娠诊断确立后国内外的治疗方法众多，据各类杂志、书本上记载的不完全统计可有数十种之多，实际有许多方案犹如数学上的组合或排列，只是先后次序、剂量、使用方法上的先后不同；有纯西药，有中西药联合；有些药物真正作用不明，多种联合是否确实有效？还是过多干预或过度化疗或资源浪费或经济利益驱动？

许多治疗方法是可以应用，但是否是最佳或首选均值得进一步积累资料，对照比较，循证医学导入观察。否则，面对数十种方法，医生也会有选择的困惑。

聚焦超声（HIFU）和硬化剂注射治疗 CSP 应引起关注和重视。

五、宫腔镜治疗问题

宫腔镜治疗剖宫产子宫瘢痕愈合不良或剖宫产瘢痕妊娠的治疗时机、作用和效果也还需进一步研讨。因与术者技术水平、器械、经验、病灶部位及其深浅、大小、形态有关，宫腔镜能否到达病灶的深部、能否取得满意效果、适应证问题等均值得进一步研讨。

六、重视剖宫产瘢痕子宫再次妊娠的相关问题

各种瘢痕子宫,尤其是剖宫产后瘢痕子宫再次妊娠早、中和晚期妊娠的及时精确诊断和各期处理甚为重要,涉及妇产科、计划生育、辅助生育、围生、影像学、内镜、病理、药物等多学科、多部门。稍有疏忽必将酿成严重事件,各地均陆续发生血的教训,甚至有正高技术职称者在人工流产术时不询问有无剖宫产病史,不查看 B 超图像,不仔细做妇科检查等即予刮宫造成大出血抢救做子宫切除者,更有不幸死亡者。所以均应根据我国国情,应引起孕妇、家属、医务人员、医疗机构和行政部门重视,必须防患于未然,提高医疗质量,切实保障妇儿健康。

七、瘢痕子宫再次阴道分娩的相关问题

有关分娩有剖宫产后阴道试产(trial of labor after cesarean delivery,TOLAC)、择期剖宫产(elective repeat cesarean section,ERCS)、成功的剖宫产后阴道分娩(vaginal birth after previous cesarean section,VBAC)和急诊剖宫产(emergency cesarean section,ECS)指不成功的 VBAC 在试产过程中急诊剖宫产等。有瘢痕子宫再次妊娠者有许多注意事项,如分娩方式的咨询,分娩地点的选择和确定,了解子宫肌层厚薄,原子宫切口处愈合情况,宫缩后的持续胎心监护,麻醉镇痛,分娩后宫腔探查,以及待产和分娩全程中有关母婴处置或紧急意外处理等,均应有充分评估和精神、物质准备,与孕妇和其家属充分沟通和反复强调。

实际因不同级别医院的设备、技术条件、转运工具、途中交通拥堵等因素,有时会出现不能令人满意的状况而影响处置和急救;也有上级医疗机构或专科医院因判断失误、处置不当而引起的医患纠纷等,实际这些也涉及卫生行政部门的管理等一系列问题。

八、重视剖宫产瘢痕愈合不良和瘢痕妊娠并发症

有关并发症防治十分严峻;有些并发症尚未被临床医务人员所熟悉;还有因临床症状相似,未结合影像学、病理学等而造成误诊或漏诊;应重视剖宫产妇女术后妇科问题的防治工作。

九、剖宫产瘢痕妊娠后的计划生育宣教和避孕措施

具体落实任务还任重而道远,因部分剖宫产妇女术后避孕措施未落实,早孕人工流产者子宫有瘢痕属高危妊娠、高危人工流产,其他避孕措施也需因人而异,医师首先应熟知有关知识,才能对患者正确指导。

十、剖宫产瘢痕妊娠后再生育的全面评估问题

涉及年龄、生殖内分泌、卵巢储备功能、妇科炎症、瘢痕愈合情况等需评估。

能否再生育，妊娠后机体可能的变化，合并妇科肿瘤、流产、新生儿出生缺陷、母乳喂养等一系列问题，以及扶养、经济等具体事宜的思想准备和安排。

十一、再生医学修复瘢痕的研究

子宫瘢痕处子宫内膜、肌层和浆膜组织损伤和破坏，既有解剖学、组织学创伤，又有血管再生和重新分布等问题。若能通过现已研究的血管重建、血管生长、干细胞、生物材料获得再生或恢复，则将对剖宫产瘢痕子宫的治疗带来希望。若能修复、消除相关症状，更期望能恢复功能，不影响孕育，尚需相关人员（如细胞移植、组织工程、克隆技术、干细胞、生物或化学诱导、材料学等）与临床密切结合，深入实验和临床等多学科研究，造福人类。

由于剖宫产术，尤其是滥用剖宫产等一系列可能出现的负面影响，目前仍需严格剖宫产指征，降低剖宫产率，减少剖宫产瘢痕子宫，落实避孕措施，及早发现剖宫产瘢痕妊娠，并能及时获得合理诊治，保护妇女健康是现今各级医疗单位和妇幼保健的重要工作。

（石一复）